全国卫生专业技术资格考试通关宝典

放射医学技术（士）资格考试

拿分考点

随身记

卫生专业职称考试研究专家组 编写

吴春虎 主编

U0746329

中国健康传媒集团

中国医药科技出版社

内 容 提 要

　　本书按最新大纲编写，为参加放射医学技术（士）资格考试的必备辅导用书。内容涉及人体解剖学与生理学、数字 X 线成像基础、各种影像设备的成像理论、CT 检查技术等。"必备考点精编"保持系统性和实用性，化繁为简，涵盖常考知识点。"高频考点速记"将考点和题目结合，强化复习效果。书末附带的模拟试卷，题目经典，部分重点、难点配有解析，适合考前自测、快速提高应试技巧。

图书在版编目（CIP）数据

　　放射医学技术（士）资格考试拿分考点随身记／卫生专业职称考试研究专家组编写；吴春虎主编.—北京：中国医药科技出版社，2022.8
　　全国卫生专业技术资格考试通关宝典
　　ISBN 978-7-5214-3242-8

　　Ⅰ.①放…　Ⅱ.①卫…　②吴…　Ⅲ.①放射医学–资格考试–自学参考资料　Ⅳ.①R81

　　中国版本图书馆 CIP 数据核字（2022）第 086156 号

美术编辑　陈君杞　**责任编辑**　刘葳言　董雪琪
版式设计　友全图文

出版　**中国健康传媒集团** | 中国医药科技出版社
地址　北京市海淀区文慧园北路甲 22 号
邮编　100082
电话　发行：010-62227427　邮购：010-62236938
网址　www.cmstp.com
规格　787×1092mm $\frac{1}{32}$
印张　11 $\frac{1}{8}$
字数　317 千字
版次　2022 年 8 月第 1 版
印次　2022 年 8 月第 1 次印刷
印刷　三河市万龙印装有限公司
经销　全国各地新华书店
书号　ISBN 978-7-5214-3242-8
定价　35.00 元

获取新书信息、投稿、为图书纠错，请扫码联系我们。

前　言

为帮助考生顺利通过考试，我们组织有关专家编写了《放射医学技术（士）资格考试拿分考点随身记》。本书按照最新大纲编写，每个章节内设置了"必备考点精编"和"高频考点速记"2个版块。考试内容包括基础知识、相关专业知识、专业知识和专业实践能力4个部分。

必备考点精编：是本书的重中之重。其对考试内容进行合理梳理、归纳提炼，重点词句加粗，融入思维导图、表格等形式，便于考生针对性地进行考前复习，达到事半功倍的效果。

高频考点速记：是对章节重点内容的升华。本部分对历年考试中涉及的高频考点，采用提问和答案配对的方式，帮助考生快速把握重难点，做到有的放矢。

另外，在书末附有一套模拟试卷，所选试题均为经典题目，部分重、难点题目附有解析，供考生掌握解题思路、进行查缺补漏。

总之，本书是考生复习备考的可靠选择。由于受编者水平所限，本书难免存在疏漏与不足之处，敬请读者批评指正。在此附上作者的联系方式 444258541@qq.com，可免费获取学习资料及答疑解惑。

为使考前复习更高效，本书免费赠送优质视频课程，考生可扫码获取，课程内容实用性强，是考试顺利通关的得力助手。

微信扫码领取
免费课程

目 录

第一篇 基础知识

第四篇　专业实践能力

第一篇　基础知识

第一章　人体解剖学与生理学

✎ 必备考点精编

第一节　人体解剖学基础

一、细胞

细胞是人体结构和功能的基本单位。体内的一切生理活动都是在细胞功能的基础上进行的。细胞各部分形态结构和功能的变化在一定程度上反映了机体的生理、病理变化。

（一）人体细胞的形态

人体的细胞形态有球形、梭形、扁平状、立方形、纺锤形、圆柱形、杆状、多角形、星形等。人体多数细胞直径在 15～17μm 之间，大的细胞（如卵细胞）约 200μm，神经细胞（星状）约 100μm，小的细胞（如血液中的淋巴细胞）约 5μm。

（二）细胞的结构

1. 细胞膜　指细胞外表面的膜，又称质膜。细胞除在外表面有一层膜外，细胞内也有丰富的膜性结构，它和质膜的结构基本相同。关于细胞膜的分子结构有众多假说，目前被广泛接受的是液态镶嵌模型。该模型的基本内容是：

（1）以液态的脂质双分子层为基架，其中镶嵌有不同结构、不同功能的蛋白质。

（2）细胞膜既是细胞的屏障，把细胞内容物和细胞的周围环境分隔开，使细胞能相对独立于环境，又是细胞与环境之间进行物质和信息交换的媒介。如物质转运、生物电活动、抗原识别、信号转导以及许多药物对机体的作用等都与细胞膜密切相关。

2. 细胞核　是细胞的控制中心，在细胞的代谢、生长、分化中起着重要作用，是遗传物质的主要存在部位。

（1）人体的细胞除成熟红细胞外都有细胞核。

（2）细胞核由核膜、核仁、染色质和核基质组成。

3. 细胞质　细胞膜与细胞核之间的部分为细胞质，包括细胞器、基质和内含物。

（1）基质：在活体细胞中为透明胶状物，其中有许多具有一定形态结构的细胞器，包括线粒体、高尔基复合体、中心体、内质网、核蛋白体、溶酶体、微丝、微管等。

（2）包含物：是基质中的一些不固定的有形成分的统称。这些物质有的是细胞的代谢产物，有的是细胞储存的营养物质。

（三）细胞增殖

细胞增殖的方式：无丝分裂、有丝分裂和减数分裂。无丝分裂在人体基本不存在，减数分裂是生殖细胞形成时的一种特殊分裂形式。人体细胞以有丝分裂方式为主。

二、组织

组织是由细胞和细胞间质组成的群体结构，是构成机体器官的基本成分。

（一）上皮组织

1. 特点　上皮组织，简称上皮，主要由上皮细胞紧密排列组成。上皮细胞的不同表面在结构和功能上有显著差别，因而细胞呈现明显的极性：一面朝向身体表面或有腔器官的腔面，称游离面；另一面朝向深部的结缔组织，称基底面；上皮细胞之间的连接面，称为侧面。上皮组织无血管、淋巴管，其营养由深部结缔组织内的血管透过基膜供给。上皮组织中有丰富的神经末梢，可感受各种刺激。

2. 功能　具有保护、吸收、分泌和排泄等功能。

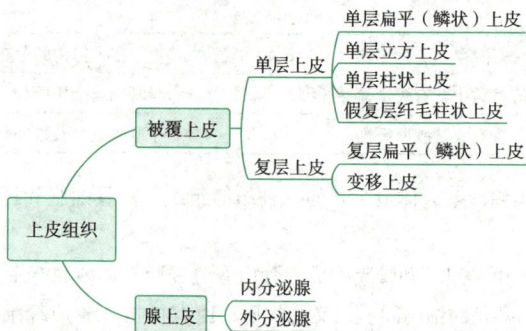

```
                                              ┌─ 单层扁平（鳞状）上皮
                                    ┌─ 单层上皮 ┤ 单层立方上皮
                                    │          │ 单层柱状上皮
                          ┌─ 被覆上皮┤          └─ 假复层纤毛柱状上皮
                          │          │
                          │          └─ 复层上皮 ┌─ 复层扁平（鳞状）上皮
                 上皮组织 ┤                      └─ 变移上皮
                          │
                          │          ┌─ 内分泌腺
                          └─ 腺上皮 ──┤
                                     └─ 外分泌腺
```

（二）结缔组织

结缔组织由细胞和大量细胞间质组成，细胞间质包括基质、纤维和组织液。广义的结缔组织包括固有结缔组织、软骨组织、骨组织、血液，一般所说的结缔组织指固有结缔组织。结缔组织在体内广泛分布，具有连接、支持、营养、保护、防御和修复等多种功能。

1. 固有结缔组织

疏松结缔组织	纤维排列稀疏，在体内分布广泛，有连接、支持、传送营养物质和代谢产物以及防御等功能
致密结缔组织	纤维丰富致密，以胶原纤维为主要成分，极少数以弹性纤维为主要成分（如椎弓间黄韧带）
网状组织	是造血器官和淋巴器官的基本组织成分，为血细胞发生和淋巴细胞发育提供适宜的微环境
脂肪组织	主要作用是为机体的活动贮存和提供能量

2. 软骨组织　由软骨细胞和软骨基质构成。软骨组织及其周围的软骨膜构成软骨。胚胎早期，软骨是外耳、呼吸道、躯干和四肢的主要支架成分。成年后，躯干和四肢仅存在关节软骨、关节盘、椎间盘和肋软骨。

分类	构成	在人体中的分布
透明软骨	基质中含有交织排列的胶原纤维	分布于喉、气管、支气管和肋软骨等处

续表

分类	构成	在人体中的分布
弹性软骨	基质中含有大量弹性纤维	分布于耳廓与会厌等处
纤维软骨	含有大量胶原纤维	分布于耻骨联合及椎间盘等处

3. 骨组织　是人体最坚硬的一种结缔组织，由骨细胞和钙化的细胞间质构成。

（1）骨由骨组织和骨膜构成，骨内有骨髓腔。体内90%钙盐存在于骨组织中。钙化的细胞间质，又称骨质，由有机物（胶原纤维）和无机物（骨盐）构成。骨胶原纤维被黏合在一起并有钙盐沉积形成薄板状的骨板。

（2）骨分骨密质和骨松质。以长骨为例，骨松质位于骨两端的骨骺中，由骨小梁构成，呈疏松海绵状，空隙内含有红骨髓、神经和血管。骨小梁由不规则的骨板构成。骨密质位于骨干，由规则排列的骨板构成。

（3）骨板排列的方式：内环骨板、外环骨板、哈弗系统、间骨板。

4. 血液　由血浆和血细胞组成。血浆相当于细胞间质。血细胞分红细胞、白细胞和血小板。血液总量占体重的7%～8%。

（三）肌组织

肌组织主要由肌细胞构成。肌细胞之间有少量结缔组织，内含血管、神经和淋巴管等。肌细胞呈细长纤维状，因此又称肌纤维。肌组织的分类如下。

分类	分布	特点
骨骼肌	主要分布于头部、躯干和四肢	受意识支配，属于随意肌，有横纹
心肌	心壁和邻近心脏的大血管壁上	属于不随意肌，有横纹
平滑肌	消化、呼吸、泌尿、生殖及血管的管壁	属于不随意肌

（四）神经组织

神经组织由神经细胞和神经胶质细胞构成。

1. 神经细胞　又称神经元，是神经系统结构和功能的基本单位，形态包括胞体和突起两部分。

（1）胞体：是神经元功能活动的中心。细胞核位于胞体中央，胞体的细胞质称为核周质，内含有尼氏体、神经原纤维和参与传递信息的物质。电镜下，尼氏体由发达的粗面内质网和游离核糖体构成。

（2）突起：自胞体伸出，其终末分布于外围器官，组成神经末梢，感受来自体内外的刺激或支配效应器（肌纤维、腺细胞等）的活动。

（3）分类：①按突起数目分类：多级神经元、双极神经元、假单极神经元。②按神经元功能分类：感觉神经元（传入神经元）、运动神经元（传出神经元）、中间神经元。

2. 神经胶质细胞 有支持、营养、保护、绝缘的作用。

（1）中枢神经系统胶质细胞：有突起，可分为星形胶质细胞、少突胶质细胞、小胶质细胞、室管膜细胞。

（2）周围神经系统胶质细胞：主要有施万细胞，其形成周围神经纤维的髓鞘和神经膜。

三、器官

人体的诸多器官按其功能的差异可分为器官功能系统和运动系统，其中消化、呼吸、泌尿、生殖四个系统统称内脏。内脏器官的形态不尽相同，按其构造可分为中空性器官和实质性器官。

（一）中空性器官

呈管状或囊状，内部均有空腔，其管壁通常分为 3～4 层。以消化道为例，由内向外依次为黏膜、黏膜下层、肌层和外膜。

（二）实质性器官

实质性器官多属腺体，表面包以结缔组织的被膜，如肝、胰、肾及生殖腺等。结缔组织被膜伸入器官实质内，将器官的实质分隔成若干小单位，称小叶。每个器官的血管、淋巴管、神经和导管出入之处通常为一凹陷，称为门。

第二节　骨关节系统

运动系统由骨、关节和骨骼肌组成，约占成人体重的 60%。成年人有 206 块骨，分为颅骨、躯干骨和四肢骨。全身各骨借关节相连形成骨骼，构成人体的基本形态。骨骼支持体重、保护内脏。骨骼肌附着于骨，在神经支配下，收缩时以关节为支点，牵引骨改变位置，产生运动。

一、骨

（一）骨的分类

长骨	呈长管状，其两端为骺，体为骨干，内有骨髓腔。骨干与骺相邻部分称干骺端
短骨	近立方状，与长骨的骨骺有相同的结构，多成群分布于连接牢固、且稍灵活的部位
扁骨	呈板状，主要构成颅腔、胸腔、盆腔的壁。由坚硬的内板、外板及板障构成
不规则骨	形状不规则。有些不规则骨内有空腔，称含气骨（如上颌骨）

（二）骨的构造

1. 骨质 由骨组织构成，分骨密质和骨松质。

骨密质	质地致密，抗压抗扭曲性很强，分布于骨的表面
骨松质	呈海绵状，由相互交织的骨小梁（骨纹理）排列而成

2. 骨膜 由致密结缔组织构成，覆盖于除关节面以外的骨表面，含有丰富的神经和血管，对骨的营养、生长、损伤后的修复和感觉有重要作用。

3. 骨髓 充填于骨髓腔和松质间隙内。

（1）红骨髓：胎儿和新生儿的骨髓内含有不同发育阶段的红细胞和某些白细胞，呈红色。

（2）黄骨髓：5 岁之后，长骨骨干内的红骨髓逐渐被脂肪组织代替，呈黄色，暂时失去造血功能。

二、关节

骨与骨之间的连结装置称骨连结。

1. 纤维连结 又分为韧带连结（如椎骨棘突之间的棘间韧带、胫腓骨间韧带等）和缝（如颅骨间的矢状缝、人字缝等）。

2. 软骨和骨性连结

形式	举例
透明软骨结合	幼儿的蝶骨和枕骨间的蝶枕结合
纤维软骨结合	相邻椎骨间的椎间盘及耻骨联合等
骨性结合	骶椎之间的骨性结合

3. 滑膜关节　简称关节，是骨连结的主要形式，基本构造为关节面、关节囊和关节腔。辅助构造有韧带、关节盘和关节唇。滑膜关节的运动分为屈和伸、内收和外展、旋内和旋外。

三、骨骼肌

骨骼肌在人体的分布极为广泛，约占体重的40%。每块骨骼肌都有一定的形态、结构、位置和辅助装置，执行一定的功能，且有丰富的血管和淋巴管分布，并受神经的支配。骨骼肌包括头肌、颈肌、躯干肌、四肢肌。

（一）头肌

1. 表情肌　在颅顶有枕额肌，面部有眼轮匝肌和口轮匝肌及位于面颊深层的颊肌。

2. 咀嚼肌　主要有咬肌和颞肌。咬肌位于下颌支的外面，颞肌位于颞窝内，二肌收缩都可上提下颌骨。

（二）颈肌

名称	位置	功能
胸锁乳突肌	颈部的外侧，起自胸骨柄和锁骨的内侧端，止于乳突	一侧收缩使头向同侧倾斜，颜面转向对侧；两侧同时收缩，使头后仰
舌骨上肌群	下颌骨和舌骨之间，参与口腔底的构成	收缩时可上提舌骨，若舌骨固定，则可下降下颌骨
舌骨下肌群	舌骨和胸骨之间	收缩时下降舌骨，并使喉上、下活动

（三）躯干肌

1. 背肌

名称	位置	功能
斜方肌	颈部和背部，为三角形的扁肌	上部收缩，可上提肩胛骨；下部收缩，可下降肩胛骨；全肌收缩，肩胛骨向脊柱靠拢
背阔肌	背下部和胸部的后外侧部	收缩时可使臂内收、旋内和后伸
竖脊肌	棘突两侧，从骶骨的后面向上延伸到枕骨	收缩时可伸脊柱和仰头

2. 胸肌

名称	位置	功能
胸大肌	起自锁骨内侧半、胸骨和第 1 ~ 6 肋软骨，止于肱骨大结节下方	收缩时可使臂内收和旋内
前锯肌	起自第 1 ~ 8 肋的外侧面肌束，止于肩胛骨内侧缘和下角	上部收缩，牵引肩胛骨向前；下部收缩，使肩胛骨下角外旋，协助上肢上举
肋间肌	/	肋间外肌收缩时，可提肋以助吸气；肋间内肌收缩时，降肋助呼气

3. 膈　位于胸、腹腔之间。膈是主要的呼吸肌，收缩时助吸气，舒张时助呼气。膈与腹肌同时收缩，可增加腹压，有协助排便和分娩等作用。

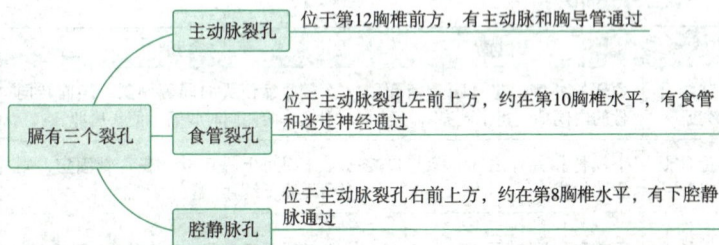

膈有三个裂孔
- 主动脉裂孔：位于第12胸椎前方，有主动脉和胸导管通过
- 食管裂孔：位于主动脉裂孔左前上方，约在第10胸椎水平，有食管和迷走神经通过
- 腔静脉孔：位于主动脉裂孔右前上方，约在第8胸椎水平，有下腔静脉通过

4. 腹肌　有腹外斜肌、腹内斜肌、腹横肌和腹直肌。腹肌可保护腹腔脏器，增加腹压以助呼吸、排便和分娩，也可使脊柱做前屈、侧屈和旋转运动。腹股沟管位于腹股沟韧带内侧半的上方，为腹壁扁肌间的一

条斜行间隙，长 4～5cm。腹股沟管在男性有精索通过，在女性有子宫圆韧带通过。

```
                    ┌─ 内口称腹股沟管    在腹股沟韧带中点上方1.5cm处
                    │  深环（腹环）
   腹股沟管有 ───────┤
   内、外两口        │
                    └─ 外口（即腹股沟    位于耻骨结节的外侧稍上方，
                       管浅环）          为腹外斜肌腱膜的裂口
```

5. 会阴肌

（1）浅层：包括会阴浅横肌、坐骨海绵体肌和球海绵体肌。

（2）深层：包括会阴深横肌和尿道扩约肌，二者合称为尿生殖三角肌。

（四）四肢肌

1. 上肢肌

（1）肩肌：主要有三角肌，起自锁骨的外侧份、肩峰和肩胛冈肌束，止于肱骨的三角肌粗隆，可使肩关节外展。

（2）臂肌：①前群主要有肱二头肌，以长短二头起于肩胛骨关节盂上方，止于桡骨，可屈肘关节。②后群主要有肱三头肌，起自肩胛骨关节盂下方和肱骨的后面，止于尺骨鹰嘴，使肘关节伸直。

（3）前臂肌：前群是屈肌和旋前肌，后群是伸肌和旋后肌，主要运动腕关节、指骨间关节。

（4）手肌：位于手掌，主要运动手指。

2. 下肢肌

（1）髋肌：前群主要有髂腰肌，使髋关节前屈和旋外。后群主要有臀大肌，位于臀部浅层，它起自髂骨和骶骨后面，止于股骨上部的后面，可使髋关节后伸。

（2）股肌前群

1）缝匠肌：起自髂前上棘，止于胫骨上部的内侧，可屈髋关节和膝关节。

2）股四头肌：起自髂骨和股骨，止于胫骨粗隆。有屈髋关节和伸膝关节的作用。内侧群肌可使髋关节内收。后群外侧为股二头肌，内侧为半腱肌和半膜肌，有伸髋关节和屈膝关节的作用。

（3）小腿肌：前群有伸趾、足背屈和足内翻的作用。外侧群能使足跖屈和足外翻。后群浅层可使足跖屈。

四、颅骨及其连结

（一）颅的组成

颅由 23 块颅骨组成，分为脑颅和面颅。

1. 脑颅 位于颅的后上部，有 8 块颅骨。成对的有颞骨和顶骨，不成对的有额骨、枕骨、蝶骨和筛骨。

2. 面颅 位于颅的前下部，有 15 块颅骨。成对的有上颌骨、鼻骨、泪骨、颧骨、腭骨和下鼻甲。不成对的有犁骨、下颌骨和舌骨。

（二）颅的整体观

1. 颅顶面，额骨与两顶骨之间的缝称冠状缝；左、右顶骨之间的缝称矢状缝；两顶骨与枕骨之间的缝是人字缝。

2. 颅底内面，由前向后依次为颅前窝、颅中窝和颅后窝。

3. 颅底外面，前部是骨腭，骨腭的前方及两侧是上颌骨的牙槽弓。颈静脉孔外侧有茎突，茎突的后外侧是乳突。茎突与乳突之间的茎乳孔，向上通面神经管。

4. 颅的侧面，可见外耳门、颧弓和颞窝。在颞窝内侧壁上，额骨、顶骨、颞骨、蝶骨四骨汇合处称翼点，翼点内面有脑膜中动脉的分支经过，骨折时易引起颅内出血。

5. 颅的前面有眶，在眶上缘有眶上切迹或眶上孔，眶尖处的视神经管与颅中窝相通。

6. 鼻腔中部有骨性鼻中隔，将鼻腔分为左、右两部分。外侧壁由上向下依次为上、中和下鼻甲。鼻窦共 4 对，包括额窦、筛窦、蝶窦和上颌窦，眶内侧壁前下部有泪囊窝，此窝向下经鼻泪管与鼻腔相通。

（三）颞下颌关节

颞下颌关节由下颌骨的髁突与颞骨的下颌窝和关节结节组成，囊内有关节盘，可作张口、闭口和侧方运动等动作。

五、躯干骨及其连结

躯干骨包括椎骨、肋和胸骨，借骨连结构成脊柱和胸廓。

（一）脊柱

1. 特点　脊柱由 26 块椎骨借椎间盘、韧带和关节连结而成。具有支持体重、缓冲震荡、保护脊髓和运动等功能。椎骨包括颈椎 7 块、胸椎 12 块、腰椎 5 块、骶骨 1 块和尾骨 1 块。脊柱可做前屈、后伸、侧屈和旋转运动。

（1）椎骨由椎体和椎弓构成。椎体与椎弓围成椎孔，所有椎骨的椎孔连成椎管，容纳脊髓。

（2）椎弓连结椎体的部分称椎弓根，其上、下缘的切迹共同围成椎间孔，有脊神经通过。

（3）第 1 颈椎又称寰椎，呈环形，无椎体。第 2 颈椎又称枢椎，椎体有一个突向上方的齿突。第 7 颈椎又称隆椎，棘突长，末端不分叉，低头时易在体表看到或摸到，可用来确定椎骨的序数。

（4）胸椎棘突细长呈叠瓦状，斜向后下方，并互相掩盖，椎体两侧的上、下和横突末端有与肋相连结的关节面。腰椎椎体大，棘突呈板状水平后伸。

（5）骶骨的前、后面分别有 4 对骶前孔和 4 对骶后孔。骶骨内有纵贯的骶管，与椎管和骶前、后孔相通，下端有骶管裂孔。椎骨之间借椎间盘、韧带和关节等相连。椎间盘是连接相邻两个椎体的纤维软骨板，由髓核和纤维环构成。

（6）长韧带有前纵韧带、后纵韧带和棘上韧带。后纵韧带有限制脊柱过度伸、屈的作用。

2. 脊柱前面观　椎体自上而下逐渐增大，至骶骨以下又渐次缩小。

3. 脊柱后面观　棘突排列成直线，胸椎棘突斜向后下呈叠瓦状排列；腰椎棘突水平后伸，棘突间距较大。

4. 脊柱侧面观　有四个生理性弯曲，颈曲、腰曲凸向前，胸曲、骶曲凸向后。这些弯曲增大了脊柱的弹性，在行走和跳跃时可减轻对脑和脏器的冲击与震荡，并有利于维持身体的平衡。

（二）胸廓

1. 胸廓由 12 块胸椎、12 对肋和 1 块胸骨连结而成，具有支持、保护胸腹腔内脏器和参与呼吸运动等功能。

2. 胸骨由胸骨柄、胸骨体、剑突组成。胸骨柄和胸骨体连结处形成向前微凸的角，称胸骨角，平对第 2 肋软骨，是重要体表标志。

3. 肋由肋骨和肋软骨构成。上 7 对肋前端借助软骨与胸骨相连，第 8～10 肋的肋软骨依次连于上位肋软骨的下缘，形成肋弓，第 11、12 肋前端游离。

4. 胸廓上口由第 1 胸椎、第 1 肋和胸骨柄上缘围成；下口由第 12 胸椎、第 12 对肋、第 11 对肋、两侧肋弓和剑突围成。

5. 胸廓的运动主要是呼吸运动。吸气时，在呼吸肌作用下使肋上举，胸腔增大。呼气时，胸廓恢复原状，胸腔容积缩小。

六、上肢骨局部及其连结

（一）上肢骨的分类

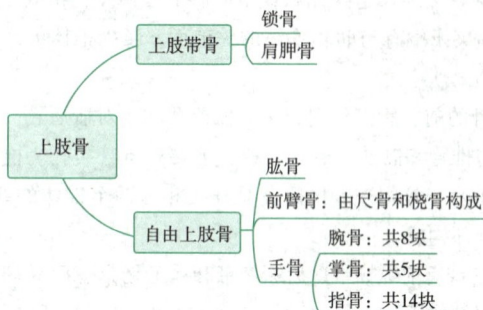

上肢骨
- 上肢带骨
  - 锁骨
  - 肩胛骨
- 自由上肢骨
  - 肱骨
  - 前臂骨：由尺骨和桡骨构成
  - 手骨
    - 腕骨：共8块
    - 掌骨：共5块
    - 指骨：共14块

1. **锁骨**　呈 S 形弯曲，横于胸廓前上方，其内侧 2/3 凸向前，外侧 1/3 凸向后。两弯曲的相邻部是易发生骨折部位。锁骨内侧端为胸骨端，与胸骨柄构成胸锁关节，外侧端为肩峰端，与肩胛骨的肩峰构成肩锁关节。

2. **肩胛骨**　为三角形扁骨，位于胸廓后上方第 2 肋到第 7 肋之间，分为前、后两面，上、内、外三个缘和内、外、下三个角。

（1）肩胛骨后面有一横行的骨嵴称肩胛冈，把后面分为冈上窝和冈下窝。肩胛冈外侧端是肩部的最高点，称肩峰。

（2）肩胛骨外侧角有一浅窝称关节盂，与肱骨构成肩关节。

（二）上肢骨的主要连接

1. 肩关节　由肩胛骨的关节盂和肱骨头构成，可作屈、伸、内收、外展、旋内、旋外和环转运动，是全身最灵活的关节。其关节囊下壁薄弱，是肩关节脱位最常见的部位。

2. 肘关节　包括肱尺关节、肱桡关节和桡尺近侧关节。由肱骨下端和桡、尺骨的上端连结而成，可做屈、伸运动，其桡尺近侧关节可做旋前和旋后运动。

分类	构成
肱尺关节	肱骨滑车和尺骨滑车切迹
肱桡关节	肱骨小头和桡骨头
桡尺近侧关节	桡骨头和尺骨桡切迹

3. 桡腕关节　由桡骨下端、尺骨头下方的关节盘和手舟骨、月骨、三角骨共同构成。可做屈、伸、内收、外展和环转运动。

七、下肢骨及其连结

（一）下肢骨的分类

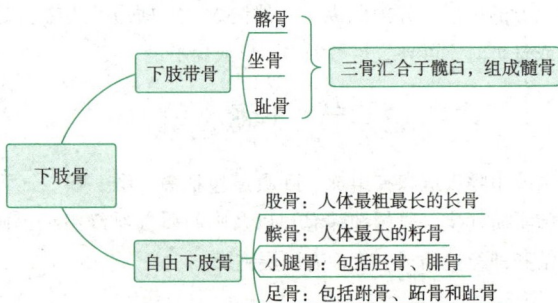

下肢骨
- 下肢带骨
  - 髂骨
  - 坐骨
  - 耻骨
  - 三骨汇合于髋臼，组成髋骨
- 自由下肢骨
  - 股骨：人体最粗最长的长骨
  - 髌骨：人体最大的籽骨
  - 小腿骨：包括胫骨、腓骨
  - 足骨：包括跗骨、跖骨和趾骨

（二）下肢骨的主要连接

1. 骨盆 由骶骨、尾骨和左、右髋骨连结而成。骨盆以界线为界分为大骨盆和小骨盆。

（1）界线自后向前由骶骨岬、弓状线、耻骨梳和耻骨联合上缘依次连结而成。

（2）小骨盆上口即界线；下口由尾骨、骶结节韧带、坐骨结节、坐骨支、耻骨下支和耻骨联合下缘共同围成。

2. 髋关节 由髋臼和股骨头组成，可做屈、伸、内收、外展、旋转和环转运动。其关节囊厚而坚韧，前方有髂股韧带，可限制髋关节过度后伸，囊内有股骨头韧带。

3. 膝关节 由股骨下端、胫骨上端和髌骨构成，主要做屈、伸运动，膝关节半屈位时可做轻度的旋转运动。

（1）关节囊宽阔松弛，周围有韧带加强，前壁自上而下有股四头肌腱、髌骨和髌韧带。

（2）关节囊内有前、后交叉韧带，防止胫骨向前、后移位。

（3）在股骨与胫骨关节面之间有内、外侧半月板，以加强稳固性和灵活性。

4. 距小腿关节 又称踝关节。由胫骨、腓骨的下端和距骨组成，可做背屈和跖屈运动，与跗骨间关节协同作用时，可使足内翻和外翻。

5. 足弓 指足骨借关节、韧带和肌肉紧密相连，在纵、横方向上都形成凸向上方的弓形。分内侧纵弓、外侧纵弓、横弓。当维持足弓的软组织受损或骨折时，可导致足弓塌陷，形成扁平足。

第三节 呼吸系统

呼吸系统由呼吸道和肺组成。呼吸道包括鼻、咽、喉、气管和支气管。肺由肺实质（支气管树和肺泡）以及肺间质（结缔组织、血管、淋巴、淋巴结和神经）组成，表面有脏层胸膜。

一、鼻

鼻由外鼻、鼻腔和鼻窦三部分组成，它是呼吸道的起始部，也是嗅觉器官。

（一）外鼻

由鼻骨和软骨作支架，被覆皮肤和少量皮下组织。外鼻上部较窄称鼻根，中部称鼻背，下端为鼻尖。鼻尖两侧呈弧状隆突的部分称鼻翼。当呼吸困难时可见鼻翼扇动。

（二）鼻腔

以骨和软骨为基础，内面覆以黏膜，鼻中隔将鼻腔分为左、右二腔，各腔向前以鼻孔通外界，向后经鼻后孔通鼻咽。

1. 鼻腔外侧壁 自上而下有三个鼻甲突向鼻腔，分别称为上鼻甲、中鼻甲、下鼻甲。三个鼻甲下方各有一裂隙空间，分别称为上鼻道、中鼻道和下鼻道。鼻泪管开口于下鼻道内前上方。

2. 鼻黏膜

分区	特点
呼吸区	有丰富的静脉海绵丛，鼻黏膜内有丰富的鼻腺，能产生大量分泌物
嗅区	黏膜内有感受嗅觉刺激的嗅细胞

（三）鼻窦

是鼻腔周围颅骨内开口于鼻腔的含气空腔，共4对。鼻窦中以上颌窦最大，其窦口高于窦底部，在直立位时引流不畅。

分类	开口
额窦	中鼻道
上颌窦	中鼻道
筛窦	前、中群—中鼻道，后群—上鼻道
蝶窦	蝶筛隐窝

二、喉

喉以软骨为基础，借关节、韧带和肌肉连结而成。喉位于颈前部中份，上借甲状舌骨膜与舌骨相连，向下与气管相续。喉的前面为舌骨下肌群，后为咽，并与之紧密相连。

（一）喉软骨

分类	成对	特点
甲状软骨	否	构成喉的前外侧壁，由两块软骨板连接而成，连结处构成约90°的角，其上部向前突出称喉结
环状软骨	否	为喉软骨中唯一呈环状的软骨，对保持呼吸道通畅极为重要，由环状软骨板和环状软骨弓构成。环状软骨弓平对第6颈椎，是颈部的重要标志之一
会厌软骨	否	形似叶状，上宽下窄。下端借韧带连于甲状软骨的后下方。会厌软骨的前、后面均由黏膜被覆，称为会厌
杓状软骨	是	近似三面锥体形，可分尖、底和二突。底朝下，与环状软骨板上缘的关节面构成环杓关节。有声带突、肌突附着

（二）喉腔

喉腔为一特殊的管状结构，向上经喉口与喉咽相连，向下与气管相续。喉腔内有上下两对黏膜皱襞。上方的一对为前庭襞，两襞之间为前庭裂。下方的一对为声襞，两襞之间为声门裂。声门裂是喉腔最狭窄的部位。喉腔结构疏松，易因炎症而发生水肿，导致呼吸困难。喉腔可分三部分：

1. 喉前庭 前庭襞以上的部分。

2. 喉中间腔 前庭襞和声襞之间的部分，向两侧突出的棱形隐窝，称喉室。

3. 声门下腔 声门裂平面以下的部分。

三、气管、支气管

1. 气管 位于食管前方，上接环状软骨，下行入胸腔。根据气管的行程与位置，可分为颈、胸二部。气管在胸骨角水平分叉成为左、右主支气管，分别进入两侧的肺门。

2. 主支气管 左主支气管较细长，走向倾斜。右主支气管较粗短，走向较直，故异物易进入右侧支气管。

四、肺

1. 肺位于胸腔内，左、右两肺分居纵隔两侧。右肺较宽短，左肺较狭长，肺表面被脏层胸膜所被覆。肺大体呈圆锥形，具有一尖、一底、胸肋面和内侧面以及前缘和下缘。

（1）肺尖圆钝，经胸廓上口突至颈部，超出锁骨内侧 1/3 段上方 2.5cm。

（2）肺底又称膈面，稍向上凹。肋面面积较大且圆凸，邻接肋和肋间肌。

（3）内侧面又称纵隔面，此面中央部有一凹陷，称肺门，有主支气管、肺动脉、肺静脉、支气管动脉、支气管静脉、淋巴管和神经进出。

（4）肺的前缘薄锐。左肺前缘下部有一弧形凹陷，称左肺心切迹。左肺由斜裂分为上、下二叶。右肺由斜裂与水平裂分为上叶、中叶和下叶。

2. 肺的体表投影

（1）肺尖相当于第 7 颈椎棘突的高度。

（2）平静呼吸时，两肺下缘各沿第 6 肋向外后走行，在锁骨中线处与第 6 肋相交，在腋中线处与第 8 肋相交，在肩胛线处与第 10 肋相交，最后终止于第 10 胸椎棘突的外侧。

（3）深呼吸时，两肺下缘可向上、下各移动 2~3cm，临床上称肺下缘移动度。

五、胸膜

胸膜是一薄层浆膜，分为脏层胸膜和壁层胸膜。

1. 脏层胸膜：被覆于肺的表面，与肺紧密结合不能分离，并伸入肺叶间裂内。

2. 壁层胸膜：附于胸壁内面、膈的上面及纵隔的两侧，分别称肋胸膜、膈胸膜和纵隔胸膜。肋胸膜和膈胸膜转折处形成肋膈隐窝，是胸膜腔位置最低的部分。胸膜腔积液时，常首先存积于此。

3. 胸膜腔为一密闭潜在腔隙，内仅含有少量浆液，为负压。胸膜腔负压可使肺保持扩张状态，并促进静脉血和淋巴的回流。

六、纵隔

1. 纵隔是左、右纵隔胸膜间全部器官、结构与结缔组织的总称。前界为胸骨，后界为脊柱胸段，两侧为纵隔胸膜，向上达胸廓上口，向下至膈。通常将纵隔按四分法划分：以胸骨角平面为界，将纵隔分为上、下两部。

2. 纵隔下部的分类

分类	位置	组成
前纵隔	胸骨与心包之间	少量的淋巴和结缔组织
后纵隔	心包与胸椎之间	心、心包、连接心的大血管根部及主支气管的起始部
中纵隔	前、后纵隔之间	食管、胸主动脉、奇静脉、迷走神经、胸交感干、胸导管和淋巴结

七、横膈

横膈是向上膨隆的圆顶状阔肌，又称膈肌，位于胸腔、腹腔之间。横膈的周围为肌质，起于胸廓下口和腰椎前面的膈脚，止于中央的中心腱。

横膈有三个裂孔
- 在第12胸椎水平有主动脉裂孔
- 在第10胸椎水平有食管裂孔
- 在第8胸椎水平有腔静脉孔

第四节 消化系统

消化系统由消化道和消化腺组成，其功能是消化食物、吸收营养物质、排出消化吸收后的食物残渣。消化道始于口腔，止于肛门，属于中空性器官。消化腺分泌消化液，消化液中含有分解食物的各种酶。消化腺可分为大消化腺（大唾液腺、肝和胰）及小消化腺（胃腺、肠腺等）。

一、口腔

1. 口腔是消化道的起始部，前为上、下唇，两侧为颊，上为腭，下为口腔底，向前经口唇围成的口裂通向外界，向后经咽峡与咽相通。口腔以上、下颌牙弓为界，分为口腔前庭和固有口腔。

2. 口腔腺分泌唾液，有 3 对大唾液腺（腮腺、下颌下腺、舌下腺）和小唾液腺（唇腺、颊腺等）。

二、咽

1. 咽是消化管和呼吸道的共同通道。

2. 咽是漏斗状肌性管道，位于第 1～6 颈椎前方，上方固着于颅底，向下于第 6 颈椎下续于食管。

3. 咽的后壁和侧壁完整，其前壁几乎不存在，因咽的前方分别通向鼻腔、口腔及喉腔。

4. 咽腔分别以软腭与会厌上缘为界，分为鼻咽、口咽和喉咽三部分。

5. 鼻咽侧壁正对下鼻甲的后端处有咽鼓管咽口，与中耳鼓室相通，以维持鼓膜两侧的气压平衡。咽部感染时，细菌可经咽鼓管传播到中耳，引起中耳炎。小儿的咽鼓管较短、宽且直，因此，儿童患中耳炎远较成人为多。

6. 咽鼓管咽口的后上方有一纵行深窝，称咽隐窝，是鼻咽癌的好发部位。

三、食管

（一）食管的位置与分部

1. 位置　食管上端始于咽下缘，在气管后方（相当于第 6 颈椎下缘高度）沿脊椎前方下行，通过膈食管裂孔，止于胃贲门（相当于第 11 胸椎左前方）。食管前后扁平，长约 25cm。

2. 分部

颈部	环状软骨下缘至胸骨颈静脉切迹
胸部	胸骨颈静脉切迹至膈食管裂孔
腹部	食管裂孔至胃贲门

（二）食管的生理性狭窄

名称	位置	距中切牙的距离
第一狭窄部	咽与食管交接处	15cm
第二狭窄部	气管分叉水平	25cm
第三狭窄部	膈食管裂孔处	40cm

（三）食管壁的肌层、黏膜与蠕动

食管壁由黏膜层、黏膜下层、肌层及纤维膜构成。

1. 食管的肌层上为横纹肌，下为平滑肌。食管肌层的运动为不随意运动，表现为蠕动，将食物运送到胃内。

2. 食管的黏膜和黏膜下层，随着功能活动形成的特殊形态称为黏膜皱襞。

食管状态	特点
食管扩张	管腔壁光滑
食管静止或收缩	可见 3～5 条或更多的纵行皱襞，每条宽不超过 3mm，从上端食管入口处一直延伸，向下到贲门，甚至穿过贲门口连续于胃皱襞

（四）膈食管裂孔与贲门角

1. 食管的膈上部分基本上是前后扁的管腔，而在膈食管裂孔处则变成左右扁的管腔，并在左侧壁见一凹陷性压迹。此压迹随呼吸改变，深吸气屏息可使食管完全闭锁。

2. 膈食管裂孔实际上是一个短管，也称膈肌食管裂孔管。当膈收缩时（吸气位），裂孔缩小能卡断食管腔；当膈松弛时（呼气位）食管张开，食物下行。膈食管裂孔可防止食物的反流。

3. 食管开口于胃贲门。贲门不在胃底上端，而是在胃底内侧壁。贲门口上方的食管左侧壁和胃底内侧壁之间形成贲门角，正常时为锐角。两者之间仅隔以黏膜和黏膜下层，成为单向瓣膜，防止胃反流。

四、胃

胃大部分位于左季肋区，小部分处于腹上区。胃的上口接食管称为贲门，下口接十二指肠称为幽门。

（一）胃的分部

1. 胃分 4 部分。

（1）靠近贲门的部分称贲门部。

（2）从贲门口下缘作一水平线，水平线以上为胃底。

（3）从胃底向下到胃小弯的角切迹部，称为胃体。胃体分为胃小弯、胃大弯、前壁和后壁。胃体的内侧缘（右上缘）称胃小弯，胃体的外侧缘（左缘）为胃大弯。胃小弯的最低处，有一切迹称角切迹。

（4）从角切迹到幽门的部分是幽门部。幽门部大弯侧的不明显浅沟，将幽门部分为右侧的幽门管和左侧的幽门窦。

2. 立位造影时，钡剂充盈于幽门部和胃体的下部，气体聚集于胃底和胃体的上部，形成胃泡。故在大量充盈钡剂的造影片中最清晰的阴影是胃泡。

（二）胃的位置毗邻

1. 位置 随体型、体位和充盈程度的不同而有所变化，在中度充盈时，胃大部分位于左季肋区，小部分位于腹上区。

2. 毗邻 胃前壁右侧部与肝左叶贴近，左侧部与膈相邻，介于两者之间的胃前壁，直接与腹前壁相贴。胃后壁与胰、横结肠、左肾的上半部和左肾上腺相邻。

（三）胃型

根据胃的张力和形状分为四型。张力的存在使中空器官保持一定的形状、大小和位置。所以张力决定胃型，反之从胃型可判断张力高低。

分型	胃泡	角切迹	幽门指向	特点
牛角型胃	宽大	宽钝	后方	为高张力胃，胃穹窿部呈横置的弓状，胃下极在脐上方

续表

分型	胃泡	角切迹	幽门指向	特点
钩型胃	呈半球形	为锐角或接近直角	右上方	胃体垂直下行，胃下极在脐和髂嵴连线之间
长型胃	呈球形或长椭圆形	深而夹角小	上方	胃体中部狭长，下部扩大，可坠至盆腔，胃下极低于髂嵴连线
瀑布型胃	大而后倾	难于确定	后方	为高张力胃，在胃体和胃底常可见一个气液面

（四）胃黏膜皱襞

胃的黏膜及黏膜下层能形成黏膜皱襞，随功能变化不断改变形态。

1. 贲门的收缩出现星芒状黏膜纹，向贲门四周放射。

2. 胃底皱襞可以是交叉的网状，也可呈平行的弧形条纹状。

3. 胃小弯黏膜皱襞多为纵行，宽度不超过 5mm。

4. 胃大弯黏膜皱襞较粗，常为扭曲的横行皱襞，以致胃大弯边缘不规则，宽度约 1cm。

5. 胃前、后壁黏膜皱襞常斜行，互相交叉，近小弯趋向纵行，近大弯趋向横行，宽度为 5mm。

五、小肠

（一）十二指肠

十二指肠起自幽门，止于十二指肠空肠曲，为小肠中最短、最宽、最固定的部分。十二指肠环绕胰头，分为四部。

上部	十二指肠球为其近侧部分，是十二指肠溃疡的好发部位
降部	走行于脊柱右缘，其后内侧壁上有一纵行皱襞，称十二指肠纵襞，纵襞的下端有十二指肠大乳头，是胰管和胆总管的共同开口
横部	也称水平部，在肠系膜上动脉和腹主动脉夹角内通过
升部	走向左上方，连于空肠，连接处称十二指肠空肠曲

（二）空肠、回肠

1. 通常近侧的 2/5 为空肠，位于左上腹部，起于十二指肠空肠曲，与回肠无明确分界。

2. 回肠位于中腹部及右下腹部，比空肠要长。

六、大肠

大肠起于右髂窝部的盲肠，分为盲肠、阑尾、结肠、直肠、肛管。
盲肠和结肠有特殊形态结构：结肠袋、结肠带、肠脂垂。

盲肠、阑尾	①在回盲瓣口以下的一盲袋，称为盲肠。为大肠最短但最宽的一段 ②盲肠内侧缘中下部有阑尾开口，阑尾长 5～10cm，体表投影通常在脐与右髂前上棘连线的外、中 1/3 处
结肠	分为升结肠、横结肠、降结肠和乙状结肠 ①升结肠：内侧邻接小肠，在右结肠旁沟上升，移行为横结肠，弯曲处称结肠右曲 ②横结肠：起于结肠右曲，止于结肠左曲，横过中腹部。横结肠左端与降结肠的移行部，称为结肠左曲 ③降结肠：从结肠左曲向下，在左髂嵴处续接乙状结肠 ④乙状结肠：呈"乙"字形弯曲，至第 3 骶椎平面续接直肠
直肠与肛管	①直肠位于小骨盆腔的后部、骶骨的前方。直肠中部扩大称为直肠壶腹，下部为 3～4cm 长的肛管，经常处于收缩状态，内有直肠柱形成的纵皱襞 ②壶腹部有 3 个横行半月皱襞，称为直肠横襞。中间的直肠横襞最大而明显，位置最恒定，位于直肠右侧，距肛门约 7cm，可作为直肠的定位标志

七、肝

1. 肝是人体最大、血管极为丰富的腺体，也是最重的实质性器官。肝有别于其他腺体的特点是它接受双重的血液供应，在接受肝动脉注入的同时还接受肝门静脉的注入。

2. 肝外形呈不规则的楔形，可分膈面、脏面和下缘。

（1）脏面位于中间部的横沟称肝门，是肝固有动脉、肝管、门静脉以及神经、淋巴管进出的门户。

（2）肝脏面的胆囊窝由肝下缘向后可达肝门，内容胆囊。

3. 肝大部分位于右季肋区和腹上区，小部分在左季肋区，被胸廓所掩盖，仅在腹上区左、右肋弓间露出，直接与腹前壁接触。

4. 肝的功能极为复杂、重要，是机体新陈代谢最活跃的器官。

（1）参与蛋白质、脂类、糖类和维生素等物质的合成、转化与分解。

（2）激素、药物等物质的转化和解毒、抗体的生成以及胆汁的生成与分泌均在肝内进行。

（3）胚胎时期，肝还是造血器官之一。

八、肝外胆道

胆汁由肝细胞产生，经肝内各级胆管收集，出肝门后再经肝外胆道输送到十二指肠。肝外胆道包括左、右肝管，肝总管，胆囊管，胆囊和胆总管。

1. 左、右肝管　右肝管垂直下行，左肝管斜向走行，两者呈 V 字形相连合。

2. 肝总管　为左、右肝管在肝门下 3～4cm 处汇合形成，其长 3～4cm，位于肝十二指肠韧带内，其下端与胆囊管汇合成胆总管。

3. 胆囊　为贮存和浓缩胆汁的器官，呈长梨形，容量为 40～60ml，位于肝的胆囊窝内，借结缔组织与肝相连，分底、体、颈三部。

（1）胆囊底是胆囊的盲端，圆钝而略膨大，指向下前方，多露出于肝下缘，并与腹前壁的内面相接触。

（2）胆囊体与底无明显分界。胆囊体向后逐渐变细为胆囊颈，向后下方与胆囊管相续。

4. 胆总管　起自肝总管与胆囊管的汇合点，向下与胰管相会合。胆总管开口于十二指肠降部乳头口，此口部有 Oddi 括约肌。

九、胰

1. 胰由外分泌和内分泌两部分组成，是人体重要的消化腺。胰液含有多种消化酶，有分解消化蛋白质、糖类和脂肪的作用。内分泌部即胰岛，散在于胰实质内，主要分泌胰岛素，参与调节糖代谢。

2. 胰位于上腹部，横跨于第 1、2 腰椎前方，呈狭长形，全长 14～20cm，分头、体、尾三部分，无明显界限。

（1）胰头位于十二指肠弓内，胰体和胰尾在腹正中线的左侧，胰尾邻接脾门。

（2）胰的中央有主胰管，其与胆总管末端合成共同管道，即瓦特壶腹部，再开口于十二指肠乳头。

十、腹膜

根据脏器被腹膜覆盖范围不同，可将腹、盆腔脏器分为3类。

名称	特点	举例
腹膜内位器官	器官各面均被腹膜所覆盖	胃、十二指肠上部、空肠、回肠、盲肠、阑尾、横结肠、乙状结肠、脾、卵巢、输卵管等
腹膜间位器官	器官三面被腹膜覆盖	肝、胆囊、升结肠、降结肠、直肠上段、子宫、膀胱等
腹膜外位器官	器官一面被腹膜覆盖	肾、肾上腺、输尿管、胰、十二指肠降部和下部、直肠中下部等

第五节　脉管系统

脉管系统包括心血管系统和淋巴系统。脉管系统的功能是物质运输，保证新陈代谢的不断运行，维持体内环境理化特性的相对稳定和机体防卫。

一、心血管系统

心血管系统由心脏、动脉、静脉和毛细血管构成，其功能是向全身供应营养。在神经体液调节下，血液由左心室搏出，经主动脉及其分支到达全身毛细血管进行物质和气体交换，再通过末梢静脉，最后经上、下腔静脉及心冠状窦返回右心房，此即体循环，又称大循环。血液由右心室搏出，经肺动脉干及其各级分支到达肺泡毛细血管进行气体交换，再经肺静脉进入左心房，此即肺循环，又称小循环。

（一）心脏

心脏主要由心肌组成，是连接动、静脉的枢纽和心血管系统的"动力泵"，并具有重要的内分泌功能。

1. 位置、形态

（1）心位于胸腔的中纵隔内，约2/3在正中线左侧，1/3在正中线右侧。心前面大部分被肺和胸膜遮蔽，只有小部分与胸骨体下部及左侧第4~6肋软骨相邻贴；心后方与食管及胸主动脉相邻；下方与膈的中心腱邻贴；两侧与纵隔胸膜相依。

（2）心呈前后略扁的倒置圆锥形，分一尖、一底、二面和三缘。

一尖	心尖钝圆，朝向左前下方，于左侧第5肋间隙锁骨中线内 1～2cm 处可扪及其搏动
一底	心底朝向右后上方，与出入心的大血管相连
二面	前面朝向胸骨及肋软骨，称胸肋面。下面与膈的中心腱相邻，称膈面
三缘	左缘主要由左心室形成，右缘主要由右心房形成，下缘由左、右心室形成

（3）分界标志

1）心的表面有一环行的冠状沟，是心房和心室的表面分界标志。

2）在心的胸肋面和膈面各有一条自冠状沟起始行向心尖稍右侧的前室间沟和后室间沟，是左、右心室的表面分界标志。

3）这3条沟内都有营养心壁的血管走行并被脂肪充填。

（4）体表投影：一般可用下列4个点的连线来反映。

1）左侧第2肋软骨下缘，距胸骨左缘约 1.2cm 处。

2）右侧第3肋软骨上缘，距胸骨右缘约 1.0cm 处。

3）右侧第6胸肋关节处。

4）左侧第5肋间隙，距前正中线 7～9cm 处。

2. 心腔和瓣膜

分类	特点	入口	出口
右心房	突向左前方的部分，称右心耳	上腔静脉口、下腔静脉口和冠状窦口	右房室口
右心室	居心脏最前部	右房室口（附有三尖瓣）	肺动脉口（附有肺动脉瓣）
左心房	前部突向右前方的部分称左心耳	肺静脉口（为4个）	左房室口
左心室	左心室壁最厚	左房室口（附有二尖瓣）	主动脉口（附有主动脉瓣）

3. 心的传导系 包括窦房结、房室结和房室束等。窦房结位于上腔

静脉和右心房交界处，是心脏的正常起搏点。房室结位于房间隔下部右侧心内膜深面，由此发出房室束。房室束自房室结发出，入室间隔分为左束支和右束支，其分支交织成网，最后分布于心肌。

（二）动脉

动脉是运血离心的管道。壁较厚，分三层：内膜、中膜、外膜。动脉壁的结构与其功能密切相关。体循环的动脉多对称分布，一般走行于躯干和四肢屈侧的安全部位。主要有主动脉，左、右颈总动脉，锁骨下动脉，胸主动脉，髂内动脉，股动脉等及其分支。

1. 主动脉 起于左心室，全长可分为升主动脉、主动脉弓和降主动脉3段。

（1）升主动脉起始处发出左、右冠状动脉。

（2）主动脉弓是继升主动脉向左后成弓形弯曲走行的一段，其凸侧发出3个分支，由右向左依次为头臂干、左颈总动脉和左锁骨下动脉。头臂干上升到右胸锁关节高度时发出右颈总动脉和右锁骨下动脉。主动脉弓壁内有压力感受器，主动脉弓下方有化学感受器，称主动脉小球。

（3）降主动脉为主动脉的下行段，以膈的主动脉裂孔为界分为胸主动脉和腹主动脉。

2. 左、右颈总动脉 头颈部的动脉主干主要是左、右颈总动脉。

（1）颈总动脉末端和颈内动脉起始处略膨大，称颈动脉窦，窦壁内有压力感受器，能接受血压变化的刺激。

（2）在颈总动脉分叉处的后壁有一卵圆形小体，称颈动脉小球，为化学感受器，能感受血中 CO_2 浓度的变化。

（3）颈内动脉沿咽的外侧上升经颅底的颈动脉管入颅，分布于脑和视器等处。颈外动脉在胸锁乳突肌深面上行，其主要分支有：甲状腺上动脉、舌动脉、面动脉、颞浅动脉、上颌动脉。

3. 锁骨下动脉 锁骨下动脉发出后经胸膜顶的前方出胸廓上口，行至第1肋的外侧缘，续于腋动脉。其主要分支有椎动脉、胸廓内动脉。

4. 营养上肢的动脉主干 依次是：腋动脉、肱动脉、尺动脉、桡动脉、掌浅弓和掌深弓。

5. 腹部动脉的主干 即腹主动脉，发出壁支、脏支两种分支。

壁支 —— 壁支主要有4对腰动脉，分布于腹后壁、背部和脊髓等处

腹主动脉

脏支 —— 成对：肾动脉、睾丸动脉（卵巢动脉）
　　　　 不成对：腹腔干、肠系膜上动脉、肠系膜下动脉

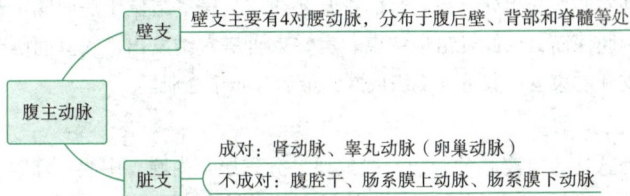

6. 盆部动脉的主干 即髂内动脉，该动脉较粗短，起自髂总动脉，末端立即下降入盆腔。

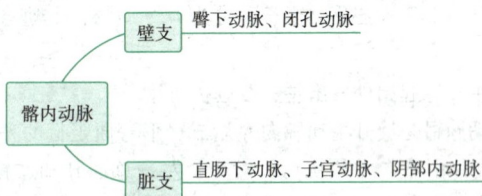

壁支 —— 臀下动脉、闭孔动脉

髂内动脉

脏支 —— 直肠下动脉、子宫动脉、阴部内动脉

7. 下肢的动脉主干 股动脉、腘动脉、胫前动脉、胫后动脉。

（三）毛细血管

毛细血管是连接动、静脉末梢间的管道，彼此吻合成网，除软骨、角膜、晶状体、毛发、牙釉质和被覆上皮外，遍布全身，是血液与血管外组织液进行物质交换的场所。

（四）静脉

体循环静脉由上腔静脉系、下腔静脉系、心静脉系组成，其特点是数量多、管壁薄、管腔大，静脉之间吻合更丰富，如静脉网和静脉丛等。静脉内面一般都有向心开放的半月形静脉瓣：分浅静脉（皮下静脉）和深静脉（伴行静脉）。

1. 上腔静脉系 主干是上腔静脉，它由左、右头臂静脉在胸骨柄后方汇合而成，上腔静脉沿升主动脉右侧下行注入右心房，在注入前尚有奇静脉注入。主要收集头颈、胸部（心脏除外）和上肢的静脉血。

2. 下腔静脉系 主干是下腔静脉，该静脉在第 5 腰椎平面由左、右髂总静脉汇合而成，沿腹主动脉右侧上行，经肝后缘穿膈的腔静脉孔入胸腔，注入右心房。下腔静脉收集下肢、盆部和腹部的静脉血。

3. 静脉角　是由同侧的颈内静脉和锁骨下静脉汇合而成的夹角，有淋巴导管注入。

4. 上肢静脉　上肢的深静脉与同名动脉伴行。上肢的浅静脉主要有：手背静脉网、头静脉、贵要静脉、肘正中静脉。

5. 下肢静脉　下肢的深静脉与同名动脉伴行。下肢的浅静脉主要有：足背静脉弓、大隐静脉、小隐静脉。

6. 胸部静脉　主干是奇静脉。该静脉注入上腔静脉，主要收集胸壁、食管、气管及支气管等处的静脉血。

7. 肝门静脉　主要属支有脾静脉、肠系膜上静脉、肠系膜下静脉、胃左静脉、附脐静脉。

8. 肝门静脉与上、下腔静脉吻合途径　食管静脉丛、直肠静脉丛、脐周静脉网。

二、淋巴系统

淋巴系统是脉管系统的一个组成部分，由各级淋巴管道、淋巴器官和散在的淋巴组织构成。

1. 淋巴系统内流动着无色透明的淋巴液。淋巴管道可分为毛细淋巴管、淋巴管、淋巴干和淋巴导管四种。

（1）淋巴管分为浅淋巴管和深淋巴管两种。

（2）全身共有 9 条淋巴干，即左、右颈干；左、右锁骨下干；左、右支气管纵隔干；左、右腰干和一条肠干。这 9 条淋巴干最后汇合成 2 条淋巴导管，即胸导管和右淋巴导管。

2. 淋巴系统不仅能协助静脉运送体液回归血循环，而且能运转脂肪和其他大分子物质。淋巴器官和淋巴组织还可繁殖增生淋巴细胞、过滤淋巴液、参与免疫过程，是人体的重要防护屏障。

第六节　泌尿、生殖系统

一、泌尿系统

泌尿系统由肾、输尿管、膀胱及尿道组成。主要功能是排出机体内水溶性的代谢产物。

（一）肾

1. 肾是成对的实质性器官，形似蚕豆，位于脊柱两侧，紧贴腹后壁。

2. 肾内缘凹入部称肾门，一般平第 1 腰椎，是肾动脉、肾静脉、肾盂、神经和淋巴管出入的部位。

3. 出入肾门的结构合称肾蒂。右侧肾蒂较左侧肾蒂短。肾门向肾内延续于一较大的腔称为肾窦。

4. 肾的表面有三层被膜包绕，由内向外依次为纤维囊、脂肪囊和肾筋膜。

5. 肾实质分为皮质和髓质两部分。肾皮质位于浅层，富有血管，主要由肾小体和肾小管构成。肾髓质位于肾实质深部，由密集的肾小管组成，形成肾锥体。

6. 肾单位是肾结构和功能的基本单位，由肾小体和肾小管组成。肾小体位于肾皮质内，包括肾小球和肾小囊；肾小管分为近端小管、髓袢细段和远端小管。

（二）输尿管

1. 输尿管左右各一，是细长的肌性管道，长 20～30cm。上端与肾盂相接，下端开口于膀胱。

2. 在开口处有黏膜皱襞，膀胱充盈时由于膀胱内压力上升，输尿管开口因受压力作用而关闭，可以防止尿液向输尿管逆流。

3. 输尿管一般有三处较明显的狭窄，分别位于输尿管的起始部、跨越小骨盆上口处和穿膀胱壁处。当尿路结石下降时，易嵌顿于狭窄处。

（三）膀胱

1. 膀胱是一个肌性囊状器官，成人膀胱的容积为 300～500ml，膀胱的形态、位置随其尿液的充盈程度而改变。膀胱充盈时，略呈卵圆形，空虚时则呈锥体形。

2. 成人膀胱位于盆腔内，耻骨联合的后方。膀胱空虚时，其尖与耻骨联合的上缘平齐；充盈时，其上部可膨入腹腔，并与腹前壁相贴。

3. 男性膀胱底与精囊、输精管末段和直肠相邻，女性膀胱底与子宫颈和阴道相邻。膀胱壁分三层，由内向外依次是黏膜、肌层和外膜。

4. 膀胱底的内面、两输尿管口和尿道内口之间的三角形区域，黏膜平滑无皱襞，称膀胱三角，是肿瘤的好发部位。

(四) 尿道

1. 男性尿道

（1）起自膀胱的尿道内口，终于尿道外口，长 16~22cm，分为前列腺部、膜部和海绵体部。

（2）临床上把前列腺部和膜部称后尿道，海绵体部叫前尿道。男性尿道有三处狭窄，分别位于尿道内口、膜部和尿道外口。

（3）男性尿道有 2 个弯曲：耻骨下弯和耻骨前弯。

2. 女性尿道　长 5cm，呈直管状，仅有排尿功能。起于膀胱的尿道内口，末端开口于阴道前庭。

二、生殖系统

(一) 男性生殖系统

包括内生殖器和外生殖器。内生殖器由生殖腺（睾丸）、输送管道（附睾、输精管、射精管）和附属腺体（精囊、前列腺、尿道球腺）组成。睾丸能生成精子，合成雄激素。

(二) 女性生殖系统

由生殖腺（卵巢）和输送管道（输卵管、子宫和阴道）组成。

1. 卵巢　有产生卵子和分泌女性激素的功能。

2. 输卵管　是一对输送卵细胞的管道，内侧与子宫相连，外侧开口于腹膜腔，经此可使女性腹膜腔与外界相通。分为子宫部、峡部、壶腹部和漏斗部四部分。

3. 子宫　位于盆腔中央，其前下面邻膀胱，后上面邻回肠末段和直肠，两侧接输卵管，下接阴道。成人子宫呈前倾前屈位。

4. 阴道　位于盆腔中央，前方与膀胱底和尿道相邻，后方贴近直肠。

(三) 乳房

1. 成年女子乳房呈半球形，位于胸大肌的前方。乳房中央有乳头，其顶端有输乳管的开口。

2. 乳房的内部主要由乳腺和脂肪组织构成。

3. 结缔组织将乳腺隔成 15~20 个乳腺叶，每叶有一输乳管，以乳头为中心呈放射状排列。在乳腺内有许多结缔组织纤维束，连于皮肤和胸肌筋膜之间，称乳房悬韧带，对乳房起固定支持作用。

4. 当乳腺癌侵及乳房悬韧带时，纤维束短缩，牵拉皮肤呈点状内陷，是乳腺癌的一种特殊体征。

第七节　神经系统

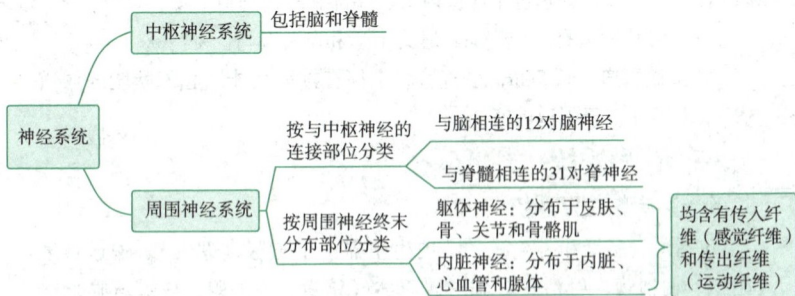

```
神经系统 ─┬─ 中枢神经系统 ── 包括脑和脊髓
          │
          └─ 周围神经系统 ─┬─ 按与中枢神经的连接部位分类 ─┬─ 与脑相连的12对脑神经
                          │                              └─ 与脊髓相连的31对脊神经
                          └─ 按周围神经终末分布部位分类 ─┬─ 躯体神经：分布于皮肤、骨、关节和骨骼肌
                                                        └─ 内脏神经：分布于内脏、心血管和腺体
                          （均含有传入纤维（感觉纤维）和传出纤维（运动纤维））
```

内脏神经中的传出部分（内脏运动神经）调节内脏、心血管的运动和腺体的分泌，又称为自主神经系统或植物神经系统，其又可分为交感神经和副交感神经。

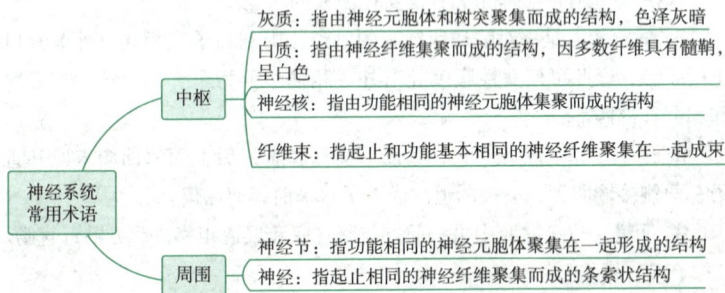

```
神经系统常用术语 ─┬─ 中枢 ─┬─ 灰质：指由神经元胞体和树突聚集而成的结构，色泽灰暗
                 │        ├─ 白质：指由神经纤维集聚而成的结构，因多数纤维具有髓鞘，呈白色
                 │        ├─ 神经核：指由功能相同的神经元胞体集聚而成的结构
                 │        └─ 纤维束：指起止和功能基本相同的神经纤维聚集在一起成束
                 └─ 周围 ─┬─ 神经节：指功能相同的神经元胞体聚集在一起形成的结构
                          └─ 神经：指起止相同的神经纤维聚集而成的条索状结构
```

一、中枢神经系统

(一) 脑

脑位于颅腔内，在枕骨大孔处连于脊髓。脑分六部分，即端脑、间脑、小脑、中脑、脑桥和延髓。中脑、脑桥和延髓三部分合称脑干。

1. 端脑 被大脑纵裂分为左、右两侧大脑半球。大脑半球和小脑之间有大脑横裂。大脑半球表面布满深浅不同的沟，沟与沟之间有隆起的大脑回。

（1）大脑半球有三个面，即内侧面、上外侧面和下面，并借三条叶间沟（外侧沟、中央沟、顶枕沟）分为五个叶，即额叶、顶叶、颞叶、枕叶和岛叶。

（2）大脑半球的表面是灰质，称大脑皮质，深面是白质，称髓质。在大脑半球的基底部，包埋于白质中的灰质团块，称基底核。半球内的室腔称侧脑室。

（3）大脑皮质是人体活动的最高中枢，在不同部位，有完成某些反射活动的相对集中区，称大脑皮质的功能定位。

名称	位置/功能
躯体运动区	位于中央前回和中央旁小叶的前部，管理对侧半身的骨骼肌运动
躯体感觉区	位于中央后回和中央旁小叶的后部，接受对侧半身感觉传导纤维
视区	位于枕叶内侧面距状沟两侧的皮质
听区	位于颞横回

（4）大脑髓质位于皮质的深面，由大量的神经纤维组成，可分为投射纤维、联合纤维及联络纤维三类，其中最重要的是内囊。内囊是位于尾状核、背侧丘脑与豆状核之间的白质纤维板。

2. 间脑 位于中脑和端脑之间，主要由背侧丘脑和下丘脑组成。

（1）背侧丘脑：是间脑背侧的一对呈卵圆形的灰质团块，外邻内囊，内邻第三脑室。背侧丘脑被白质内髓板分成前核群、内侧核群和外侧核群。

（2）下丘脑：位于背侧丘脑的下方，包括视交叉、灰结节、乳头体、漏斗，其末端连有垂体。主要核团有视上核和室旁核。视上核和室旁核的神经元能分泌血管升压素和催产素。

3. 小脑 位于颅后窝内，在脑桥和延髓的后方。

（1）小脑可分为原小脑、旧小脑和新小脑。

（2）小脑中间较狭窄称小脑蚓，两侧膨大，称为小脑半球。

（3）小脑半球下面靠近枕骨大孔的部分较突起称小脑扁桃体。当颅内压增高时，小脑扁桃体常被挤压而嵌入枕骨大孔，压迫延髓，危及生命，临床称小脑扁桃体疝。

（4）第四脑室是位于延髓、脑桥和小脑之间的室腔。底为菱形窝，顶朝向小脑，下通脊髓中央管，向上借中脑水管与第三脑室相通借一个正中孔和两个外侧孔与蛛网膜下隙相通。

4. 脑干 自下而上由延髓、脑桥和中脑三部分组成。上接间脑，下连脊髓，背面与小脑相连。

（二）脊髓

1. 脊髓位于椎管内，上端在枕骨大孔处与延髓相连，成人脊髓下端平第 1 腰椎体的下缘，新生儿脊髓下端可平第 3 腰椎。故临床腰椎穿刺常在第 3、4 或第 4、5 腰椎间进行，避免损伤脊髓。

2. 脊髓表面有 6 条纵贯全长、彼此平行的沟裂，位于脊髓前、后正中线上的裂或沟，分别称前正中裂和后正中沟。位于脊髓前、后外侧的沟分别叫前外侧沟和后外侧沟。前、后外侧沟内分别连有脊神经的前根和后根。

3. 脊髓的两侧连有 31 对脊神经，每对脊神经所连的一段脊髓，称一个脊髓节段。因此，脊髓可分为相应的 31 个节段，即 8 个颈节、12 个胸节、5 个腰节、5 个骶节和 1 个尾节。

（三）脑和脊髓的被膜

被膜由外向内依次为硬膜、蛛网膜、软膜，有保护和支持作用。

1. 硬膜 是一层致密结缔组织膜。

（1）硬脊膜上端附着于枕骨大孔边缘，末端附于尾骨。硬脊膜与椎管之间的狭窄腔隙为硬膜外隙。硬膜外隙内除脊神经根通过外，还有疏松结缔组织、脂肪、淋巴管和静脉丛等。临床上行硬膜外麻醉即将药物注入此隙。

（2）小脑幕呈半月形伸入大脑和小脑之间，前缘游离称小脑幕切迹，其前有中脑通过。当颅内压增高时，位于小脑幕切迹上方的海马旁回和钩回可被挤入小脑幕切迹下方，压迫中脑的大脑脚和动眼神经，形成小脑幕切迹疝。

（3）硬脑膜在某些部位两层分开，构成含静脉血的腔隙，称硬脑膜窦。主要有上矢状窦、下矢状窦、横窦、直窦、乙状窦和海绵窦。

（4）海绵窦位于蝶骨体的两侧。动眼神经、滑车神经、眼神经和上颌神经沿窦的外侧壁通过，腔内有颈动脉和展神经穿行。

2. 蛛网膜 薄而透明，无血管和神经。

蛛网膜与软膜之间有稍宽的蛛网膜下隙，隙内充满脑脊液。重要的蛛网膜下池有小脑延髓池和脊髓下端的终池，终池内有马尾而无脊髓，临床常在此处穿刺抽取脑脊液。

3. 软膜 按位置分别称为软脑膜和软脊膜。在脑室附近，软脑膜、毛细血管和室管膜上皮共同突入脑室内构成脉络丛。

（四）脑和脊髓的血管及脑脊液

1. 脑的动脉 主要来自颈内动脉和椎动脉。

（1）颈内动脉供应大脑半球的前 2/3 和部分间脑。

（2）椎动脉供应脑干、小脑、间脑后部和大脑半球的后 1/3。

（3）由前交通动脉、大脑前动脉、颈内动脉、后交通动脉和大脑后动脉吻合，围绕在视交叉、灰结节和乳头体周围，称大脑动脉环。

（4）脑的静脉不与动脉伴行，可分浅、深两组，浅静脉汇入邻近的硬脑膜窦，深静脉汇成大脑大静脉，注入直窦。

2. 脑脊液

（1）由脑室脉络丛产生，充满脑室和蛛网膜下隙，无色透明，成人总量约 150ml。脑脊液不断产生与回流，保持动态平衡，对脑和脊髓具有营养、缓冲震动、分散压力、保护作用。

（2）脑脊液循环途径：左、右侧脑室→室间孔→第三脑室→中脑水管→第四脑室→正中孔和左、右外侧孔→蛛网膜下隙→蛛网膜粒→上矢状窦。

二、周围神经系统

（一）脑神经

脑神经共 12 对。按其所含纤维的成分分类如下。

运动性神经	①动眼神经：含有躯体运动纤维和内脏运动纤维 ②滑车神经：经中脑背侧的下丘下方出脑，经眶上裂入眶，支配上斜肌 ③展神经：从延髓脑桥沟中部的两侧出脑，支配外直肌 ④副神经：自迷走神经下方出脑，支配胸锁乳突肌和斜方肌 ⑤舌下神经：自延髓的前外侧沟出脑，支配舌肌
感觉性神经	①嗅神经：起自鼻腔黏膜嗅区中的嗅细胞，止于嗅球，传导嗅觉冲动 ②视神经：由视网膜中的节细胞轴突汇集而成，传导视觉冲动 ③前庭蜗神经：由蜗神经和前庭神经组成，分别传导听觉和平衡觉的冲动入脑
混合性神经	①三叉神经：含躯体感觉和躯体运动两种纤维，其周围突形成眼神经、上颌神经和下颌神经的大部分，前两者为感觉神经。躯体运动纤维参与组成下颌神经 ②面神经：含有躯体运动、内脏运动（副交感神经）、内脏感觉三种纤维 ③舌咽神经：包括内脏运动纤维（支配腮腺分泌）、内脏感觉纤维、躯体感觉纤维和躯体运动纤维（支配咽部肌） ④迷走神经：包括内脏运动纤维、内脏感觉纤维、躯体感觉纤维和躯体运动纤维（支配软腭和咽喉肌）

（二）脊神经

1. 脊神经共 31 对，借前根和后根与脊髓相连。前根属运动性，后根属感觉性，两者在椎间孔处汇合为脊神经。

（1）在椎间孔的内侧后根上有一椭圆形膨大，称脊神经节，内含感觉神经元的胞体。31 对脊神经中有颈神经 8 对、胸神经 12 对、腰神经 5 对、骶神经 5 对、尾神经 1 对。

（2）各神经穿出部位

第 1 颈神经	颈椎与枕骨之间
第 2～7 颈神经	**同序数颈椎上方的椎间孔**
第 8 颈神经	第 7 颈椎下方的椎间孔

续表

12 对胸神经	同序数椎骨下方的椎间孔
5 对腰神经	
第 1～4 骶神经	同序数的骶前、后孔
第 5 骶神经	骶管裂孔
尾神经	

2. 脊神经属混合性神经，出椎间孔后，立即分为前、后两支。前支粗大，主要分布于躯干前外侧和四肢的肌肉及皮肤。后支细小，主要分布于躯干背侧的深层肌和皮肤。

3. 除第 2～11 胸神经的前支外，其余脊神经的前支分别交织成神经丛，包括颈丛、臂丛、腰丛和骶丛。由丛发出分支到头颈、上肢和下肢。

（三）内脏神经

内脏神经分内脏运动神经和内脏感觉神经。内脏运动神经，又称植物神经系统，调节内脏、心血管的运动和腺体的分泌，通常不受人的意志控制，是不随意的。根据形态、功能特点，内脏运动神经又分为交感神经和副交感神经。

1. 交感神经的低级中枢　位于脊髓胸 1～腰 3 节段的灰质侧角内。

（1）侧角内为节前神经元，其轴突为节前纤维。

（2）交感神经节内的神经元称节后神经元，其轴突为节后纤维。

（3）交感神经节因其所在位置的不同，可分为椎旁节和椎前节。椎旁节构成交感干，椎前节位于脊柱的前方。其中比较重要的有腹腔神经节、主动脉肾神经节、肠系膜上神经节和肠系膜下神经节。

2. 副交感神经的低级中枢　位于脑干的副交感神经核和脊髓骶 2～4节段的骶副交感核。副交感神经的节前纤维起于这些核内的神经元；节后神经元多位于器官附近或器官壁内的副交感神经节中。

3. 交感神经和副交感神经的脏器支配及作用

脏器支配		交感神经的作用	副交感神经的作用
循环器官		心跳加快、加强，冠状血管舒张，腹腔内器官、皮肤、唾液腺、外生殖器的血管收缩，骨骼肌的血管收缩或舒张	心跳变慢，心房收缩减弱，部分血管舒张
呼吸器官		支气管平滑肌舒张	支气管平滑肌收缩
消化器官	胃肠运动和胆囊收缩	抑制	促进
	胃液和胰液分泌	减少	促进
	括约肌	收缩	舒张
	分泌唾液	黏稠	稀薄
泌尿生殖器官	逼尿肌	舒张	收缩
	内括约肌	收缩	舒张
	其他	有孕子宫收缩，未孕子宫舒张	/
眼	瞳孔	扩大	缩小
	环形睫状肌	松弛	收缩
	其他	/	促进泪腺分泌
皮肤代谢		竖毛肌收缩，汗腺分泌，促进糖原分解，促进肾上腺髓质分泌	促进胰岛素分泌

高频考点速记

1. 固有结缔组织包括：疏松结缔组织、致密结缔组织、网状组织、脂肪组织。

2. 喉软骨分为四类，包括：甲状软骨、环状软骨、会厌软骨、杓状软骨。

3. 对光反射的中枢位于：中脑。

4. 神经系统结构和功能的基本单位是：神经细胞（又称神经元）。

5. 对比记忆

（1）骨骼肌组织的特点：活动受意识支配，属于随意肌。

（2）心肌组织的特点：属不随意肌，有横纹。

（3）平滑肌组织的特点：属不随意肌。

第二章　医用物理学基础与摄影基础

📝 **必备考点精编**

第一节　物质结构

一、原子的核外结构

物质由原子组成，每一原子均由原子核及电子组成，电子沿一定的轨道绕核旋转。笼罩在核的带负电荷的电子称为"电子云"，电子出现多的地方，就是电子云密度最大的地方。

（一）量子数

1. 主量子数 n　原子核外的电子云是分层排布的，电子壳层可用主量子数（n）表示。主量子数是决定原子能级的主要因素。

（1）主量子数 n 取 1，2，3，4，5，6 等值时，相应的电子壳层可用 K，L，M，N，O，P 等符号表示。

（2）n 越大，电子离核越远，能级越高。

2. 角量子数 l　原子中的任何一个电子在原子核附近出现的概率大小是有规律的，所以电子云的大小形状也是有规律的。同一电子壳层中电子具有的能量及运动形式不同，又分为若干电子亚层，由角量子数 l 决定。n 确定后，l 可取 0，1，2，3，4，5… （$n-1$）共 n 个不同的值，对应的电子亚层分别用 s，p，d，f，g，h 等符号表示。角量子数 l 确定后，其量子轨道平面可有（$2l+1$）个不同的取向。角量子数对原子能级也有一定影响。

3. 如果原子中的某个电子处在主量子数 $n=3$，角量子数 $l=2$ 的量子态上，则这个电子在 M 壳层的 d 亚层上，通常称这种状态为 3d。相反，若电子所处的状态为 4s，则电子处在 N 壳层的第 s 亚层上，这个量子态的主量子数 $n=4$，角量子数 $l=0$。

4. 磁量子数 mL 决定轨道量子数，自旋量子数 ms 决定电子的自旋状态。

（二）核外电子的排布

1. 按照玻尔理论，核外电子因离核远近不同而具有不同的壳层，主量子数为 n 的壳层可容纳的电子数为：$Nn = 2n^2$。

2. 半径最小的壳层叫 K 层（$n = 1$），最多容纳 2 个电子；第二层叫 L 层（$n = 2$），最多容纳 8 个电子；第三层叫 M 层，最多容纳 18 个电子；愈外面的壳层可容纳的电子数愈多。但最外层电子数最多不超过 8 个。

二、原子能级

（一）原子能级和结合能

1. 原子能级　每个可能轨道上的电子都具有一定的能量（动能和势能的代数和），且电子在各个轨道上具有的能量是不连续的，这些不连续的能量值，表征原子的能量状态，称为原子能级。用电子伏特表示，$1eV = 1.6 \times 10^{-19} J$。

2. 结合力

（1）原子核对电子的吸引力。靠近原子核的壳层电子结合力强，距核越远的电子结合力越小。

（2）结合力还与原子序数 Z 有关，Z 越高，核内正电荷越多，对电子的吸引力越大，要从原子内移走电子所需要的能量就越大。

3. 结合能　移走原子中某壳层轨道电子所需要的最小能量，称为该壳层电子在原子中的结合能。原子能级是结合能的负值，它们绝对值相等，符号相反。

（二）激发和跃迁

1. 基态（正常态）　原子处于最低能量状态（最稳定）叫基态（$n = 1$）。

2. 激发　当原子吸收一定大小的能量后，电子将自发地从低能级过渡到某一较高能级上，这一过程称为原子的激发，原子所处的状态是激发态。$n = 2$ 的能量状态称为第一激发态。

3. 电离　当原子中壳层电子吸收的能量大于其结合能时，电子将脱离原子核的束缚，离开原子成为自由电子，这个过程称为电离。

4. 跃迁   处于激发态的原子，在极短的时间 10^{-8} 内，外层电子或自由电子将自发地填充其空位，同时放出一个能量等于两能级之差的 $h\nu$（$h\nu = E_H - E_L$，H 代表高能级，L 代表低能级）光子，这个过程称为跃迁。以后讲述的特征 X 线（特征光子）就是根据这个道理产生的。

第二节   X 线摄影基础

一、解剖学基准线

X 线摄影必须以人体的解剖学姿势以及人体的轴、面、线等解剖学术语作为依据，在人体解剖学姿势基础上进行定位。

（一）解剖学基准轴

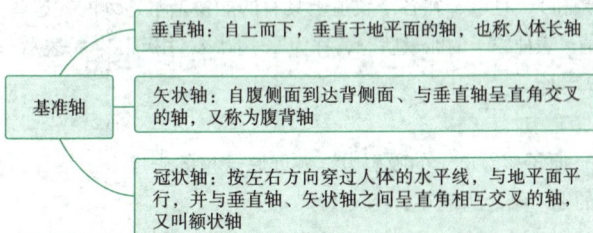

基准轴
- 垂直轴：自上而下，垂直于地平面的轴，也称人体长轴
- 矢状轴：自腹侧面到达背侧面、与垂直轴呈直角交叉的轴，又称为腹背轴
- 冠状轴：按左右方向穿过人体的水平线，与地平面平行，并与垂直轴、矢状轴之间呈直角相互交叉的轴，又叫额状轴

（二）解剖学基准面

水平面、矢状面、冠状面相互垂直。

名称	别称	含义
矢状面	/	是按矢状轴的方向，将人体纵向分为左右两部分的切面
冠状面	额状面	是以左右方向将人体分为前、后两部分的切面
水平面	横断面	是与地面平行，将人体横断分为上、下两部分的切面

（三）解剖学方位

解剖学方位指在标准姿势状态下，描述人体结构间相对位置关系的方位为解剖学方位。

1. 上和下   近头部者为上，近足部者为下。

2. 前和后   近身体腹面者为前（或称腹侧），近身体背面者为后

（或称背侧）。

3. 内侧和外侧 近正中矢状面者为内侧，远离正中矢状面者为外侧。

4. 近和远 近心脏者为近端，远离心脏者为远端。

5. 浅和深 距体表近者为浅，距体表远者为深。

对于四肢来说，可根据一侧肢体骨骼解剖部位的相对关系来确定位置关系，如靠近尺骨者为尺侧，靠近桡骨者为桡侧，靠近胫骨者为胫侧，靠近腓骨者为腓侧，靠近距骨上部为足背侧，靠近距骨下部为足底侧等。

二、X 线摄影学基准标志

（一）头颅体表定位标志

定位点	①眉间：指两侧眉弓的内侧端之间 ②鼻根：指鼻骨与额骨相接处 ③外耳孔：指耳屏内的椭圆形孔 ④枕外隆凸：指枕骨外面的中部隆起 ⑤乳突尖：指耳后颞骨乳突部向下呈乳头尖状部分 ⑥下颌角：指下颌骨的后缘与下缘相会处形成的钝角
定位线	①听眶线：为外耳孔与同侧眼眶下缘间的连线，与解剖学水平面平行 ②听眦线：为外耳孔与同侧眼外眦间的连线 ③听鼻线：为外耳孔与同侧鼻翼下缘间的连线 ④听口线：为外耳孔与同侧口角间的连线 ⑤听眉线：为外耳孔与眉间的连线 ⑥瞳间线：为两瞳孔间的连线
基准面	①正中矢状面：指将头颅纵向分为左、右对称的两部分的切面 ②解剖学水平面：指经颅骨听眦线，将头颅分成上、下两部分的水平断面 ③耳垂额状面：指沿外耳孔作解剖学水平面垂直线，将头颅分作前、后两部分的冠状断面

（二）胸部体表定位标志

1. 胸骨颈静脉切迹 位于胸骨上缘的凹陷处，平第 2 胸椎下缘高度。

2. 胸骨角 指胸骨柄与胸骨体的连接处，向前凸，两侧与第 2 肋骨前端连接，平对气管分叉及第 4、5 胸椎椎体间隙。

3. 剑突末端 胸骨最下端，平第 11 胸椎椎体高度。

4. 肋弓 由第 8～10 肋软骨前端相连形成，构成胸廓下口的前部。

肋弓的最低点平第 3 腰椎高度。

5. 腋前线、腋中线、腋后线 依次分别指通过腋窝前缘、中点、后缘的垂线。

（三）腹部体表定位标志

1. 九分法 腹部分区常用"九分法"，即用两条水平线和两条垂直线将腹部分为 9 个区。

（1）水平线：上水平线为经过两侧肋弓下缘最低点的连线，下水平线为经过两侧髂嵴最高点的连线。

（2）垂直线：分别为左锁骨中线与左腹股沟韧带中点的连线、右锁骨中线与右腹股沟韧带中点的连线。

（3）9 个区：上部为腹上区、左季肋区和右季肋区；中部为脐区、左腰区和右腰区；下部为腹下区、左髂区和右髂区。

2. 腹部 X 线摄影常用的体表定位标志

胆囊底体表投影	为右侧肋弓与右侧腹直肌外缘交界处
成人肾门	约平第 1 腰椎高度，肾上极平第 11 胸椎下缘，肾下极平第 2 腰椎下缘
膀胱	位于耻骨联合上方

（四）脊柱体表定位标志

名称	对应平面	
	前面观	侧面观
第 2 颈椎	上腭牙齿咬合面	/
第 3 颈椎	下颌角	/
第 5 颈椎	甲状软骨	/
第 7 颈椎	/	颈根部最突出的棘突
第 2、3 胸椎间	胸骨颈静脉切迹	/
第 4、5 胸椎间	胸骨角	肩胛上角

续表

名称	对应平面	
	前面观	侧面观
第6胸椎	男性双乳头连线中点	/
第7胸椎	胸骨体中点	肩胛下角
第11胸椎	胸骨剑突末端	/
第1腰椎	剑突末端与肚脐连线中点	/
第3腰椎	脐上3cm	肋弓下缘（最低点）
第4腰椎	脐	髂嵴
第5腰椎	脐下3cm	髂嵴下3cm
第2骶椎	髂前上棘连线中点	/
尾骨	耻骨联合	/

（五）四肢骨骼体表定位标志

通常使用四肢骨骼的突起部分，如尺骨鹰嘴、肩峰、肩胛下角、髌骨等。

三、X线摄影常用体位

前后位	指被检者后面紧贴影像接收器（IR），身体矢状面与IR垂直，X线中心线由被检者身体的前面射至后面的摄影体位
后前位	指被检者前面紧贴IR，身体矢状面与IR垂直，X线中心线由被检者身体后面射至前面的摄影体位
左侧位	指被检者左侧紧贴IR，身体矢状面与IR平行，X线中心线由被检者身体右侧射至左侧的摄影体位
右侧位	指被检者右侧紧贴IR，身体矢状面与IR平行，X线中心线由被检者身体左侧射至右侧的摄影体位
水平位	被检者仰卧、俯卧或侧卧于台面上，X线水平摄影
左侧卧水平正位	被检者左侧卧于台面上，X线水平摄影
右侧卧水平正位	被检者右侧卧于台面上，X线水平摄影
仰卧水平侧位	被检者仰卧于台面上，X线水平摄影

续表

俯卧水平侧位	被检者俯卧于台面上，X 线水平摄影
右前斜位 (第一斜位)	指被检者身体右前部靠近 IR，X 线中心线从被检者左后方射入至右前方射出的摄影体位
左前斜位 (第二斜位)	指被检者身体左前部靠近 IR，X 线中心线从被检者右后方射入至左前方射出的摄影体位
左后斜位 (第三斜位)	指被检者身体左后部靠近 IR，X 线中心线从被检者右前方射入至左后方射出的摄影体位
右后斜位 (第四斜位)	指被检者身体右后部靠近 IR，X 线中心线从被检者左前方射入至右后方射出的摄影体位
轴位	被检部位矢状面与 IR 垂直，X 线中心线方向与被检部位长轴平行或近似平行投射
切线位	指 X 线中心线与器官或病灶的边缘相切，并与暗盒或其他射线IR 垂直的摄影方法
前弓位	为胸部摄影时的一种特殊体位，X 线中心线水平投射，摄影时被检者胸部前弓：①如后背上部靠近 IR，X 线从被检者前方射至后方为前后方向前弓位；②如下胸部前方靠近 IR，X 线中心线从被检者后方射至前方为后前方向前弓位
蛙形位	为髋关节摄影时的一种特殊体位，被检者仰卧，IR 在下，类似青蛙双下肢姿势
功能位	用 X 线摄片来观察人体某些组织的功能，如颞颌关节的张口位、闭口位等

四、X 线摄影的原则和步骤

X 线摄影必须遵循的原则包括对摄影设备的使用原则和对被检者的操作原则。

(一) X 线摄影设备的应用原则

1. X 线机使用原则

(1) 熟悉设备：使用前应详细了解其基本结构、功能及使用注意事项；使用中严格遵守操作规程，严禁过负荷使用，曝光时不得随意调节调节器等。

(2) 管理和保养：做好对 X 线机的管理，及时记录 X 线机的运行情况，严格执行岗位责任制和交接班制度，工作完毕应使机器处于安全状态。要定期保养、检查，确保正常运行。

2. 大、小焦点选择原则　在 X 线管容量规格允许负荷的前提下，应尽量选用小焦点，以提高照片影像的锐利度，减小几何模糊。

（1）对于较薄肢体（如四肢）和不易活动且照射野比较小的部位（如乳突）摄影时，应选择小焦点摄影。也用于高千伏摄影技术。

（2）对于较厚肢体（如头颅、腹部、脊柱）和呼吸不易控制的部位（如胸部）进行 X 线摄影时，应选用大焦点摄影。

3. 滤线设备应用原则　使用滤线器摄影时，必须熟悉所用滤线器的特性及使用注意事项。滤线器是为吸收散射线、降低图像灰雾度、提高影像对比度而设置的。原则上被检肢体厚度超过 15cm 或使用 60kV 以上管电压摄影时，应使用滤线器摄影技术。

4. 摄影距离选择原则

（1）在 X 线管负荷量允许时，尽量增大焦点至胶片（IP、探测器板）之间的距离。

摄影部位	摄影距离
四肢	取 75～100cm
胸部	成人取 180～200cm；婴幼儿胸部较薄，摄影距可减少至 100cm
腹部等厚部位	取 90～100cm

（2）应尽量使被检者肢体靠近并平行 IR，尽量减小肢体至 IR 之间的距离。

5. X 线中心线和斜射线应用原则

（1）X 线中心线应用的一般原则：X 线中心线经过被检部位的中心，垂直于被检部位和 IR。

1）有时为避免影像重叠，可在不改变被检者体位的情况下，将 X 线中心线倾斜一定的角度（如胸骨后前位）进行摄影。

2）有时为观察局部结构与其他组织的关系，可让 X 线中心线通过被检部位的局部组织（并非被检部位的中心）垂直射入 IR，如头颅切线摄影。

（2）斜射线是 X 线束的重要组成部分。例如手的后前斜位摄影时，可利用中心线对准第 5 掌骨头，利用斜射线使掌指骨成像，减少掌骨的重叠。

6. 曝光条件选择原则 曝光条件的选择，包括管电压、管电流、曝光时间的选择，摄影距离的选择，IR 的选择和滤线设备的选择等。一般曝光条件应根据患者的年龄、病情、被检肢体的解剖结构以及临床对照片影像的要求等进行选择。

（1）对于检查部位薄、密度低、易固定的组织，宜采用小 mA、长时间摄影。

（2）对于部位厚、密度高的组织，宜采用高 kV 摄影技术，以获得较多的影像信息，同时为了提高影像对比度，必须采用滤除散射线的装置。

（3）对于不易固定的部位检查，如外伤患者、危重患者及婴幼儿，应尽量缩短曝光时间。

（二）对被检者的操作原则

1. 呼吸方式运用原则 呼吸运动会使某些部位在曝光中发生移动，图像产生运动模糊，因此显示最佳影像效果，对不同部位的摄影应采用不同的呼吸方式。

呼吸方式	一般用于的摄影部位	原因
平静呼吸状态	前臂、下肢各部位	这些部位受呼吸运动影响很小
平静呼吸下屏气	上臂、颈部、头部和心脏等	呼吸运动会导致这些部位产生运动模糊
深吸气后屏气	肺部、胸骨侧位及膈上肋骨	深吸气后屏气，肺内含气量增加，使影像对比度增加，同时膈肌下降，显示更多的膈上肺野及肋骨
深呼气后屏气	腹部及膈下肋骨	深呼气后屏气，可使肺内含气量减少，膈肌上升，更有利于显示膈下脏器，同时腹部厚度变薄，可在一定程度上降低曝光条件

续表

呼吸方式	一般用于的摄影部位	原因
均匀连续浅呼吸	胸骨正位摄影	呼吸运动可使近影像接收器的胸骨不动或活动度很小，而与之重叠的远胶片侧组织因呼吸运动使其影像模糊，从而衬托胸骨的影像

2. 被检部位固定原则

（1）被检部位、X线管及 IR 在曝光时必须固定，以减少照片影像的运动模糊。X线管与 IR 靠机械装置和电器装置加以固定，工作中要特别注意对被检部位的固定。

（2）固定被检部位首先要保证符合摄影体位的要求，同时要使被检者处于较舒适的姿势，工作中常用棉垫、软木塞和沙袋等器具加以固定。

3. 放射防护原则

（1）基本原则

1）实践的正当化：即实践获取的利益应大于其可能造成的危害，这项实践才是正当的。

2）放射防护的最优化：应当避免一切不必要的照射，使一切必要的照射保持在合理达到的最低水平。

3）个人剂量限值：在实施正当化与最优化两项原则时，同时保证个人所受照射的剂量不超过规定的相应限值。

（2）放射防护措施：摄影中应采取缩短曝光时间、增加摄影距离、屏蔽非照射部位等措施，在确保影像质量的前提下尽量减少受检部位的受照剂量及非检查部位接受 X 线的照射。

（三）X 线摄影的基本操作步骤

1. 屏－片摄影系统基本操作

（1）开机：闭合外电源开关，并观察外电源电压状态。调节电源调节器，使设备电源电压指示在标准位置上。

（2）摄影体位的确定和设计

1）阅读 X 线检查申请单：核对被检者的姓名、性别、年龄，了解其病情及状况，明确 X 线检查的部位和要求。

2）说明检查过程：请被检者本人或家属帮助脱掉和摘掉影响 X 线检查的衣服和饰物，并向被检者说明 X 线检查的过程，消除被检者的紧张情绪，取得被检者的配合。

3）放置标记：依据 X 线检查要求，确定被检者 IR，并标明片号、摄影日期和方位（左或右）。

4）设计检查体位：按检查要求，进行 X 线摄影体位的设计。摆放摄影位置时，要考虑被检者实际情况，尽量使其舒适，避免 X 线检查期间移动，必要时请被检者家属协助固定被检部位。

5）投射校准：要检查 X 线管、被检部位中心、IR 中心是否在一条直线上，做好中心线的校正、摄影距离的调节、照射野的调整等。

6）呼吸方式训练：一些部位的检查，尤其是胸部各部位的摄影要进行呼吸方式训练，避免因呼吸运动造成运动模糊。

（3）曝光

1）参数选择：根据检查需要进行技术参数选择，注意先调节毫安值和曝光时间，再调节电压值。

2）按下曝光按钮：一切准备就绪，即嘱被检者按要求进行呼吸准备，按下手闸进行曝光。曝光时，要观察控制台上指示灯、仪表状态及被检者情况。

3）做好曝光记录：曝光结束后，如实记录曝光参数，操作者签名，特殊检查体位应做体位记录。

（4）图像处理

1）胶片冲洗：曝光后的胶片要经过图像的后处理过程，才能得到可见影像。后处理过程通常包括：显影、漂洗、定影、水洗和干燥等。其中漂洗也称"中间处理"，仅是在手工显影时应用，自动冲洗技术没有漂洗过程。

2）确认照片影像：照片图像满意，达到 X 线诊断要求时，再让被检者离去。

（5）关机：工作全部结束，切断机器电源和外电源，将机器恢复到原始状态。

2. CR 系统基本操作 X 线机的操作以及摄影体位的设计同屏 – 片

摄影系统基本操作。CR系统的机器设备各有特点，但其组成和应用原理基本相同。一般操作步骤如下：

（1）开机

1）显示器开机：接通系统电源先打开显示器，跟普通电脑一样，正常开启。

2）主机开机：打开扫描主机开关，再按一下机器上方的软件开关，待所有程序进入后方可使用。

（2）使用方法

1）录入被检者基本信息：包括ID号、姓名、性别、年龄、临床诊断、送诊科室等。

2）扫描：进入部位选择界面，如头、颈、胸、乳腺、腹、骨盆、上肢、下肢等，选择被检体位所对应部位，点击OK键，返回原界面，用条码扫描器对IP盒的条码窗口进行扫描。

3）读取信息：将扫描后的IP盒插入扫描主机，读取已记录的影像信息。

4）图像标记：扫描每幅图像后，依据所摄部位，添加"左"或"右"标记。

5）图像后处理：通过计算机对已获取图像进行对比度、翻转等内容的调整。

（3）图像处理

1）调阅图像：打开报告工作站，找到该患者信息，点击选中该患者信息，点击图像调阅。

2）选择打印：根据需要，选择单幅、双幅或多幅和打印张数后进行打印。

3）退出打印：完成全过程后，如重新开始，退出到主界面。

（4）关机

1）关闭登记的电脑：先把开启的软件关掉，再点击电脑左侧下方"开始"，然后点击关闭计算机。

2）关闭扫描图像的电脑：点击相关按钮，点击结束系统（关电脑的时候会先把CR机器的软件关掉）。

3）CR 机器关机：等扫描电脑关掉后，CR 小屏幕会黑掉，直接关掉电源开关。

4）相机关机：按住相机上面的软件开关，等待小屏幕上出现 END 后松开，等待小屏幕黑掉后，关闭电源开关。

3. DR 系统基本操作　DR 的类型较多，其成像原理和设备结构也有所不同，但其操作步骤大致相同。

（1）启动系统：为了保障系统操作的安全、计算机网络系统的顺利登录以及文字报告打印机、胶片打印机的正常运行，系统启动必须严格按以下顺序操作：

1）打开配电柜电源总开关。

2）接通接线板电源；接通 X 线机控制器电源；接通电脑主机电源。

3）开启技术工作站及其他医生工作站。

4）开启文字报告打印机（激光打印机或喷墨打印机）。

5）开启胶片打印机。

6）系统开始正常工作。

（2）应用系统

1）用户登录：操作人员首先在"技师"的位置选择自己的名字，并出现对话框，要求输入有效密码并确定，即可使用该系统。

2）病历录入与选择：录入病历信息包括姓名、性别、年龄、编号、住院号、病区、床号、临时诊断、检查类型、送诊科室、送诊医师、技师、收费等。

3）核对被检者资料：操作技师应确定被检者和当前需要摄影的体位，设置曝光参数并根据界面上提供的参数调节 kV、mA、s 值，然后让被检者进入摄影室内，再根据被检者的申请单对被检者进行核对，确保被检者姓名、摄影体位等准确无误。

4）摄影体位设计及校准中心线：根据被检者实际情况正确摆好摄影体位。如是对平板探测器（FPD）曝光，要调好 X 线管焦点到摄影床（或摄影架）的距离，并将限束器中的模拟照射野灯打开，调准中心线；如是线扫描装置，要调准扫描起始位置。

5）曝光：如是对 FPD 进行曝光，应提前训练被检者呼吸气，曝光时提醒被检者屏气后曝光；如是线扫描装置，要点"采集"按钮，进行扫描并获得图像。

6）接受或拒绝：在曝光（或采集）完成后系统会自动读出数据并出现图像。获得图像后，选择适当的参数，如灰度曲线类型，再根据图像质量，选择"拒绝"或"接受"。如果选择"拒绝"则需要被检者配合，重新摄影；如果选择"接受"，表示摄影完成。

7）图像后处理：有时曝光条件及X线影像的大小不一定合适，此时需对图像进行裁剪及窗宽、窗位的调整，或对图像的灰度进行均衡调节，使X线图像达到较满意效果。

（3）图像处理：主要包括灰阶变换（影像密度、对比度的调节）、黑白反转、图像滤波、影像缩放、数字减影、图像注释、添加标记、噪声抑制等。以上处理完成后即进行图像打印与图像传送。

1）打印胶片：根据不同的诊断需要，选择单幅或多幅打印（2张、4张或多张）。

2）图像发送：点击"病历发送"或"发送"按钮，将已拍摄的图像送入影像管理中心，供诊断医师进行诊断。如发送图像失败或不理想，也可点击"重发"。

（4）关闭系统

关闭顺序	操作内容
退出技术工作站软件	关闭技术工作站，让计算机自动关机
退出医生工作站软件	关闭医生工作站，让计算机自动关机
退出病历中心软件	关闭病历中心工作站，让计算机自动关机
关闭报告打印机	按照文字报告打印机（激光打印机或喷墨打印机）操作要求关闭打印机
关闭胶片打印机	按照胶片打印机操作要求关闭胶片打印机
关闭电源	①关闭X线高压电源；②关闭控制柜电源；③关闭计算机配电接线板电源；④关闭配电柜电源总开关

🔢 **高频考点速记**

1. 干式激光相机和湿式激光相机的不同点是：**显像热鼓**。

2. 原子核对电子的吸引力是：结合力。

3. 原子中壳层电子吸收足够的能量脱离原子核的束缚变为自由电子的过程称为：电离。

4. 摄影时需要连续均匀呼吸的体位是：胸骨斜位片。

5. X 线防护原则中，建立剂量限值体系是指：个人剂量限值。

6. 对比记忆

（1）第 4、5 胸椎间前面观和侧面观的对应平面分别为：胸骨角、肩胛上角。

（2）第 6 胸椎前面观和侧面观的对应平面分别为：胸骨体中点、肩胛下角。

第三章 X线物理与防护

📝 **必备考点精编**

第一节 X线的产生

一、X线的发现

1. 1895 年 11 月 8 日，德国物理学家威·康·伦琴发现 X 线。

2. 1905 年第一届国际放射学会大会把 X 线命名为伦琴射线。

3. 1901 年伦琴因发现 X 线而获诺贝尔物理学奖。

4. 在伦琴的启示下，1896 年贝克勒尔发现了钠盐的放射性，接着居里夫妇发现了放射性元素钋和镭。

二、X线的产生

（一）产生 X 线的必备条件

三个必备条件包括：电子源、高速电子流、撞击阳极靶面。

1. 电子源 钨丝通过电流加热至一定温度后，即放出电子，这些电子在灯丝周围形成空间电荷，也称电子云。

2. 高速电子流 灯丝放出的电子，要高速冲击阳极，还必须具备两个条件：①在 X 线管的阴极和阳极间加以高电压，通过在两极间产生的强电场使电子向阳极加速；②为防止电子与空气分子冲击而减速和灯丝的氧化损坏，必须保持高真空度。

3. 撞击阳极靶面 阳极靶面接受高速电子撞击，使高速电子所带的一部分动能转变为 X 线能。

（1）阳极需要承受高速电子的冲击，所以靶物质（焦点面）一般都是用高原子序数、高熔点的金属制成。

（2）阳极的作用：接受高速电子的撞击，完成高压电路的回路。

诊断和治疗用的 X 线管的靶面由钨制成，特殊用途，如乳腺 X 线检查的 X 线管用钼制成。

（二）X 线的产生原理

1. X 线的产生是高速电子和靶物质相互作用的结果。在真空条件下高千伏的电场产生的高速电子流与靶物质的原子核和内层轨道电子作用，分别产生了连续 X 线和特征 X 线。

2. 高速电子和靶物质相互作用过程中，将会发生碰撞损失和辐射损失，最终高速电子的动能变为辐射能、电离能和热能。三种能量的比例随入射电子能量的变化和靶物质性质的差别而不同。

三、连续 X 线与特征 X 线

（一）连续 X 线

1. 产生

（1）当一个带电体在外电场中速度变化时，带电体将向外辐射电磁波。高速电子进入到原子核附近的强电场区域，然后飞离强电场区域从而完成一次电子与原子核的相互作用时，电子的速度大小和方向必然发生变化。按上述理论，电子向外辐射电磁波而损失能量△E，电磁波的频率由△E = hv 确定。电子的这种能量辐射叫轫致辐射，这种辐射所产生的能量为 hv 的电磁波称为连续 X 线。

（2）由于每个高速电子与靶原子作用时的相对位置与能量均不同，作用前具有的能量也不同，所以各次相互作用对应的辐射损失也不同，因而发出的 X 线光子频率也互不相同。大量的 X 线光子组成了具有频率连续的 X 线光谱，即产生了连续 X 线。

（3）连续 X 线光子的能量取决于：①电子接近核的情况；②电子的能量；③核电荷。

2. 波长

在 X 线管发射的 X 线束中 X 线波长最短的 X 射线极少，线量最强的波长位于波长稍长处，全部 X 线的平均波长就更长了。所谓平均波长（λ_{mean}），是指波长曲线与横坐标所围成面积的重心的垂线与横坐标的交点所代表的波长。最强波长（λ_{max}）是最短波长的 1.5 倍，平均波长是最短波长的 2.5 倍。单光子的最大能量从理论上应等于所用管电压值的电子伏特数。例如：使用 80kV 管电压所得到的最大光子能量是 80keV，其最短波长为 0.015nm。其波长计算公式为：

$$hv_{max} = eU$$

$$h \frac{c}{\lambda_{min}} = eU$$

其最短波长为：

$$\lambda_{min} = \frac{hc}{eU}$$

把 $h = 6.626 \times 10^{-34} J \cdot s$，$c = 3 \times 10^8 m/s$ 和 $e = 1.6 \times 10^{-19} C$ 的数值代入上式，U 以伏特（V）或千伏（kV）为单位，上式就变为：

$$\lambda_{min} = \frac{12.4}{U\ (V)} \times 10^{-7} m = \frac{1.24}{U\ (kV)} nm$$

即：

$$\lambda_0 = \frac{1.24}{kV} nm$$

式中：λ_0 表示 X 线管发射的 X 线束中 X 线的最短波长，kV 表示所用的管电压值。

连续 X 线的最短波长仅与管电压有关，管电压越高，产生的 X 线最短波长愈短。X 线的最短波长，对应最大光子能量；最大光子能量的 keV 值，对应管电压的 kV 值。因此若测得 X 线谱中的最大光子能量的 keV 值就可推断管电压的 kV 值，反之亦然。

（二）特征 X 线

1. 产生 特征 X 线叠加在连续 X 线谱上出现几个向上突出的尖端，代表一些强度较强、波长为一定数值的 X 线，它是高速电子与靶原子的内层轨道电子作用电子被击脱，外壳层电子跃迁填充空位时，多余的能量以光子（X 线）的形式放出，即为特征 X 线。

2. 激发电压 靶原子的轨道电子在原子中具有确定的结合能，只有当入射高速电子的动能大于其结合能时，才有可能被击脱造成电子空位，产生特征 X 线。

（1）入射电子的动能完全由管电压决定。因此，管电压 U 必须满足的关系是：$eU \geqslant W$。式中 W 为电子在原子中的结合能。当 $eU = W$ 时，$U = W/e$ 称为最低激发电压。

（2）对于给定的靶原子，各线系的最低激发电压大小按其相应的壳层内电子结合能大小顺序排列，即 $U_K > U_L > U_M > U_N$。壳层越接近原子核，最低激发电压越大。若管电压低于某激发电压，则此系特征 X 线将不会发生。

四、影响 X 线产生的因素

（一）X 线产生的效率

1. 在 X 线管中产生的 X 线能与加速电子所消耗电能的比值，叫做 X线的产生效率。在 X 线管中加速阴极电子所消耗的电功率（iU）全部变成高速电子的动能。这些高速电子在与物质复杂的相互作用过程中产生X 线，同时也产生大量的热。

2. 若将占比例极少的特征 X 线忽略不计，则 X 线的辐射功率可视为连续 X 线的总强度 $I_连 = KiZU^n$（在诊断能量范围内，n 近似为 2），因此 X 线产生效率 η 等于 X 线功率（即 X 线的总强度）与高速电子流功率之比，即：

$$\eta = \frac{KiZU^2}{iU} = KZU$$

式中，K 是常数，约等于 $1.1 \times 10^{-9} \sim 1.4 \times 10^{-9}$/V；$Z$ 是阳极靶物质的原子序数；U 是管电压（V）；i 是管电流（A）。

3. X 线管产生 X 线的效率极低，一般不足 1%，而绝大部分的高速电子能都在阳极靶变为了热能，使阳极靶面产生很高的温升。

（二）影响 X 线产生的因素

1. 影响连续 X 线产生的因素

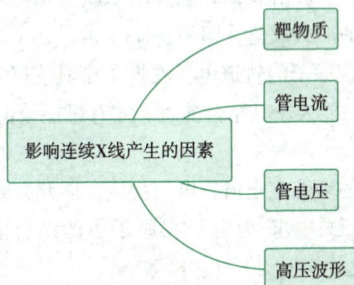

（1）靶物质

1）连续 X 线强度与靶物质的原子序数成正比，在管电压和管电流相同的情况下，阳极靶物质的原子序数愈高，产生的 X 线强度也愈大。

2）不同靶物质的 X 线谱高能端重合，是因为 X 线谱的最大光子能量只与管电压有关，与靶物质无关。

3）不同靶物质的 X 线谱低能端重合，是因为 X 线管固有滤过和低能成分被管壁吸收的缘故。

（2）管电流：管电流的大小并不影响 X 线的质，但在一定的管电压下，X 线的强度取决于管电流，管电流愈大，说明撞击阳极靶面的电子数愈多，X 线强度也愈大，X 线强度 I 与管电流 i（mA）成正比，即：$I \propto i$。

（3）管电压

1）X 线束中的最大光子能量等于高速电子碰撞靶物质的动能，而电子的最大能量又取决于管电压的峰值，故改变管电压也就改变了最大光子的能量，整个 X 线谱的形状也随之发生变化。

2）连续 X 线强度 I 与管电压（kV）的 n 次方成正比，即：$I \propto V^n$（在诊断能量范围内，n 近似为 2）。当管电流、靶材料（原子序数 Z）固定时，随管电压的升高，连续 X 线谱的最短波长和最大强度所对应的波长均向短波方向移动。

（4）高压波形：供给 X 线管的管电压都是脉动电压，有两种形式：单相电源的半波和全波，三相电源的 6 脉冲和 12 脉冲。

2. 影响特征 X 线产生的因素　研究证明 K 系特征 X 线的强度（I_K）公式：$I_K = Ki (U - U_K)^n$。式中，i 为管电流；U 为管电压；U_K 为 K 系激发电压；K 和 n 均为常数，n 约等于 1.5 ~ 1.7。由上公式可见，K 系特征 X 线的强度与管电流成正比，管电压大于激发电压时才发生 K 系放射，并随管电压的继续升高 K 系强度迅速增大。

五、X 线强度的空间分布

（一）照射野内的线量分布

1. 阳极倾角是指垂直于 X 线管长轴的平面与靶面的夹角。高速电子碰撞阳极靶面（厚靶或反射式靶）所产生的 X 线分布与阳极倾角有关。

2. 在通过 X 线管长轴且垂直于有效焦点平面内，近阳极端 X 线强度弱，近阴极端强，最大值约在 10° 处，其分布是非对称性的，这种现象称为阳极效应。阳极倾角越小，阳极效应越明显。

3. 在通过 X 线管短轴且垂直于有效焦点平面内测定，在 90° 处最大，分布基本上是对称的。

4. 靶面出现过热熔解而凹凸不平时，产生的 X 线强度分布就会改变上述规律，严重影响 X 线质量。

（二）焦点面上的线量分布

1. 焦点宽方向上的线量分布是中间少、两边高的双峰形。

2. 也有呈多峰分布，是由于灯丝受聚焦槽深度的影响而出现了主副焦点的原因；沿焦点长方向（X 线管长轴方向）用密度计扫描得出两端密度低、中间密度高的单峰分布曲线。

3. 故焦点面上的线量分布是不均匀的，线量呈单峰分布的焦点成像质量比较好。

第二节　X 线的本质及与物质的相互作用

一、X 线的本质与特性

（一）X 线的本质

X 线是电磁辐射谱中的一部分，属于电离辐射，其波长介于紫外线和 γ 射线之间，是具有电磁波和光量子双重特性的一种特殊物质。就其本质而言，X 线与可见光、红外线、紫外线、γ 射线完全相同，都是电磁波，只不过 X 线的频率很高，约在 $3 \times 10^{16} \sim 3 \times 10^{20}$ Hz 之间，波长很短，约在 $10^{-3} \sim 10$nm 之间。

1. X 线具有波动性　X 线与可见光一样，具有衍射、偏振、反射、折射等现象，说明 X 线具有波动性。它是一种横波，其传播速度在真空中与光速相同，可以用波长 λ，频率 υ 等来描述。

2. X 线具有微粒性

（1）X 线的波动性不能解释 X 线的光电效应、荧光作用、电离作用等，只能用 X 线的粒子性做出解释。按爱因斯坦的量子论，把 X 线束看为由一个个微粒即 X 线光子组成的。

（2）X 线在传播时，突出地表现了它的波动性，并有干涉、衍射等现象；X 线与物质相互作用时，则突出表现了它的粒子特征，具有能量、质量和动量。所以说 X 线具有波粒二象性。X 线光子只有运动质量，没有静止质量。

（二）X 线的特性

物理特性	①不可见：X 线在真空中，是直线传播的不可见电磁波 ②非带电：X 线不受外界磁场或电场的影响 ③穿透性：X 线能量高则穿透力强，反之则弱 ④荧光作用：某些物质被 X 线照射后，能激发出可见荧光 ⑤电离作用：X 线的电离作用主要是它的次级电子的电离作用 ⑥热作用：X 线被物质吸收，最终绝大部分都将变为热能，使物体产生温升
化学特性	①感光作用：X 线具有光化学作用，可使胶片乳剂感光，能使很多物质发生光化学反应 ②着色作用：铅玻璃、水晶等经 X 线长期大剂量照射后，其结晶体脱水渐渐改变颜色，称为着色作用或脱水作用
生物效应特性	①X 线在生物体内也能产生电离及激发，生物细胞特别是增殖性强的细胞经一定量 X 线照射后，可产生抑制、损伤、坏死 ②人体组织吸收一定量 X 线后，视其敏感程度的不同，而出现种种反应，这个特性可用于肿瘤放疗，是放射治疗的基础 ③X 线对正常人体组织也可能产生损伤作用

二、X 线与物质的相互作用

（一）光电效应

1. 定义　X 线光子与构成原子的内壳层轨道电子碰撞时，将其全部能量都传递给原子的壳层电子，原子中获得能量的电子摆脱原子核的束缚，成为自由电子，而 X 线光子则被物质的原子吸收，这种现象称为光电效应。

（1）失去电子的原子变成正离子，处于激发态不稳定，外层电子填充空位放出特征 X 线。特征 X 线离开原子前，又击出外层轨道电子，使之成为俄歇电子，这个现象称为俄歇效应。

（2）光电效应的产物有光电子、正离子、特性放射和俄歇电子。

2. 产生条件及发生概率

（1）入射光子的能量与轨道电子结合能必须"接近相等"（稍大于）才容易产生光电效应。光子能量过大，反而会使光电效应的概率下降。实际上光电效应发生概率大约和能量的三次方成反比，即：光电效应概率（h）$\approx \dfrac{1}{(hv)^3}$。

（2）光电效应发生的概率和原子序数的四次方成正比，它说明摄影中的三个实际问题：①不同密度的物质能产生明显的对比影像；②密度的变化可明显地影响到摄影条件；③要根据不同密度的物质选择适当的射线能量。在实际 X 线摄影中可以通过调整管电压的数值达到调制影像的目的。

3. 在 X 线摄影中的意义

（1）光电效应不产生有效的散射，对胶片不产生灰雾。光电效应可增加 X 线的对比度。

（2）在光电效应中，因为光子的能量全部被吸收，使患者接受的剂量比任何其他效应都多，为减少对患者的照射，在适当的情况下，要采用高能量的射线。

（二）康普顿效应

1. 定义　当一个光子击脱原子外层轨道上的电子或自由电子时，入射光子损失部分能量，并改变原来传播方向，变成散射光子（散射线），电子从光子处获得部分能量脱离原子核束缚，按一定方向射出，成为反冲电子，这个过程称为康普顿效应。

（1）一个光子被偏转以后能保留多大能量，由它的原始能量和偏转角度来决定，偏转的角度愈大，能量损失就愈多，光子波长就越长。

（2）因康普顿效应而产生的散射线向四周各个方向传播，充满机房的任何角落。X 线摄影中所遇到的散射线几乎都是来自这种散射。摄影时到达前方的散射线使胶片产生灰雾，到达侧面的散射线对工作人员的防护带来困难。

2. 发生概率　康普顿效应的发生概率与物质的原子序数成正比，与入射光子的能量成反比，即与入射光子的波长成正比。

（三）电子对效应

1. 定义　一个具有足够能量的光子，在与靶原子核发生相互作用时，光子突然消失，同时转化为一对正、负电子，这个作用过程称为电子对效应。

2. 产生条件　一个电子的静止质量能 $m_0c^2 = 0.51\text{MeV}$，一个电子对的静止质量能是 1.02MeV。根据能量守恒定律，要产生电子对效应，入射光子的能量就必须≥1.02MeV。光子能量超过该能量值的部分就变为了正、负电子的动能。

3. 发生概率　电子对效应的发生概率与物质原子序数的平方成正比，与单位体积内的原子个数成正比，也近似地与光子能量的对数成正比。可见，该作用过程对高能光子和高原子序数物质来说才是重要的。

（四）相干散射

1. 特点　射线与物质相互作用而发生干涉的散射过程称为相干散射。相干散射是光子与物质相互作用中唯一不产生电离的过程。相干散射包括瑞利散射（主要）、核的弹性散射和德布罗克散射。

2. 瑞利散射　是一种改变传播方向，而光子能量不变的作用过程，实际上就是X线的折射。

3. 影响　相干散射的发生概率不足全部相互作用的5%，对辐射屏蔽的影响不大。

（五）光核反应

1. 光子与原子核作用而发生的核反应称为光核反应，是一个光子从原子核内击出数量不等的中子、质子和γ光子的作用过程。

2. X 线与物质的相互作用　①主要过程，有光电效应、康普顿效应、电子对效应；②次要过程，有相干散射、光核反应。

3. 在诊断X线能量范围内，只能发生光电效应、康普顿效应和相干散射，电子对效应、光核反应不可能发生。

4. 光核反应在医用电子加速器等高能射线的放疗中发生率也很低。

三、各种效应发生的相对几率

1. 在 20～100keV 诊断X线能量范围内，只有光电效应和康普顿效应是重要的；相干散射所占比例很小，并不重要。若忽略占比例很小的相干散射，则在 X 线诊断中就只有光电效应和康普顿效应两种作用形式。

2. 若用水代表低 Z 物质，如肌肉、脂肪、体液和空气等；骨含有大量钙质，它代表人体内中等原子序数的物质；碘和钡是诊断放射学中遇到的高原子序数物质。

3. 随光子能量 hv 增大，光电效应概率下降。对低 Z 物质的水呈迅速下降趋势，对高 Z 物质的碘化钠呈缓慢下降趋势，对中等 Z 物质的骨则介于两者之间。对 20keV 的低能 X 线，各种物质均以光电效应为主。

4. 对引入体内的造影剂（碘剂和钡剂），在整个诊断 X 线能量范围内，光电效应始终占绝对优势。

第三节　X 线强度、X 线质与 X 线量

一、X 线的波长与管电压

1. X 线管管电压增高，被加速的电子速度越大。

2. 用管电压可直接求出 X 线的最短波长。管电压为 90kV 时根据公式计算出产生的最短波长为 $\lambda_{\min} = 1.24/U = 1.24/90 = 0.0138nm$。

3. 不同管电压对应不同的连续 X 线谱，每条谱线都有一个强度最大值，最大强度对应的波长值称为最强波长（$\lambda_{\max}$）。根据实验和计算得出，其值约在最短波长的 1.5 倍，即 $\lambda_{\max} = 1.5\lambda_{\min}$。由于滤过不同，连续 X 线的平均能量，一般为最大能量的 $1/3 \sim 1/2$。

4. X 线管中高速电子的速度并不与管电压成正比，因为电子质量随着速度变化而变化。

二、X 线强度

1. X 线强度是垂直于 X 线束传播方向的单位面积上，在单位时间内通过的光子数和能量乘积的总和，即 X 线束中的光子数乘以每个光子的能量。

2. 设在单位时间内通过单位横截面积上的 X 线光子数目为 N，若每个光子的能量为 hv，则单色 X 线强度：$I = Nhv$。可见，单色 X 线强度 I 与光子数目 N 成正比。对于波长不同的，有限种 X 线光子组成的复色 X

线，其强度为：

$$I_{总} = \sum N_i h v_i$$

式中，hv_1、hv_2……hv_n 为每秒通过单位横截面积上的光子的能量；N_1、N_2……N_n 为各单色 X 线光子的数目。

3. 在实际应用中，常以量与质的乘积表示 X 线强度，连续 X 线波谱中每条曲线下的面积表示连续 X 线的总强度。

三、X 线质

（一）概述

1. X 线质又称 X 线的硬度，它是由 X 线的波长（或频率）来决定的。

2. X 线的波长越短（频率越高），X 线的光子所具有的能量就越大，X 线的穿透力就越强，即 X 线质硬。

3. X 线的波长变长，穿透力变弱，X 线的硬度就小。

（二）半值层

1. X 线质的另一种表示方法是半值层（HVL）。半值层是指使入射 X 线强度衰减到初始值的 1/2 时，所需的标准吸收物质的厚度，一般用毫米铝（mmAl）表示。它反映了 X 线束的穿透能力，表征 X 线质的软硬程度。

2. 对同样质的 X 线来说，不同物质的半值层不一样。对同一物质来说，半值层值大的 X 线质硬，半值层值小的 X 线质软。

3. 诊断用 X 线，半值层在 1.5~4mmAl 之间。

（三）管电压

1. 在医用 X 线摄影时，一般使用 25~150kV 管电压产生的 X 线。应用于 X 线摄影中的 X 线波长在 0.008~0.06nm 之间。影响 X 线质的因素有管电压、滤过及整流方式。

2. 实际应用中，以管电压和滤过情况来反映 X 线的质。这是因为管电压高、激发的 X 线光子能量大，即线质硬；滤过板厚，连续谱中低能成分被吸收的多，透过滤过板的高能成分增加，使 X 线束的线质变硬。

四、X 线量

（一）测量方法

X 线量是指 X 线光子的多少。利用 X 线在空气中产生电离电荷的多少来测定 X 线的照射量；X 线诊断范围内常用管电流与曝光时间乘积（mAs）即管电流量 Q 来表示。

（二）影响 X 线量的因素

X 线量与靶面物质的原子序数（Z）成正比；与管电压的 n 次方成正比（诊断能量范围）；与管电流及曝光时间成正比。从 X 线管焦点到距离为 r 的面上的 X 线量 H 为：

$$H = K \frac{V^n Z I t}{r^2}$$

第四节　X 线的吸收与衰减

X 线在其传播过程中强度的衰减，包括距离和物质所致衰减两个方面。

一、距离的衰减

1. 设想 X 线是由点放射源发出并向空间各个方向辐射。在以点源为球心，半径不同的各球面上的射线强度，与距离（即半径）的平方成反比，这一规律称射线强度衰减的平方反比法则。距离增加 1 倍，则射线强度将衰减为原来的 1/4。这一衰减称为距离所致的衰减，也称为扩散衰减。

2. 平方反比法则在真空中是成立的，在空气中是不成立的，因为空气对 X 线有少量衰减。但在一般 X 线摄影时，空气对 X 线的衰减可忽略不计。

二、物质吸收的衰减

1. 当射线通过物质时，由于射线光子与物质原子发生光电效应、康普顿效应和电子对效应等一系列作用，致使入射方向上的射线强度衰减，这一衰减称为物质所致的衰减。

2. X 线强度在物质中的衰减规律是 X 线透视、摄影、造影及各种特殊检查、X - CT 检查和放射治疗的基本依据，同时也是进行屏蔽防护设计的理论根据。

3. 单能窄束 X 线通过均匀物质层时，X 线质不变，其强度的衰减符合指数规律（等比衰减）。物理学上的"窄束"即射线束中不存在散射成分。

三、连续 X 线在物质中的衰减特点

1. 连续 X 线是指能量从某一最小值到最大值之间的各种光子组合成的混合射线，当连续 X 线通过物质层时，低能成分衰减快，高能成分衰减慢，衰减后的射线强度减小了，平均能量提高了，能谱宽度变窄了，因此连续 X 线的量和质都有变化。连续 X 线在物质中的衰减特点是强度变小，硬度提高，能谱变窄。

2. 连续 X 线通过物质之后，低能光子容易被吸收，致使 X 线束通过物质后高能光子在射线束中所占比率相对变大。连续通过物质之后的平均能量将接近于它的最高能量。实际应用中，可通过改变 X 线管窗口滤过厚度来调节 X 线束的线质。

四、衰减系数与影响衰减的因素

（一）衰减系数

名称	英文简称	特点
线衰减系数	μ	①国际单位（SI）是"/m"，实际应用中常用分数单位"/cm" ②总的线衰减系数应近似等于各主要作用过程的线衰减系数之和，即 $\mu \approx \tau + \sigma + \kappa$（$\tau$：光电线衰减系数，$\sigma$：康普顿线衰减系数，$\kappa$：电子对线衰减系数） ③在诊断能量范围内，$\mu \approx \tau + \sigma$
质量衰减系数	μ_m	①国际单位是"m²/kg"，有时还使用其分数单位"cm²/g" ②总质量衰减系数应近似等于各主要相互作用过程的质量衰减系数之和，即 $\mu_m \approx \tau_m + \sigma_m + \kappa_m$（$\tau_m$、$\sigma_m$、$\kappa_m$ 分别为光电、康普顿和电子对效应的质量衰减系数） ③表示 X 线在穿过单位质量厚度的物质层时，强度衰减的分数值 ④其数值与物质密度无关，与物质的物理形态无关

（二）能量转移系数

1. 线能量转移系数　在 X 线与物质相互作用的三种主要过程中，X 线光子的能量都有一部分转化为电子的动能，而另一部分则被一些次级

光子所带走，即总的衰减系数 μ 可以表示为两部分的总和。衰减系数 μ 的 SI 单位是"/m"。

2. 质量能量转移系数　简称质能转移系数，表示 X 线在物质中穿过单位质量厚度（$1kg/m^2$）的物质层时，因相互作用其能量转移给电子的份额。其 SI 单位是"m^2/kg"。

（三）能量吸收系数

1. 线能量吸收系数　线能量吸收系数表示 X 线穿过单位厚度的物质层时，其能量真正被物质吸收的份额。其 SI 单位是"/m"。

（1）对于中等能量的光子，在与物质相互作用过程中，转移给次级电子的能量在碰撞过程中全部消耗，并被蓄留于吸收物质中，即全部被物质吸收。

（2）如果次级电子的能量相当高，真正被物质吸收的能量应等于光子转移给次级电子的能量减去因轫致辐射而损失的能量。

2. 质量能量吸收系数　简称质能吸收系数，同质能转移系数一样，其 SI 单位是"m^2/kg"。

（四）影响衰减的因素

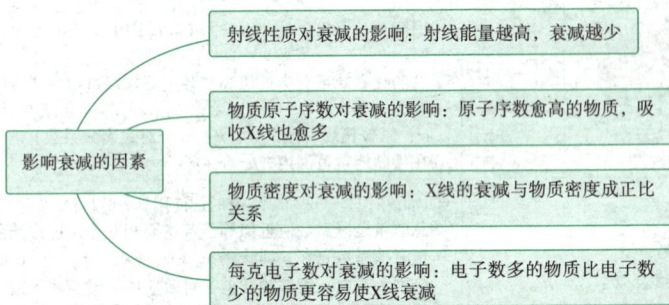

- 射线性质对衰减的影响：射线能量越高，衰减越少
- 物质原子序数对衰减的影响：原子序数愈高的物质，吸收X线也愈多
- 影响衰减的因素
- 物质密度对衰减的影响：X线的衰减与物质密度成正比关系
- 每克电子数对衰减的影响：电子数多的物质比电子数少的物质更容易使X线衰减

五、人体对 X 线的衰减

人体各组织对 X 线的衰减按骨、肌肉、脂肪、空气的顺序由大变小，这一差别即形成了 X 线影像的对比度。

（一）人体的构成元素和组织密度

1. 人体骨骼由胶体蛋白和钙质组成，其中钙质占 50% ~60%，软组织内水占 75%，蛋白质、脂肪及糖类占 23%，其余 2% 是 K、Na、Cl、Fe 等元素。

2. 人体内除少量的钙、磷等中等原子序数的物质外，其余全由低原子序数物质组成。人体吸收 X 线最多的是由 $Ca_3(PO_4)_2$ 组成的门牙，吸收 X 线最少的是充满气体的肺。

3. 所谓有效原子序数是指在相同照射条件下，1kg 复杂物质与 1kg 单质所吸收的辐射能相同时，则此单质的原子序数就称为复杂物质的有效原子序数。

4. 人体软组织的密度相当于水，是 $1g/cm^3$。人体的构成大部分是由肌肉、脂肪和碳水化合物组成的软组织、骨骼、肺和消化道内的气体组成，有效原子序数为 7.43；骨的密度是 $1.9g/cm^3$，有效原子序数是 14；空气的密度是 $1.293 \times 10^{-3}g/cm^3$，有效原子序数是 7.64。

（二）人体对 X 线的衰减

人体各组织器官的密度、有效原子序数和厚度不同，对 X 线的衰减程度各异，一般来说，骨骼 > 肌肉 > 脂肪 > 空气。X 线在人体中，主要通过光电效应和康普顿效应两种作用形式使其衰减。以肌肉和骨骼为例，对不同能量的 X 线在两种组织中分别发生两种效应的比率。

1. 肌肉组织 在 42kV 时，两种效应各占 50%；在 90kV 时，康普顿效应已占到 90%。

2. 骨骼 骨的有效原子序数较高，在骨骼中发生光电效应的概率是肌肉的 2 倍。在 73kV 时，骨骼中发生两种作用的概率相等。

第五节 辐射量及其单位

一、照射量与照射量率

项目	照射量	照射量率
定义	指 X 或 γ 射线光子在单位质量（dm）空气中产生出来的所有次级电子，完全被空气阻止时，所形成的任何一种符号离子的总电荷量（dQ）的绝对值，即 X = dQ/dm	指单位时间内照射量的增量，即时间间隔 dt 内照射量的增量（dX）除以间隔时间（dt）的商。即 $\dot{X}$ = dX/dt

续表

项目	照射量	照射量率
单位	国际单位为 C/kg（库仑每千克），原有单位为 R（伦琴）	国际单位为 C/（kg·s）（库仑每千克秒）。专用单位为 R/s（伦琴每秒），R/min（伦琴每分钟）等

　　照射量是从射线对空气的电离本领的角度描述 X 或 γ 射线在空气中的辐射场性质的量。它只适用于射线能量在 10keV 到 3MeV 的射线。

二、比释动能与比释动能率

　　比释动能描述间接致电离粒子与物质相互作用时，传递给直接致电离粒子的能量。

项目	比释动能	比释动能率
定义	是指间接致辐射与物质相互作用时，在单位质量（dm）的物质中，由间接致辐射所产生的全部带电粒子的初始动能之和（dE_{tr}），是 dE_{tr} 除以 dm 之商，即 $K = dE_{tr}/dm$	时间间隔（dt）内的比释动能的增量（dK），称为比释动能率（$\dot{K}$）
单位	国际单位为 J/kg，又名 Gy（戈瑞），曾用单位为 rad（拉德）	国际单位为 Gy/s（戈瑞每秒），还有 Gy/min，mGy/h 等

三、吸收剂量与吸收剂量率

　　吸收剂量是单位质量的物质吸收电离辐射能量大小的物理量。授予某一体积内物质的平均能量愈多，则吸收剂量愈大。不同物质吸收辐射能的本领不同。吸收剂量适用于任何电离辐射及受照的任何物质。

项目	吸收剂量	吸收剂量率
定义	任何电离辐射授予质量（dm）的物质的平均能量（dE_{en}）除以 dm 的商，即：$D = dE_{en}/dm$	单位时间内吸收剂量的增量。时间间隔（dt）内吸收剂量的增量（dD）除以该间隔时间的商，即 $\dot{D} = dD/dt$
单位	国际单位为 J/kg（焦耳每千克），专用名称为戈瑞（Gy）	国际单位为 J/（kg·s）（焦耳每千克秒），其专名为 Gy/s

四、吸收剂量与照射量的关系

若在空气中已测知某点的 X 线照射量为 X，那么这一点空气的吸收剂量为 $D_{空气} = 33.85 \cdot X$。照射量的单位是 C/kg，空气吸收剂量的单位是 Gy。

五、当量剂量与当量剂量率

项目	当量剂量	当量剂量率
定义	对于某种辐射 R 在某个组织或器官 T 中的当量剂量 $H_{T \cdot R}$ 可由公式给出：$H_{T \cdot R} = \omega_R \cdot D_{T \cdot R}$	指单位时间内组织或器官 T 所接受的当量剂量。若在 dt 时间内，当量剂量的增量为 dH_T，则当量剂量率为 $\dot{H}_T = dH_T/dt$
单位	国际单位为焦耳/千克（J/kg），其专名是希沃特（Sv）	国际单位为希沃特/秒（Sv/s）

六、有效剂量

在辐射防护领域中要引入一个能够反映辐射对生物体损害的辐射量来描述辐射所产生的"损害效应"的大小。

（一）辐射效应的危险度

1. 受小剂量、低剂量率辐射的人群，引起的辐射损害主要是随机性效应（严重遗传性疾患和辐射诱发的各种致死癌症）。而且假定随机性效应发生的概率与剂量存在着线性无阈的关系，并用危险度因子来评价辐射引起的随机性效应的危险程度。

2. 危险度（或称危险度系数）即器官或组织接受单位当量剂量（1Sv）照射引起随机性损害效应的概率。辐射致癌的危险度用死亡率来表示；辐射致遗传损害的危险度用严重遗传疾患的发生率表示。

3. 对于不同的器官和组织，辐射效应的危险度是不同的。为了表征不同器官和组织在受到相同当量剂量情况下，对人体导致有害效应的严重程度的差异，引进了一个表示相对危险度的权重因子 ω_T，即：

$$\omega_T = \frac{\text{组织 T 接受 1Sv 时的危险度}}{\text{全身均匀受照 1Sv 时的总危险度}}$$

（二）有效剂量 E

对放射性工作人员而言，其在工作中身体所受的任何照射，一般均涉及多个器官，为了计算所受照射给不同组织造成的总危险度，评价辐射对其所产生的危害，针对辐射产生的随机性效应引进有效剂量 E 这一概念。

$$E = \sum_{\mathrm{T}} \omega_{\mathrm{T}} \cdot H_{\mathrm{T}}$$

式中，H_{T} 为组织 T 受到的当量剂量；ω_{T} 为组织 T 的权重因子。

有效剂量是以辐射诱发的随机性效应的发生率为基础，表示当身体各部分受到不同程度照射时，对人体造成的总的随机性辐射损伤。其单位与当量剂量的单位相同。

第六节　电离辐射对人体的危害

一、放射线产生的生物效应

（一）概述

放射线引起的生物效应是一个非常复杂的过程。射线作用于机体后，以直接作用和间接作用两种方式使细胞分子发生反应，造成其损伤。

1. 当人体组织受到射线照射时，处在射线经迹中的重要生物分子，如脱氧核糖核酸（DNA）或具有生物功能的其他分子吸收射线的能量，直接被电离、激发，引起这些大分子损伤，这种效应称为直接作用。

2. 当射线能量通过扩散的离子以及射线作用于机体水分子产生的多种自由基，与生物分子作用，引起生物分子的损伤，称为间接作用。

3. 由于机体细胞的含水量很高，一般达到 70% 以上，细胞内生物大分子存在于含大量水的环境中，故间接作用在引起生物大分子损伤中具有实际意义。

4. ICRP 1990 年建议书（60 号出版物）将辐射生物效应分为确定性效应和随机性效应两类。

（二）确定性效应

1. 射线照射人体全部或局部组织，若能杀死相当数量的细胞而这些细胞又不能由活细胞的增殖来补充，则这种照射可引起人类的确定性效应。

2. 确定性效应的严重程度与剂量有关，而且存在一个阈剂量。

（1）低于阈剂量时，因被杀死的细胞较少，不会引起组织或器官的可检查到的功能性损伤，在健康人中引起的损害概率为零。随着剂量的增大，被杀死的细胞增加，当剂量增加到一定水平时其概率陡然上升到100%，这个剂量称为阈剂量。

（2）超过阈剂量后，损害的严重程度随剂量的增加而增加，即受影响的细胞愈多，功能丧失愈严重。

1）引起男性暂时不育的一次照射的阈剂量约为睾丸吸收 0.15Gy 的剂量，绝育的阈剂量为 3.5～6Gy。女性绝育的阈剂量为急性吸收剂量 2.5～6Gy（年长妇女更敏感）。

2）对于有临床意义的造血功能抑制，全部骨髓的吸收剂量的阈剂量约为 0.5Gy。

（三）随机性效应

电离辐射的随机性效应被认为无剂量阈值，其有害效应的严重程度与受照剂量的大小无关。

二、影响辐射损伤的因素

影响电离辐射生物效应的因素主要来自两个方面：一个是与电离辐射有关的因素，另一个是与受照机体有关的因素。

（一）与电离辐射有关的因素

辐射种类	在受照剂量相同时，因辐射的种类不同，机体产生的生物效应不同
吸收剂量	辐射的损伤主要与吸收剂量有关。在一定范围内，吸收剂量愈大，生物效应愈显著
剂量率	剂量率愈大，生物效应愈显著

续表

分次照射	当总剂量相同时，分次愈多，各次照射时间间隔愈长，生物效应愈小
照射部位	当吸收剂量和剂量率相同时，机体受照的部位不同，引起的生物效应也不同
照射面积	其他条件相同时，受照面积愈大损伤愈严重
照射方式	分为外照射、内照射和混合照射。外照射可以是单向照射或多向照射，多向照射引起的效应大于单向照射

（二）与受照机体有关的因素

在相同的照射条件下，机体不同，对辐射的反应也不同，即敏感性不同。

1. 种系　不同种系的生物对辐射的敏感性差异很大。种系演化愈高，组织结构愈复杂，辐射敏感性愈高。

2. 个体及个体发育过程　即使是同一种系，由于个体的原因，辐射敏感性也不相同。而同一个体，不同的发展阶段，辐射敏感性也不相同。总趋势是随着个体的发育过程，辐射敏感性降低，但老年的机体又比成年敏感。

3. 不同组织和细胞的辐射敏感性　同一个体的不同组织、细胞的辐射敏感性有很大差异。

高度敏感组织	淋巴组织、胸腺、骨髓、胃肠上皮、性腺和胚胎组织等
中度敏感组织	感觉器官、内皮细胞、皮肤上皮、唾液腺和肾、肝、肺的上皮细胞等
轻度敏感组织	中枢神经系统、内分泌腺、心脏等
不敏感组织	肌肉组织、软骨、骨组织和结缔组织等

三、胎儿出生前受照效应

胚胎或胎儿在不同发育时期受照后出现的效应有所不同，主要包括：胚胎死亡、畸形、智力迟钝、诱发癌症。这其中既有确定性效应，也有随机性效应。

（一）胚胎死亡

当胚胎植入子宫壁之前或在其植入之后的即刻，通常称为植入前期（相当于人受孕 0～9 天）。在宫内发育的其他阶段，受到较高的剂量照射后，也会诱发胚胎或胎儿死亡。

（二）畸形

胚胎在器官形成期（相当于人受孕后 9～42 天）受到照射，可能引起在照射时正在发育器官的畸形。此效应在性质上属于确定性效应。

（三）智力低下

照射可导致不同程度的智力受损，其严重程度随剂量而增加，直至认知功能严重迟钝。在妊娠 8～15 周受到照射，即受到 1Sv 有效剂量的照射，诱发智力低下的概率为 40%。因此，在妊娠 8～15 周内是射线照射引发智力低下最敏感的时期，其次是 16～25 周。

（四）诱发癌症

受照胎儿在出生后 10 周岁之内表现儿童白血病及其他的儿童癌症发病率增高。

四、皮肤效应

在受照的皮肤上，电离辐射既可引起确定性效应，也可诱发癌症。而在皮肤的辐射防护中，两者均需考虑。

（一）急性放射性皮肤损伤

1. 身体局部受到一次或短时间（数日）内多次受到大剂量（X、γ 及 β 等）外照射所引起的急性放射性皮炎及放射性皮肤溃疡，称为急性放射性皮肤损伤。

2. 在医用辐射过程中，放射工作人员进行正常操作，操作者和患者均不会发生急性放射性皮肤损伤。但若违章操作或设备发生故障，或长时间进行局部照射，就可能使患者身体局部受到大剂量照射，而导致急性放射性皮肤损伤。

3. 处理原则　立即脱离辐射源或防止被照区皮肤再次受到照射或刺激。疑有放射性核素沾染皮肤时应及时予以洗脱、去污处理。

（二）慢性放射性皮肤损伤和放射性皮肤癌

项目	慢性放射性皮肤损伤	放射性皮肤癌
定义	由急性放射性皮肤损伤迁延而来或由小剂量射线长期照射（职业性或医源性）后引起的慢性放射性皮炎及慢性放射性皮肤溃疡	指在电离辐射所致皮肤放射性损害的基础上发生的皮肤癌
诊断标准	①Ⅰ度：皮肤色素沉着或脱失、粗糙、指甲灰暗或纵嵴色条甲 ②Ⅱ度：皮肤角化过度，皲裂或萎缩变薄，毛细血管扩张，指甲增厚变形 ③Ⅲ度：坏死溃疡，角质突起，指端角化融合，肌腱挛缩，关节变形，功能障碍（具备其中1项即可）	①必须是在原放射性损伤的部位上发生的皮肤癌 ②癌变前表现为射线所致的角化过度或长期不愈的放射性溃疡 ③凡不是在皮肤受放射性损害部位的皮肤癌，均不能诊断为放射性皮肤癌 ④发生在手部的放射性皮肤癌，其细胞类型多为鳞状上皮细胞
处理原则	①Ⅰ度损伤：妥善保护局部皮肤避免外伤及过量照射，并作长期观察 ②Ⅱ度损伤：视皮肤损伤面积的大小和轻重程度，减少射线接触或脱离放射性工作，并给予积极治疗 ③Ⅲ度损伤：应脱离放射性工作，并及时给予局部和全身治疗。对经久不愈的溃疡或严重的皮肤组织增生或萎缩性病变，应尽早手术治疗	①对放射性皮肤癌应尽早彻底手术切除 ②放射性皮肤癌局部应严格避免接触射线，一般不宜放射治疗 ③放射性皮肤癌，因切除肿瘤而需作截指（肢）手术时，应慎重考虑

五、外照射慢性放射病

（一）概念

外照射慢性放射病是指放射工作人员在较长时间内，连续或间断受到超当量剂量限值的外照射，达到一定累积剂量后引起的以造血组织损伤为主，并伴有其他系统改变的全身性疾病。放射工作人员受到超过当量剂量限值的照射，一般累积剂量在 1.5Sv 以上。

（二）主要原因

荧光屏透视，防护设施不利、透视下进行骨科整骨及特殊 X 线检查等。

（三）临床表现

表现为无力型神经衰弱综合征，其症状的消长与脱离、接触射线有关。有出血倾向、皮肤营养障碍、抵抗力下降，甚至出现早衰现象。部分患者有视力减退及晶状体混浊等。造血系统的改变是本病最常见的临床表现。一般外周血的变化早于骨髓的变化，尤其是白细胞总数和分类的变化。

（四）诊断原则

根据超当量剂量限值的照射史、受照剂量、临床表现和实验室检查并结合健康档案进行综合分析。

（五）分度诊断标准及处理原则

项目	Ⅰ度	Ⅱ度
诊断标准	无明显出血倾向，脱离射线恢复较快，WBC 持续在 $4 \times 10^9/L$ 以下，骨髓象增生活跃或低下	较顽固的自觉症状，可有明显出血倾向，脱离射线恢复较慢，WBC 持续在 $3 \times 10^9/L$ 以下，骨髓象增生低下
处理原则	①中西医结合对症治疗，暂时脱离射线，加强营养，每年全面复查 1 次 ②恢复后再继续观察 1 年，可逐渐恢复射线工作，并撤销外照射慢性放射病Ⅰ度的诊断	①积极治疗并脱离射线工作，全休 ②必要时进行疗养，定期随访，每 2 年全面复查 1 次

第七节　X 线的防护

一、放射防护的基本原则

《放射卫生防护基本标准》提出，放射防护的基本原则如下。

1. 实践的正当化　产生电离辐射的任何实践要经过论证，或确认该项实践是值得进行的，其所致的电离辐射危害同社会和个人从中获得的利益相比是可以接受的。如果拟实施的实践不能带来超过代价（包括健康损害代价和防护代价）的净利益，就不应当采用该项实践。

2. 放射防护最优化　应当避免一切不必要的照射。以放射防护最优化为原则，用最小的代价，获得最大的净利益，从而使一切必要的照射保持在可以合理达到的最低水平。在进行防护设计时，应当谋求防护的最优化，而不是盲目追求无限的降低剂量，否则，所增加的防护费用将是得不偿失，不能认为是合理的。

3. 个人剂量的限制　在实施正当化与最优化两项原则时，要同时保证个人所受照射的剂量不超过规定的限值。这样就可以保证放射工作人员中的个人不致接受过高的危险度。X 线防护的目的在于防止发生有害的确定性效应，并将随机性效应的发生率限制到认为可以接受的水平。

二、外照射防护的一般措施

防护措施	内容
时间防护	一切人员都应减少在辐射场内停留的时间。普通 X 线透视，要求医生应充分做好眼睛的暗适应，以缩短观察时间。有条件的单位应尽量采用带影像增强的电视系统检查，诊断更加准确，也缩短了照射时间。X 线摄影应优选投照条件，不出或少出废片，以减少重复照射
距离防护	在不影响工作质量的前提下，尽量延长人员到 X 线管和散射体的距离
屏蔽防护	在放射源和人员之间，放置能有效吸收放射线的屏蔽材料，从而衰减或消除射线对人体的危害

三、外照射的屏蔽防护

（一）对屏蔽材料的要求

防护 X 线常用的屏蔽材料有铅、铁、砖、混凝土和水等。

要求	内容
防护性能	主要是指材料对辐射的衰减能力，还应考虑所选材料在衰减射线的过程中产生贯穿性的次级辐射的问题。防护性能好是指衰减射线的能力强，产生的散射线少
结构性能	包括材料的物理形态、力学特性和机械强度等
稳定性能	为保持屏蔽效果的持久性，要求屏蔽材料具有抗辐射的能力，而且当材料处于水、汽、酸、碱、高温环境时，能耐高温、抗腐蚀
经济成本	所选用的屏蔽材料应成本低、来源广泛、易加工，且安装、维修方便

（二）铅当量

1. 把达到与一定厚度的某屏蔽材料相同屏蔽效果的铅层厚度，称为该一定厚度屏蔽材料的铅当量，单位为毫米铅（mmPb）。屏蔽材料的铅当量随射线的能量、材料的厚度而变化，还与照射野的大小有关。

2. 比铅当量是指单位厚度（mm）防护材料的铅当量，也可表示材料的屏蔽性能。

（三）屏蔽防护

1. 确定屏蔽厚度的依据 确定屏蔽厚度应考虑当量剂量限值和最优化；屏蔽用途和距离；屏蔽材料的防护性能；工作负荷（W）；居留因子（T）；利用因子（U）六个因素。

2. 屏蔽厚度的计算 透射量计算法和查表法。X线诊断机房的主防护应有 3mm 铅当量的厚度，副防护应有 2mm 铅当量的厚度。一般 24cm 厚的实心砖墙，只要灰浆饱满，不留缝隙，可达到 2mm 铅当量。

四、我国放射卫生防护标准

（一）放射工作人员的剂量限值

1. 放射工作人员的剂量限值 放射防护标准的剂量限值分为基本限值、导出限值、管理限值和参考水平。

（1）为防止发生确定性效应，放射工作人员的当量剂量限值是眼晶状体 150mSv/年（15rem/年），其他组织 500mSv/年（50rem/年）。

（2）为限制随机性效应的发生概率，达到可接受水平，放射工作人员（全身照射）的当量剂量限值是连续五年内平均 ≤20mSv/年（2rem/年），单独一年内 ≤50mSv/年（5rem/年）。

2. 放射工作条件的分类

工作条件分类	年照射的有效剂量	监测手段
甲种	有可能超过 15mSv/年	要对个人剂量进行监测，对场所经常性的监测，建立个人受照剂量和场所监测档案
乙种	很少可能超过 15mSv/年，但可能超过 5mSv/年	要建立场所的定期监测，个人剂量监测档案
丙种	很少超过 5mSv/年	可根据需要进行监测，并加以记录

3. 控制原则

（1）未满 18 岁者不得在甲种工作条件下工作，未满 16 岁者不得参与放射工作。

（2）从事放射的育龄妇女，应严格按均匀的月剂量率加以控制。

（3）在一般情况下，连续 3 个月内一次或多次接受的总剂量当量不得超过年当量剂量限值的一半（25mSv）。

（4）对事先计划的特殊照射，其有效剂量在一次事件中不得大于 100mSv，一生中不得超过 250mSv。

（5）放射专业学生教学期间，其剂量限值遵循放射工作人员的防护条款；非放射专业学生教学期间，有效剂量不大于 0.5mSv/年，单个组织或器官当量剂量不大于 5mSv/年。

（二）对公众的个人剂量限值

对于公众个人所受的辐射照射的年当量剂量，应低于的限值是：①全身 1mSv（0.1rem）；②单个组织或器官 50mSv（5rem）。

（三）对被检者的防护

1. 提高国民对放射防护的知识水平。

2. 正确选用 X 线检查的适应证。

3. 采用恰当的 X 线质与量。

4. 严格控制照射野。

5. 非摄影部位的屏蔽防护。

6. 提高影像转换介质的射线灵敏度。

7. 避免操作失误，减少废片率和重拍片率。

8. 严格执行防护安全操作规则。

（四）CT 的防护

CT 检查与普通 X 线检查比较，虽然它们所使用的成像能源都是 X 线，但在 X 线的质和量以及能量转换方式方面有明显区别。

1. CT 的辐射特点

（1）采用窄束 X 线，窄束 X 线比宽束 X 线散射线少。

（2）采用的管电压一般在 120kV 以上，产生的 X 线波长短，线质硬，穿透性大，吸收量少。

（3）采用的辐射转换介质为灵敏度很高的探测器，对 X 线能量损失少，有放大作用。

（4）CT机X线管的滤过大，波长较长的软X线被吸收，进入扫描野的X线，几乎被看作单能射线，减少了软射线对皮肤的损伤。

2. 常用辐射剂量

类别	概念	单位
局部剂量	是与球管的毫安秒大小有关的人体软组织某一点的当量剂量	μSv/100mAs
个人剂量	是与射线曝光有关的人体表面软组织某一点的当量剂量	μSv
全身剂量	是假定全身各处的照射量一致时，各部位和器官当量剂量的平均值	μSv
有效剂量	是相关器官或组织由一加权数 ω_T 相乘后，平均当量剂量的总和	μSv

3. CT检查的防护措施与原则

（1）CT检查要做到实践的正当化，尽可能避免一些不必要的CT检查。

（2）在不影响诊断的情况下，扫描中尽量缩小扫描野，做到最优化检查。

（3）做好扫描前与受检者的沟通及训练工作，取得其合作，减少不必要的重复扫描。

（4）扫描时尽可能让陪伴人员离开，必要时应让陪伴人员穿上铅防护衣。

（5）对被检查的患者，应做好扫描区以外部位的遮盖防护。

（6）定期检测扫描机房的X线防护和泄漏等情况。

高频考点速记

1. 能够反映不同组织或器官对辐射的敏感程度的辐射量是：有效剂量。

2. 用辐射的权重因子修正后的吸收剂量是：当量剂量。

3. 影响电离辐射生物效应的因素主要来自：电离辐射、受照机体。

4. 对于公众个人所受的辐射照射的年当量剂量，应低于的限值是：全身 1mSv（0.1rem）、单个组织或器官 50mSv（5rem）。

5. CT 防护中常用辐射剂量包括：局部剂量、个人剂量、全身剂量、有效剂量。

6. 对比记忆

（1）对事先计划的特殊照射，其有效剂量在一次事件中不得大于：100mSv。

（2）对事先计划的特殊照射，其有效剂量在一生中不得超过：250mSv。

第四章 数字X线成像基础

✎ **必备考点精编**

第一节 数字图像特征

一、模拟与数字

（一）模拟信号

1. 在信息科学中，能够计数的离散量称为数字信号，不能计数的连续量称为模拟信号。

2. 模拟是以某种范畴的表达方式如实地反映另一种范畴。例如，地球围绕着太阳不停地旋转，地球与太阳之间的距离随时间而连续地变化，这种连续变化的信号就是一种模拟信号，也称为模拟量。

3. 在X线摄影范围内，照片记录或显示的是从几乎完全透明到几乎不透明（黑色）的一个连续的灰阶范围。它是X线透过人体内部器官的投影，这种不同的灰度差别即为某一局部所接受的辐射强度的模拟。

4. 模拟图像在水平和垂直方向上的像点位置变化，以及每个像点位置上的密度（或亮度）变化都是连续的。

（二）数字信号

1. 若在一个正弦或非正弦信号周期内取若干个点的值，取点的多少以能恢复原信号为依据，再将每个点的值用若干位二进制数码表示，这就是用数字量表示模拟量的方法。

2. 将模拟量转换为数字信号的介质为模/数转换器（ADC）。模/数转换器把模拟量通过采样转换成离散的数字量，该过程就称为数字化。

3. 转换后的数字信号送入计算机图像处理器进行处理，重建出图像，该图像称为数字化图像。数字化图像完全是以一种规则的数字量的集合来表示的物理图像。

4. 数字化图像是由许多不同密度的点组成的，点与点之间的位置关系相对固定，点与点之间的密度是一均值。

（三）模拟信号与数字信号的互换

模拟信号可以转换成数字信号，同样数字信号也可以转换成模拟信号，两者是可逆的。将数信号转换成模拟信号需要使用数/模转换器（DAC），它能把离散的数字量转换成模拟量。因此，同一幅图像或一种信号可以有两种表现形式，即模拟方法和数字方法。从应用角度分析，数字图像与传统的模拟图像相比，数字图像具有更多的优势：

1. 数字图像的密度分辨率高。

2. 数字图像可进行后处理 图像后处理是数字图像的最大特点。只要保留原始数据，就可以根据诊断需要，并通过软件功能，有针对性地对图像进行处理，从而提高正确诊断率。

3. 数字图像的存储、调阅、传输或复制更加方便 数字图像可以存储在磁盘、磁带、光盘及各种记忆卡中，并可随时进行调阅、传输，可通过 PACS 网络实现远程会诊。

二、矩阵与像素

（一）定义

1. 矩阵（matrix） 矩阵是一个数学概念，它表示一个横成行、纵成列的数字方阵。矩阵有影像矩阵（image matrix）和显示矩阵（display matrix）之分。

（1）影像矩阵：指 CT 重建得到的影像或 CR、DR 采集到的每幅影像所用矩阵。

（2）显示矩阵：指 DR 采集到的每幅影像所用矩阵；显示矩阵是指显示器上显示的影像矩阵。

2. 像素（pixel） 又称像元，指组成图像矩阵中的基本单元。像素大小可由像素尺寸表示，如 $100\mu m \times 100\mu m$。

（二）矩阵与像素关系

像素大小 = 视野大小/矩阵大小。

（三）矩阵、像素与图像关系

1. 数字图像是将一幅图像分成有限个被称为像素的小区域，每个像素中的灰度值用一个整数来表示。图像矩阵是一个整数值的二维数组。

2. 图像矩阵的大小一般根据具体的应用和成像系统的容量决定，一幅图像中包含的像素数目等于图像矩阵行与列数的乘积。

3. 如果构成图像的像素数量少，像素的尺寸大，可观察到的原始图像细节较少，图像的空间分辨率低；反之，像素数量多，图像的空间分辨率高。

4. 描述一幅图像需要的像素数量是由每个像素的大小和整个图像的尺寸决定的，在空间分辨率一定的条件下，图像大比图像小需要的像素多，每个单独像素的大小决定图像空间分辨率。若图像矩阵大小固定，视野增加时，图像空间分辨率降低。

5. 灰度级数：影响着数字图像的密度分辨率。

（1）计算机处理和存储数字图像采用二进制数 ADC 将连续变化的灰度值转化为一系列离散的整数灰度值，量化后的整数灰度值又称为灰度级（gray level）或灰阶（gray scale）。

（2）量化后灰度级的数量由 2^N 决定，N 是二进制数的位数，称为位（bit），用来表示每个像素的灰度精度。

三、数字图像术语

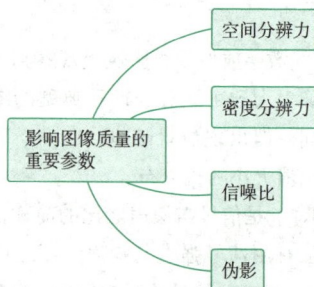

影响图像质量的重要参数
- 空间分辨力
- 密度分辨力
- 信噪比
- 伪影

1. 原始数据 是指由探测器即 X 线接收器直接接收到的信号，经放大后再通过模/数转换所得到的数据。

2. 影像数据 指重建后某幅图像的数据。对 CT 而言，是层面影像各像素的 CT 值；对 CR、DR 而言，是构成图像的矩阵中每一个点的像素值。

3. 重建 是指用原始数据经过计算而得到影像数据的过程。重建一般采用专门的计算机来完成，它受主控计算机的控制。

4. 采集时间 指获取一幅图像的原始数据所花费的时间。

5. 重建时间 指计算机用原始数据重建成影像数据矩阵所需要的时间。重建时间与重建矩阵的大小和比特值有关；同时又受计算机的运算速度与内存容量的影响。

6. 滤波函数 又称重建算法，是指 CT 影像重建时所采用的数学处理方法。

7. 空间分辨力 是成像系统的性能描述，即能分辨出的细节好坏。

（1）对 CR 系统而言，成像板的空间分辨力取决于几个因素。物理因素包括成像板的结构和厚度、激光点尺寸、荧光体散射、预采样引起的信号损失等。

（2）CR 系统中，荧光体接收器的特性影响着空间分辨率的最大值，即极限分辨力。在 DR 系统中，影响极限分辨力的主要是单个像素区域的大小。

8. 密度分辨力 是指在影像中区分低对比信号的能力，主要依赖于固有物体对比度、噪声量、影像观察条件、观测者辨别小尺寸低对比区域信号的能力。

9. 噪声 指在 X 线数字成像中，影像上观察到的亮度水平中随机出现的波动。表现在图像上大致可以分为两种典型的图像噪声：①椒盐噪声。噪声幅值大小相同，但出现位置随机；②高斯噪声。图像中每一点都存在噪声，但噪声幅值大小随机分布。

10. 信噪比（SNR） 是信号与噪声之比的简称，也是影响图像质量的主要参数。用来表征有用信号强度与噪声强度之比的参数称为"信号噪声比"。参数值越大，噪声对信号的影响越小，信息传递质量就越高。

11. 灰阶 在照片或显示器上所呈现的黑白图像上的各点表现出不同深度灰色。把白色与黑色之间分成若干级，称为"灰度等级"，表现的亮度（或灰度）信号的等级差别称为灰阶。

12. 比特（bit） 是信息量的单位。在二进制中，一位二进制所包含的信息量称为1比特。比特值的大小决定着图像的密度分辨，比特值越大，密度分辨率越高，但不是唯一因素。

13. 伪影 是指在成像过程中产生的错误图像特征。伪影是附加在正常图像上的异常图像，会干扰对正常图像的判读。

14. 模/数转换（ADC）和数/模转换（DAC）

（1）模/数转换是把模拟信号转换为数字的形式。即把连续的模拟信号分解为彼此分离的信息，并分别赋予相应的数字量级的过程。完成这种转换的元件称模/数转换器。

（2）数/模转换实际是模/数转换的逆转。它把二进制数字影像转变为模拟影像，即形成视频影像显示在显示器上的过程，完成这种转换的元件称数/模转换器。

15. 动态范围 是指包含有诊断信息的曝光量范围，通过原始影像数据分析来加以识别，通常使用直方图分析。对光电转换器而言，亮度响应并非从零水平开始，也不会持续至无限大的亮度，响应的有用的最大与最小亮度值之称为动态范围。

16. 量子检出效率 是成像系统对信号从输入到输出传递能力的表达，以百分比表示。

（1）量子检出效率描述了与空间分辨率相关的信息探测效率，与图像质量成正比。

（2）量子检出效率高的数字化探测器在相同的剂量下具有改善图像质量的潜能。

（3）量子检出效率又与患者所受辐射剂量成反比，剂量较低时对图像质量影响相对较小。

17. 硬件 是计算机上物理设备的通称，是计算机中的电子和机械构成部分，如主板、内存、CPU硬盘、光驱、鼠标、键盘、显示器、电源等。计算机中的所有硬件都需要驱动软件支持才能正常使用。

18. 软件 是指用于控制计算机运算过程的程序。程序由计算机语言写成，它是能被计算机识别的系列数字。软件包括管理程序、数据获取程序、数据处理程序以及显示程序。

第二节 数字图像形成

数字 X 线影像的形成过程，大体都要经过信息采集、量化、转换和图像显示的过程。

一、数字图像采集

1. 信息采集的第一步是 X 线曝光或扫描。透过被照体的载有影像信息的 X 线被辐射接收器件接收，将收集到的信号转换成数字形式，与此同时并将图像分割成若干个小单元，这种处理称为空间采样，简称采样。

2. 采样实质上是指按一定间隔将图像位置信息离散地取出的过程，也就是对输入的模拟信号在一定时间方向上按一定间隔取出振幅值。采样将模拟信号分解成离散分布的样本值信号。

3. 相邻两个采样点之间的间隔称为采样间隔，对大小相同的图像而言，采样间隔越小，图像的像素数越多；同时，单个像素面积越小，图像空间分辨率越高，越能准确表现原图像，但信息容量也增加。

4. 当采样间隔 > 采样点大小时，采样点排列不连续，图像噪声增加。当采样间隔 < 采样点大小时，图像噪声特性得以改善，但模糊度增加。

5. 图像采样的空间像素矩阵大小必须保证采样后得到的数字图像能不失真地反映原始图像信息。对原始图像信息进行等间隔采样时，所用的采样频率必须为原始图像信息中所包含的最高频率的 2 倍以上，即满足"采样定理"。

6. 如果不能满足采样定理，采样后信号的频率就会重叠，即高于采样频率一半的频率成分将被重建成低于采样频率一半的信号。这种频谱的重叠导致的失真称为混叠伪影，而重建出来的信号称为原信号的混叠替身，因为这两个信号有同样的样本值。

二、数字图像量化

1. 量化是指将连续变化的灰度或密度等模拟信息，转化成离散的数字信息的过程，也就是在振幅方向上用适当的间隔将被样本化的信号分配到邻近规定值中的过程。

2. 量化后的信号数值为整数值，其所取的数值决定了数字图像的灰度值，并且与原始信号的强度成正比。灰度值的总和称为灰阶。

3. 对灰阶显示程度的要求是以人眼分辨微小密度差别的能力为根据的，通常要求噪声小、信噪比高的成像系统能达到 12bit（4096 灰阶）。

4. 量化的级数越多，数字化过程带来的误差就越小，信号表现能力越高，但图像数据量增加。反之，量化的级数越少，数字化过程的误差越大，可出现伪轮廓状伪影。

三、数字图像转换

1. 模拟信号经采样与量化处理后被转换为数字信号，采样过程决定了数字图像的空间分辨率，量化过程决定了数字图像的密度分辨率。

2. 采样与量化都需要借助模/数转换器完成。X 线探测器读取后的图像信号比较微弱，需首先经过放大增益，再输入到模/数转换器进行信号转换，因此模/数转换器是实现图像数字化的核心部件。

📖 高频考点速记

1. 关于数字图像的叙述正确的是：视野一定时，像素数量多，则图像的空间分辨率高。

2. 在影像中区分低对比信号的能力称为：密度分辨力。

3. 从 CT 扫描到仿真内镜的 4 个步骤为：数据采集、图像预处理、三维再现和仿真内镜显示。

4. 在数字图像中观察到的亮度水平的随机波动称为：噪声。

5. 在成像过程中产生的错误图像特征称为：伪影。

6. 将收集到的信号转移成数字形式并将图像分割成小单元的处理称为：采样。

7. 对比记忆

（1）硬件：是计算机上物理设备的通称，是计算机中的电子和机械构成部分。

（2）软件：是指用于控制计算机运算过程的程序。

附：医疗机构从业人员行为规范与医学伦理学

第一节　医疗机构从业人员行为规范

一、医疗机构从业人员基本行为规范

1. 以人为本，践行宗旨。坚持救死扶伤、防病治病的宗旨，发扬大医精诚理念和人道主义精神，以患者为中心，全心全意为人民健康服务。

2. 遵纪守法，依法执业。自觉遵守国家法律法规，遵守医疗卫生行业规章和纪律，严格执行所在医疗机构各项制度规定。

3. 尊重患者，关爱生命。遵守医学伦理道德，尊重患者的知情同意权和隐私权，为患者保守医疗秘密和健康隐私，维护患者合法权益；尊重患者被救治的权利，不因种族、宗教、地域、贫富、地位、残疾、疾病等歧视患者。

4. 优质服务，医患和谐。言语文明，举止端庄，认真践行医疗服务承诺，加强与患者的交流与沟通，积极带头控烟，自觉维护行业形象。

5. 廉洁自律，恪守医德。

（1）弘扬高尚医德，严格自律，不索取和非法收受患者财物，不利用执业之便谋取不正当利益。

（2）不收受医疗器械、药品、试剂等生产、经营企业或人员以各种名义、形式给予的回扣、提成，不参加其安排、组织或支付费用的营业性娱乐活动。

（3）不骗取、套取基本医疗保障资金或为他人骗取、套取提供便利。

（4）不违规参与医疗广告宣传和药品医疗器械促销，不倒卖号源。

6. 严谨求实，精益求精。热爱学习，钻研业务，努力提高专业素养，诚实守信，抵制学术不端行为。

7. 爱岗敬业，团结协作。忠诚职业，尽职尽责，正确处理同行同事间关系，互相尊重，互相配合，和谐共事。

8. 乐于奉献，热心公益。积极参加上级安排的指令性医疗任务和社会公益性的扶贫、义诊、助残、支农、援外等活动，主动开展公众健康教育。

二、医技人员行为规范

1. 认真履行职责，积极配合临床诊疗，实施人文关怀，尊重患者，保护患者隐私。

2. 爱护仪器设备，遵守各类操作规范，发现患者的检查项目不符合医学常规的，应及时与医师沟通。

3. 正确运用医学术语，及时、准确出具检查、检验报告，提高准确率，不谎报数据，不伪造报告。发现检查检验结果达到危急值时，应及时提示医师注意。

4. 指导和帮助患者配合检查，耐心帮助患者查询结果，对接触传染性物质或放射性物质的相关人员，进行告知并给予必要的防护。

5. 合理采集、使用、保护、处置标本，不违规买卖标本，谋取不正当利益。

第二节　医学伦理道德

一、医患关系

（一）含义

项目	内容
狭义的医患关系	特指医师与患者之间的人际关系
广义的医患关系	指以医生为中心的群体（医方）与以患者为中心的群体（患方）在医疗活动中所建立起来的人际关系

（二）属性

1. 从法律上说，医患关系是一种医疗契约关系。

2. 从伦理上说，医患关系是一种信托关系。

（三）模式

医患关系模式的基本类型	特点	适用人群
主动－被动模式	医师处于主动地位，患者处于被动地位并以服从为前提	昏迷、休克、精神病患者发作期、严重智力低下者以及婴幼儿等一些难以表达主观意志的患者
指导－合作模式	患者具有一定主动性，但医师仍具有权威性，居于主导地位	大多数患者
共同参与模式	医患双方共同参与医疗方案的决定与实施	具有一定医学知识背景或长期的慢性病患者

（四）医患双方的道德权利与义务

项目	权利	义务
医师	①在注册的执业范围内，按照有关规范进行医学诊查、疾病调查、医学处置、出具相应的医学证明文件，选择合理的医疗、预防、保健方案 ②获取劳动报酬，享受国家规定的福利待遇，按照规定参加社会保险并享受相应待遇 ③获得符合国家规定标准的执业基本条件和职业防护装备 ④从事医学教育、研究、学术交流 ⑤参加专业培训，接受继续医学教育 ⑥对所在医疗卫生机构和卫生健康主管部门的工作提出意见和建议，依法参与所在机构的民主管理 ⑦法律、法规规定的其他权利	①树立敬业精神，恪守职业道德，履行医师职责，尽职尽责救治患者，执行疫情防控等公共卫生措施 ②遵循临床诊疗指南，遵守临床技术操作规范和医学伦理规范等 ③尊重、关心、爱护患者，依法保护患者隐私和个人信息 ④努力钻研业务，更新知识，提高医学专业技术能力和水平，提升医疗卫生服务质量 ⑤宣传推广与岗位相适应的健康科普知识，对患者及公众进行健康教育和健康指导 ⑥法律、法规规定的其他义务
患者	①平等医疗权 ②知情同意权 ③隐私保护权 ④损害索赔权 ⑤医疗监督权	①配合医师诊疗 ②遵守医院规章制度，尊重医务人员及其劳动 ③给付医疗费用的义务 ④保持和恢复健康的义务 ⑤支持临床实习和医学发展的义务

二、医疗行为中的伦理道德

（一）临床诊疗的伦理原则

患者至上原则、最优化原则、知情同意原则、保密守信原则。

（二）医技人员应遵循的伦理要求

严谨求实，防止差错；及时准确，尊重患者；精心管理，保证安全；积极进取，加强协作。

三、医学伦理道德的评价和监督

（一）医学道德评价的含义

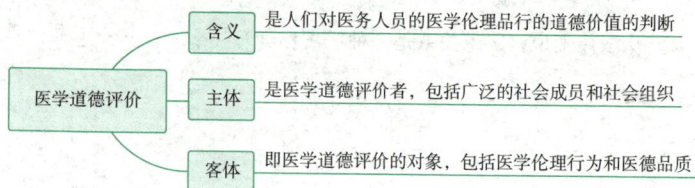

```
              ┌─ 含义 ── 是人们对医务人员的医学伦理品行的道德价值的判断
医学道德评价 ──┼─ 主体 ── 是医学道德评价者，包括广泛的社会成员和社会组织
              └─ 客体 ── 即医学道德评价的对象，包括医学伦理行为和医德品质
```

（二）医学道德评价的标准

1. 是否有利于患者疾病的缓解和康复（首要标准）。

2. 是否有利于人类生存环境的保护和改善。

3. 是否有利于优生和人群的健康、长寿。

4. 是否有利于医学科学的发展和社会的进步。

（三）医学道德评价的依据

1. 依据动机与效果进行医学道德评价

（1）总体上，注重两者的统一性：联系医学效果察医学动机，透过医学动机看医学效果，是医学道德评价中对待医学行为动机和效果的总原则。

（2）对具体医学伦理行为进行道德评价时侧重效果。

（3）对医务人员的医德品质进行评价侧重动机。

2. 依据目的与手段进行医学道德评价

（1）总体上，注意两者的统一性。

（2）医学伦理行为目的合乎道德是整个行为合乎道德的必要条件。

（3）正确认识医学行为手段的道德性。

（四）医学道德评价的方式

社会舆论	是现实的力量，具有广泛性
传统习俗	是历史的力量，具有持久性
内心信念	是自我的力量，具有深刻性

高频考点速记

1. 《医疗机构从业人员行为规范》适用于医疗机构内所有从业人员，包括：管理人员、医师、护士、医技人员、其他人员。

2. 从法律上说，医患关系是一种：医疗契约关系。

第二篇　相关专业知识

第五章　医学影像设备

📝 **必备考点精编**

第一节　普通X线设备

普通X线设备是医院的基础影像设备，具有照片、透视和造影功能，是诊断疾病的常用工具。

一、设备分类

设备分类

- **按结构分类**：便携式、移动式、固定式（落地式、天吊式）
- **按高压电路工作方式分类**：直接升压式、逆变式、电容充放电式、工频、中频、高频机
- **按输出功率分类**：小型机、中型机和大型机
- **按用途分类**：摄影专用机、胃肠专用机、心血管专用机、泌尿专用机、床边摄影专用机、手术X线机、乳腺专用机和口腔专用机

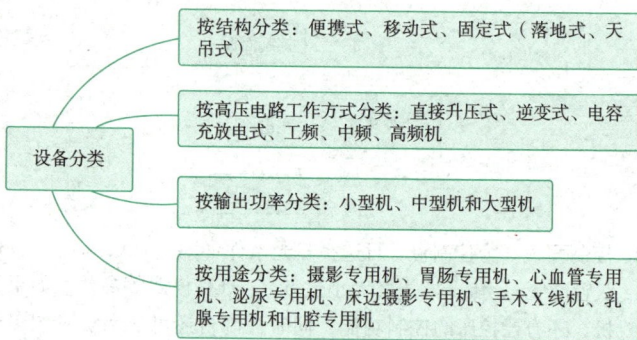

按用途分类	X线发生装置	其他
摄影专用机	30~65kW	配有活动滤线器摄影床和专用X线管支架
胃肠专用机	50~80kW	配有多功能诊视床，多设有影像增强电视系统，或图像数字处理功能（数字胃肠）
心血管专用机	80~100kW	配有C形臂支架和专用导管床，以及图像数字处理部分
泌尿专用机	30~50kW	配有适合泌尿系检查的专用床，具有适时摄影装置以及增强电视系统等

续表

按用途分类	X 线发生装置	其他
床边摄影专用机	10～30kW	在各种电源条件下能正常工作，配流动台车
手术 X 线机	3～20kW	有小型 C 臂，用于骨折复位和手术中透视定位等
乳腺专用机	3～5kW	钼靶 X 线管，配合有乳腺压迫功能的专用支架
口腔专用机	2～5kW	有牙片机和口腔全景机（亦称颌面体层、曲面体层）

二、基本构造及其特性

主要由主控装置、X 线球管、高压发生装置、摄影床、摄影架及支撑或辅助装置构成，特殊的 X 线机还有电视成像系统。

（一）主控装置

1. 控制面板　为控制台，可选择曝光条件（kV、mA、sec）、三球管模式（双管球管）、焦点模式（大小焦点）、AEC 模式等参数。如果为特殊 X 线机，还有遥控床的控制功能，同时控制台还可显示实时的曝光参数或球管、床、机架位置等参数。

2. 主电路　是指从电源、千伏调整、高压控制、高压变压器、高压整流，直至 X 线管。按主电路工作方式，分类如下。

（1）工频式：以电源提供的 50Hz 直接经变压器升压达到需要的电压，再经整流后供 X 线管使用。工频（直接升压）式以其主电路的结构不同又分为单相装置和三相装置。

（2）逆变式：变压器的感应电动势 E 与工作频率 f、线圈匝数 n、铁芯截面积 A 之间的关系是：

$$E = K \cdot f \cdot n \cdot A$$

逆变方式高压发生装置工作在几十千赫至上百千赫的高频状态，是50Hz的上千倍，电感可减小上千倍，或铁芯截面积相应减小。这样变压器的体积和重量可以大幅度减小，故逆变方式其高压发生器体积小、重量轻。

（3）电容充放电式：将电能储存在高压电容器中，发生X线时供X线管使用。这种高压发生装置对电源要求较低，X线发生时不会引起电源波动，没有软射线。多用于床边、车载摄影机等。

3. 控制电路 指对X线发生的各种技术参数的控制、实时检测控制、X线发生的控制，X线管阳极启动保护及容量、热容量保护，与周围应用装置的工作关系协调控制等。

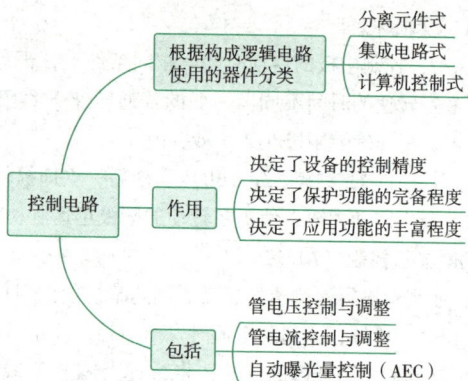

（1）管电压控制与调整：诊断X线发生装置的管电压调节范围在40～150kV，小型机在40～90kV或125kV。

（2）管电流控制与调整：透视管电流在3mA以下，要求能实时手动或自动连续调节。摄影管电流调节范围：根据X线管焦点大小选用不同实际范围。

装置	管电流范围
30kW	10～400mA
50kW	10～630mA
80kW	10～1000mA

1）空间电荷抵偿器：在灯丝电路中加有空间电荷抵偿器，随着管电压的变化适当变动灯丝加热电流，达到稳定管电流的目的。

2）管电流指示：管电流用毫安表进行实时指示。

3）mAs 表：用以显示管电流和曝光时间的乘积，即测量的是电量。

（3）限时器：用以控制 X 线的发生时间。诊断 X 线发生装置的曝光限时器分机械式（0.04～8 秒）、电容充放电式（0.01～5 秒）、数字式（0.001～5 秒）等。

（4）旋转阳极启动与保护装置

1）作用：用于在曝光之前将 X 线管阳极快速启动到额定转速，以便投入使用；如果启动失败，装置将使曝光不能进行，以在异常情况下保护 X 线管阳极不受损坏。

2）延时保护：控制阳极的启动时间。相同条件下，靶盘的质量和直径不同，达到额定转速的时间不同。一般的普通转速 X 线管阳极启动时间在 1.0 秒以内，高速旋转阳极在 2.5 秒以内。

3）阳极制动：在曝光结束、定子电压切断后，立即提供一个脉动直流给工作绕组，产生制动力矩，使仍在转动的阳极迅速制动减速。

（5）自动曝光量控制（AEC）

1）原理：使用检测器检测透过患者后到达暗盒前的射线剂量，检测信号被放大、积分、比较，达到预定值时发出信号，停止 X 线继续发生。

2）荧光体探测器：采样区的荧光体将透过人体的 X 线转换成荧光，由光导体传导给光电倍增管，转换成电信号输送到信号处理部分。

3）电离室探测器：利用 X 线能使空气电离的原理制成，电离电荷在高电压作用下向电离室的两极板运动，形成电离电流，即输出信号。

（6）容量保护电路：在焦点、管电压、管电流、曝光时间确定后，这些参数被送到容量保护电路，以确定选择的参数是否超过 X 线管的最大允许负荷。如超过，将使曝光不能发生，并提示过负荷。

（二）X 线管

```
            ┌─ 作用 ── 产生X线，用以穿透人体，被特殊接收位置接收后观察人体影像
            │
X线管 ──────┼─ 按阳极形式分类 ── 静止、旋转阳极X线管
            │
            └─ 按管壳材料分类 ── 玻璃壳、金属管壳
```

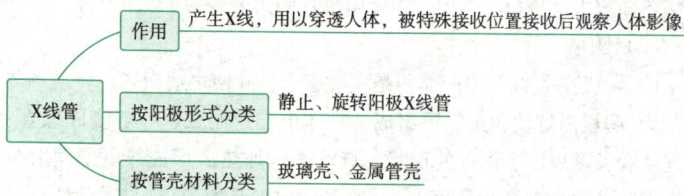

1. 静止阳极 X 线管　由阳极、阴极和管壳组成。

（1）阳极：接受电子撞击产生 X 线，由阳极头、阳极帽、阳极柄构成，接受电子束撞击产生 X 线的部位称作靶面。电子束撞击靶面时绝大部分能量（99%）转变成热。

```
                        ┌─ 原子序数高
                        │
                        ├─ X线发生效率高
                        │
                        ├─ 熔点高
   靶面材料应具备 ───────┤
       的条件            ├─ 金属蒸发率低
                        │
                        ├─ 导电率高
                        │
                        └─ 热传导率高
```

1）固定阳极 X 线管一般用钨作靶面材料，镶嵌在铜质阳极体上。利用了钨的熔点较高（3370℃）、铜的导热率较高的特点。

2）阳极帽设在阳极周围，用来防止二次电子积聚到管壁上引起的纵向应力。固定阳极 X 线管多在小功率 X 线机上使用，如手术专用机、牙科机等。

3）阳极倾角是指高速电子的撞击面（靶面）与 X 线管长轴垂直面

的夹角。在灯丝大小一定的前提下，阳极倾角大，实际焦点面积大，有效焦点面积大，负荷功率大。固定阳极其倾角一般为 17°～19°。

（2）阴极

1）阴极在 X 线管中的作用是发射电子，并使之适当聚焦。

2）阴极由灯丝和集射罩组成。灯丝由钨丝制成，一般绕成螺管状，其宽度和长度决定了焦点的形状。灯丝通电加热后形成热电子发射，发射电子数量取决于灯丝温度高低。灯丝的周围是集射罩，与灯丝同电位。集射罩的形状和灯丝在集射罩中的位置决定了电子束被聚焦的程度。

（3）管壳：为密封壳体，用以保持管内的高真空，并支持固定阴极、阳极于确定位置。

1）管内的真空度保持在 1×10^{-6} mmHg 以下。

2）外壳材料应具备的条件：①良好的绝缘性能。②较高机械强度以承受高真空压力。③热膨胀系数小，升温后不变形。④加工容易，能与金属焊接。⑤吸收 X 线少。

3）普通使用的 X 线管为玻璃管壳。

2. 旋转阳极 X 线管　由旋转阳极、阴极和管壳组成。

（1）阳极结构：阳极做成钨质盘形，形成一个圆形环带。环带的某点正对阴极时接受电子撞击产生 X 线，热量分散到整个靶盘上，其焦点小、功率大。

1）旋转阳极的轴承在管内，轴承的润滑剂通常采用固体金属润滑材料，如银、铅、二氧化钼等。阳极电位通过轴承支架接入。

2）为减少靶盘热量向轴承传递，轴承与靶盘间的支架做得很细，靶盘的热量主要是通过靶盘的热辐射散发出去，被管外的绝缘油吸收。

3）靶盘材料有三类：纯钨、铼钨合金和钼基或石墨基的铼钨合金。

（2）旋转速度：旋转阳极 X 线管必须在转动中发生 X 线，否则热量过于集中会使靶面局部熔化。旋转阳极 X 线管的负荷功率与转动速度有关，由于转子转速落后于磁场转速，转子的实际转速要比理论值低 10% 左右。

（3）阳极启动：曝光之前启动装置将阳极从静止状态达到规定转速，然后进行曝光。启动电路具有保护功能，在启动失效时，能发出检测信号，防止 X 线发生。有效焦点面积大于 0.3，透视时可以不转动，0.3 以下必须转动。

3. X 线管组件　X 线管实际使用时要考虑防辐射、防电击、散热等情况，X 线管组件就是综合这些功能的组合部件。

（1）管套：安放、固定 X 线管的封闭容器。

1）由金属质外壳结构主体和附着于其内壁的铅防护层构成。管套上设有阴极和阳极高压电缆插座。

2）X 线输出部位设有凹形有机玻璃"窗口"。其作用是凹入管套内，减薄窗口处的绝缘油层厚度，减少对输出射线的衰减。

3）X 线管壳、绝缘油层、管套窗口材料三者对 X 线的吸收，称作固有滤过。

4）旋转阳极 X 线管管套，于阳极端设有旋转阳极启动定子线圈。

（2）散热组件

1）增加管套的散热速度可间接促进绝缘油散热，提高 X 线管的散热效率。直接对绝缘油进行散热，效率更好。

2）管套内的其余空间充盈高压绝缘油，不允许有气泡存在。

3）管套设有检测器件。

4. X 线管的技术参数

（1）容量：是 X 线管在安全使用条件下能承受的最大负荷量。即在确定曝光时间下所能使用的最大曝光条件。

1）X 线管的代表容量：指一定整流方式和一定曝光时间下 X 线管所能承受的最大负荷，也称作功率或额定容量。

固定阳极 X 线管代表容量	在单相全波整流电路中，曝光时间为 1 秒时，所能承受的最大负荷
旋转阳极 X 线管代表容量	在三相六管全波整流电路中，曝光时间为 0.1 秒时，所能承受的最大负荷

2）瞬间负荷：在不同 kV、mA 下，一次曝光所能持续的时间。每个 X 线管都给出了其瞬间最大负荷表格或曲线。瞬间负荷也与整流方式有关，实际上代表容量就是 X 线管在特定曝光时间下的瞬间负荷。

3）连续负荷：限定连续使用的最大负荷。给出连续使用的最大功率，如 200W；或限定管电压如 100kV 下最大可以连续使用管电流，如 2.5mA。

（2）阳极热容量：说明 X 线管连续使用下阳极的热量积累的最大允许值。X 线管的热容量以焦耳（J）或热单位（HU）表示。

$$1J = 1kV（有效值）\times 1mA（有效值）\times 1s$$

$$1HU = 1kv（峰值）\times 1mA（平均值）\times 1s$$

（3）散热率：当阳极热容量达到最大时，其在单位时间内传导给周围介质的热量也达到最大。此值即为 X 线管的最大散热率，即 X 线管承受连续负荷的能力。通常表征连续负荷状态的方法是使用 X 线管的产生热量与冷却曲线。散热率用功率单位表示：W 或 HU/s。1W = 1.41HU/s。

连续允许负荷（透视）的计算：

管电流（mA）＝最大散热效率（HU/s）÷管电压÷1.35

实际上 X 线管装入管套使用，要考虑管套的散热率，计算连续使用管电流。

（4）最高管电压：指允许加于 X 线管阴极与阳极之间的最高管电压峰值，单位 kVp，超过此值可能导致管壁放电。

（5）最大灯丝电流：灯丝加热电流决定了管电流，灯丝本身也有一个安全通过电流，超过这一限制灯丝将过快蒸发，甚至熔断。

（6）焦点

1）分类

实际焦点	指发射电子经聚焦后在阳极靶面上的实际撞击面积
有效焦点	指实际焦点在空间各个方向上的投影，是用来成像的 X 线面积。旋转阳极管阳极倾角一般在 12°～19°，实际焦点面积要大于有效焦点面积。从成像质量讲，有效焦点越小成像质量越好；从输出功率讲，实际焦点越大输出功率越大
主副焦点	从灯丝正面发射出的电子所形成的焦点称为主焦点；从灯丝侧面发射出的电子形成的焦点称为副焦点

2）焦点特性：在较大管电流、较低管电压情况下，有效焦点有变大的倾向。相同电压下，焦点膨胀程度随着管电流增加而增加；相同管电

流下，焦点膨胀程度随着管电压的增加而下降。

（7）结构参数：指 X 线管的结构所决定的非电性能的规格或数据。如重量、外形尺寸、阳极靶面倾角、有效焦点尺寸、管壁的滤过当量、阳极转速、最大允许工作温度等。

5. X 线管的特性

（1）阳极特性曲线

1）是灯丝加热电压在某恒定值下，管电压与管电流的关系曲线。

2）阴极灯丝在确定加热温度下，单位时间内从灯丝发射出来的电子数量基本恒定；随着管电压的增加，管电流增加，到达一定管电压后管电流基本趋于稳定。

（2）空间电荷

1）X 线管的实际阳极特性曲线严重偏离理论曲线的一个重要原因是空间电荷的影响。

2）灯丝前方的电子在加有管电压后较易飞向阳极。灯丝侧面的电子要受到一定的阻力。

3）灯丝后面的电子在较低管电压时不易形成管电流，在灯丝侧后方形成空间电荷。随着管电压的升高，才逐渐飞向阳极。

4）为克服空间电荷的影响，在 X 线机的灯丝电路中加入了空间电荷补偿电路。随着管电压的升高适当降低灯丝加热电压，使管电流保持稳定。

（3）灯丝发射特性曲线：灯丝发射特性是指不同管电压下，管电流与灯丝加热电流的关系。

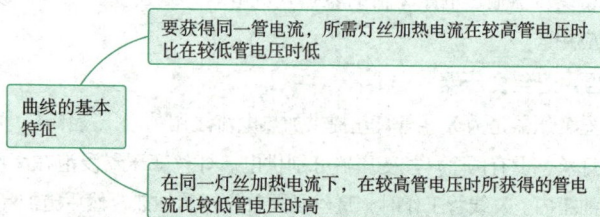

曲线的基本特征
- 要获得同一管电流，所需灯丝加热电流在较高管电压时比在较低管电压时低
- 在同一灯丝加热电流下，在较高管电压时所获得的管电流比较低管电压时高

（三）高压发生装置

1. 作用 将普通电压整流、滤波后变成脉动直流高压输送给 X 线管

两端，作为驱动电子流高速运动的动力高压源。

2. 结构　包含高压变压器、高压整流（倍压、滤波）器、高压电压和电流检测、高压交换系统、高压插座、大小 X 线管灯丝加热变压器、绝缘变压器油、方或圆形耐油容器等部件。

3. 高压变压器的结构与特点

（1）高压变压器是产生供给 X 线管两极高电压，使 X 线管灯丝的自由电子高速运动的能源，主要由初级线圈、次级线圈、绝缘套筒、铁芯等组成。

（2）特点：次级输出电压高；连续负载小，瞬间负载大；容量小（高压变压器容量可按同容量的一般电力变压器容量的 1/3 设计）；中性点接地。

4. 高压整流器结构与特点

（1）高压整流器具有单相导电性。X 线高压发生器用的整流器要求能适应特定的高压环境，其反向耐压性能应能承受 X 线管工作用高电压。

（2）半导体整流器的优点是体积小、寿命长、内阻小、不需要灯丝加热系统。缺点是具有温度特性，温度上升，反向电流增加；在过电压、反向过电流下容易损坏。

（3）自整流方式 X 线管是一种阳极特殊的二极真空管。

（4）单相全波整流使用四只整流器的单相桥式整流电路，使变压器输出的正负半周都得到利用，提高了输出功率。

（5）倍压整流使用高压整流器和高压电容可以造成倍压整流电路，可以获得变压器输出电压 2 倍的稳定直流电压，在逆变方式高压发生器中经常应用。

（四）灯丝变压器

灯丝变压器是为 X 线管灯丝提供加热电流之用的降压变压器。X 线管有两个灯丝，设有两个灯丝变压器分别供电。灯丝变压器浸泡在高压发生器绝缘油箱内。X 线管工作时，灯丝必须首先开始加热，然后施加高压。

（五）高压交换闸

1. 高压交换闸是电磁继电器的变形。其电磁线圈属低压部分，衔铁带动绝缘杆拖动接点动作，接通或断开某一X线管与高压发生器的电路连接。

2. 交换闸的接点部分与高压变压器、整流器一起浸泡在高压发生器油箱内。

（六）高压电缆

1. 高压电缆是一种防电击式安全电缆，用于将高压发生器产生的脉动直流高压连接到X线管两端，同时把灯丝加热电压送到X线管的阴极灯丝，构成高压回路。

2. 同轴式高压电缆的构造，由内向外分为导电芯线、高压绝缘层、半导体层、金属屏蔽层和保护层。

三、附属装置（滤线栅、球管支架、胸片架、摄影床）

（一）X线管支架

1. 立柱式

（1）用途：用于将X线管组件固定在一定位置上，使X线管以一定距离和角度对胶片或平板探测器进行曝光。与滤线器摄影床或立位滤线器配合使用。

（2）结构

1）立柱为结构主体（以天地轨型为例）。天地轨用于支持立柱于直立位置，并能沿轨道移动一定范围。横杆通过滑车与立柱结合，并通过滑车在立柱上上下活动一定范围。横杆能绕本身长轴转动±90°，并能整体绕立柱水平摆动±90°。有的横杆本身具有伸缩功能。横杆的端头装有夹环，用于夹持X线管组件、允许其转动一定角度并固定下来。在立柱空腔内设有平衡砣，作为滑架、横杆、X线管组件的重量平衡。

2）X线管组件在立柱整体带动下，能作沿地面轨道移动、随横杆作上下、伸缩（横向）共三维移动；横杆绕立柱竖轴、横杆绕自身长轴、组件在夹环内绕自身长轴三种转动。

3）立柱的支持方式：天地轨方式、双地轨方式、附着轨道方式、附着转轴方式。

2. 悬吊架式

（1）结构：天轨悬吊式 X 线管组件支架由天轨、移动横轨、伸缩吊架和横臂组成。两条天轨固定在天花板或过梁上，承担支架的全部重量。伸缩吊架可沿天轨、横轨运动，本身伸缩完成第三维运动。

（2）性能：天轨悬吊式 X 线管组件支架地面整洁，覆盖范围大，适于地面设备较多的检查室。以前主要用于心血管专用机，也用于普通摄影机，替代立柱。

3. C 形臂式　用于手术 X 线机和心血管专用机，两端分别支持 X 线管组件和影像增强器或平板探测器。在患者不动的情况下，可实现从各方位进行透视。无论三部分怎样动作，X 线中心线始终通过虚拟球心。病变部位摆在球心，就始终在照射野中心。

（二）遮线器

遮线器安装在 X 线管组件窗口，用于屏蔽不必要的原发射线，使患者的受照射面积减到最少。

简易遮线器	在手术用小型 C 臂上有应用
多层遮线器	摄影专用的遮线器内设有光源模拟照射野范围和指示中心线
圆形遮线器	用于配备影像增强器的设备如数字胃肠机、心血管专用机等
手动遮线器	用于摄影 X 线机
电动遮线器	多用于透视装置，便于遥控操作
全自动遮线器	有人为操作和自动操作之分，人为操作在透视中使用。操纵杆的位置就代表铅板的开闭程度

（三）检查台

1. 立位胸片架

（1）用于需要站立位摄影的场合，主要是胸部摄影，也有部分腹部摄影等使用。

（2）由立柱、滑架和活动滤线器组成。胸部摄影要求长距离、高千伏，要求滤线栅焦距180cm，栅比12：1 或 14：1。

2. 检查床　由床体、床面、活动滤线器组成。

（1）床面高度一般设计在距地面70cm 左右。

（2）床面用易透 X 线、无伪影、承重能力大、质地均匀的专用材料制成。如胶合板、酚醛聚板和有机玻璃板等。

（3）床面到滤线器片盒托盘间的距离一般在 50～70mm。

（4）多功能检查床主要用于消化道系统钡餐透视检查，也用于其他造影检查，具有透视和适时摄影功能。

1）近控式：有内平衡式、外平衡式、符合平衡式等。

2）遥控床：有床下 X 线管方式和床上 X 线管方式。

（四）滤线器

1. 滤线栅板　用于滤除摄影时人体产生的散射线。

（1）焦距（f）：从断面看，每条铅条的延长线都会会聚到一点。该点到栅板的垂直距离即栅板的焦距（半径）。

（2）栅密度（N）：栅板在每厘米范围内含有的铅条数定义其栅密度。一般使用的栅板栅密度在 40～65 线/cm。

（3）栅比（R）：指栅板铅条的高度与栅条之间的间隙之比。比值越高，其滤除散射线的能力越强。一般使用的栅板其栅比在（8∶1）～（14∶1）之间。

2. 活动滤线器　既起到滤除散射线的作用，又在照片上不留痕迹。滤线器摄影床、立位滤线器、适时摄影装置都使用活动滤线栅。

（1）驱动装置现在多用电动式或震荡式。

（2）电动式驱动装置运动轨迹呈锯齿形。曝光开始设定在一个方向运动开始的时刻。

（3）震荡式驱动装置是栅板由四只弹簧片支撑，启动时由电磁线圈吸动，然后让其在弹簧片支撑下作自由衰减运动。这个运动一般能维持10 秒左右，曝光在栅板运动后即开始。

（五）X 线影像增强器

1. 组成　影像增强器由影像增强管、管套和电源组成。

2. 影像增强管的结构　增强管是密封的高真空玻璃器件。

（1）输入屏密封于玻璃壳内，用于将 X 线对比信息转换成电子像，整个输入屏呈球面形，由铝基板、荧光体层、隔离层和光电面四层组成。

近年生产的影像增强器都采用碘化铯（CsI）作为荧光材料。

（2）电子透镜：由光电阴极、聚焦电极、辅助阳极和阳极各电极的电位形成，是能对电子束起聚焦作用的静电场。

（3）输出屏用于把增强了的电子像转换成可见光像。其结构主要是输出光电面和玻璃层。

3. 增强管的增强原理

（1）缩小增益：增强器的输入屏面积较大，输出屏面积较小。把较大面积上的亮度聚集在较小面积上，使亮度得到提高，称作缩小增益。

（2）流量增益：指在增强管内由于阳极电位的加速，光电子获得较高能量，撞击到输出屏时可激发出多个光子，光电子能量越大，激发出的光子数目越多，这种增益称作流量增益，又称能量增益。

4. 增强管管套 为保证增强管的安全使用，增强管有管套夹持固定保护在内。管套由以下部分构成：筒部、前端和后端。

（1）筒部：是支持重量和定位的结构主体。由金属主结构层、镀膜合金和铅板层组成。

（2）前端：管套前端有滤线栅板和护板封口。常见的是地磁的影响，尤以南北向安装时为甚。故安装设备时除注意方向外，附近房间不得有强磁场设备。

（3）后端：与筒部和前端共同完成对增强管的夹持定位和准直。其中央部位正对增强器输出屏，此处装有增强器光学系统的物镜。

5. 电源增强管 增强电源现在都使用逆变升压方式，电源体积小，为缩短高压的传输距离，电源设在增强器管套外。

6. 光学系统 为了保证输出屏图像的有效传输，输出屏紧接物镜等光学系统。

（六）X 线电视系统

1. 电视是用电信号传送图像的技术。

2. 电视系统由摄像机、同步机、监视器等组成。电视系统在同步机控制下协调工作。

3. 同步机输出行场消隐信号，前后均衡、开槽信号等。

4. 我国电视标准规定将一幅图像垂直分成 625 行，宽高比为 4∶3，隔行扫描，每秒传送 25 帧（50 场），负极性调制。

5. 摄像机的组成部分有光学镜头、摄像管、扫描驱动和信号放大部分等。摄像机的核心是摄像管。它完成对图像的分解和亮度信号形成。

6. 新型摄像机使用电荷耦合器件（CCD）。CCD 是一种半导体器件。

（七）电源与地线

1. 电源容量 是指 X 线机供电电源的功率。

（1）为避免供电电路负荷变化对 X 线机性能的影响，要求设专用变压器。电源容量就是专供变压器的容量，单位为千伏安（kVA）。变压器具有允许瞬间过负荷的特性，故可按计算容量的 1/2 选定专用变压器容量。

（2）要求电源电压波动 <10%，特别不能与电梯、引风机、电焊机等大功率设备共用一台电源变压器。

2. 电源电阻 减小电源电阻的有效方法是：使用容量充分的电源变压器；将电源变压器安装在影像科附近；使用截面积足够的铜质电源线。

3. 安全接地 X 线机的接地有两重意义：①工作接地，即高压次级中心点接地，这降低了高压部件的绝缘要求。②保护接地，即将设备不带电的各金属外壳及机柜框架接地。

第二节 CR 与 DR 设备

计算机 X 线摄影（CR）和数字化 X 线摄影（DR）都属于数字化线摄影技术，CR 采用数字影像记录板、DR 采用 X 线平板探测器，代替传统暗盒的屏/胶系统，经计算机特殊处理后重新排列，再现 X 线摄影图像。

一、CR 设备基本构造及其特性

（一）分类

```
                          柜式阅读器
              普通型CR
                          台式阅读器
     CR的分类

              专用型CR
```

（二）CR 设备结构

组件主要包括 4 个相对独立的单元，即 X 线发生单元（普通 X 线机）、X 线采集单元（影像记录板）、图像读出单元（影像阅读器）、信息/图像处理单元（图像工作站）。

1. 影像记录板（IP）

（1）IP 是 CR 成像系统的关键元件，作为记录人体影像信息、实现模拟信息转化为数字信息的载体。

（2）适用于固定式 X 线机和移动式床边 X 线机，可用于普通的 X 线摄影和造影检查。

（3）IP 由表面保护层、光激励荧光物质层、基板层和背面保护层组成。

（4）影像板根据可否弯曲分为刚性板和柔性板两种类型。

1）柔性板：使用弹性荧光涂层，影像板可随意弯曲。柔性影像板简化了影像板扫描仪的传输系统，结构简单，扫描速度较快，设备体积较小。

2）刚性板：不能弯曲，损坏概率小，寿命长，影像板引起的伪影少。

（5）影像板成像层的氟卤化钡晶体中含有微量的二价铕离子，作为活化剂形成了发光中心。成像层接收 X 线照射后，X 线光子的能量以潜影的形式储存起来。

（6）IP 的规格尺寸：一般有 35cm × 43cm（14 英寸 × 17 英寸）、

35cm×35cm（14 英寸×14 英寸）、25cm×30cm（10 英寸×12 英寸）和 20cm×25cm（8 英寸×10 英寸）四种规格。

（7）根据不同种类的摄影技术，IP 可分为标准型（ST）、高分辨型（HR）、减影型及多层体层摄影型。

2. 影像阅读器

（1）CR 阅读器装置分为暗盒型和无暗盒型两种。

（2）临床使用的大多数 CR 系统是探测器型阅读装置。

3. 信息/图像处理单元

（1）信息/影像处理工作站是一个数字处理终端，具有获取患者信息、显示图像、处理图像、发送图像、存储图像、胶片打印、质量控制等功能。

（2）图像处理是影像处理工作站的核心功能，计算机配置有专业的数字重建板，负责处理从 IP 板传递过来的数字信息，经重新计算和排列，形成 X 线摄影数字图像，可行放大、裁切、空间频率、减影等操作处理。

（三）优势与特性

1. CR 的优势

（1）X 线的曝光量比常规 X 线摄影有一定程度的降低。

（2）IP 替代胶片可重复使用，且 IP 潜影存储时间比较长（高达 8 小时），对野外与床旁 X 线摄影更为有利。

（3）可与原有的 X 线摄影设备匹配使用，其成本低，便于普及和推广应用。

（4）取消暗室，实现全明室化操作，彻底改善了工作人员的工作环境。

（5）具有多种后处理技术，如谐调处理、空间频率处理、时间减影、体层伪影抑制、动态范围控制等。

（6）具有多种后处理功能，如测量（大小、面积、密度）、局部放大、对比度转换、对比度反转、影像边缘增强及减影等。

（7）显示的信息易被诊断医生阅读、理解，图像质量更加满足诊断要求。

（8）数字化存储，可进入网络系统，节省部分甚至全部胶片，也可节约保存图像胶片库占有的空间及经费。

（9）实现数据库管理，有利于查询、统计和比较，实现图像资料共享。

2. CR 的特点

（1）灵敏度较高：即使是采集较弱的信号，也不会被噪声所掩盖，能获得较好的图像。

（2）具有很高的线性度：在 CR 系统中，在 $1:10^4$ 的范围内具有良好的线性，其线性度 <1%。

（3）动态范围大：系统能够同时检测到极强和极弱的信号。另一特点是能把一定强度的图像信号分得很细，使图像显示出更丰富的层次。

（4）识别性能优越：CR 系统装有曝光数据识别技术和直方图分析，能更加准确地扫描出图像信息，显示出高质量图像。

（5）CR 系统曝光宽容度较大：CR 系统可在成像板获取的信息基础上自动调节光激励发光的量及放大增益。在一定的范围内，可对摄影的物体以任何 X 线曝光剂量获取稳定的、最适宜的图像密度及高质量的图像。

（6）CR 系统的缺陷主要有两点，一是操作程序烦琐；二是时间分辨率低，不能实现动态 X 线摄影。

二、DR 设备基本构造及其特性

（一）分类

1. 按 X 线曝光方式分类

（1）面曝光成像方式：面成像技术的主要特点是探测器的设计采用大面积的面阵探测器，也称为平板探测器。目前这种方式包含非晶硅、非晶硒等平板探测器、CCD 探测器三种成像板。

（2）线曝光成像方式：线扫描成像技术采用线阵成像的方法。

1）X 线曝光时，X 线照射野呈扇形方式垂直于人体，并沿人体长轴方向，以匀速扫描方式通过人体检查区域。

2）目前使用线曝光方式的探测器主要有多丝正比电离室气体探测

器、闪烁晶体/光电二极管线阵探测器和固态半导体/CMOS 线阵探测器。

2. 按能量转换方式分类

（1）直接转换方式：直接将 X 线强度分布转换为可测量的电信号。

（2）间接转换方式：间接数字 X 线摄影先由某种闪烁发光晶体物质吸收 X 线光子能量后，以可见荧光的形式将能量释放出来，经空间电路传递，由光电二极管采集。转换后获得可测量的电信号。其发光晶体物质主要有碘化铯和氧化钆。

（二）基本构成

DR 设备是一种高度集成化的成像设备。组件主要包括 5 个相对独立的单元，即 X 线发生单元、X 线采集单元、摄影架/床单元、信息图像处理单元。

1. X 线发生单元 是传统 X 线机的延续，由于 X 线探测器提高了 X 线利用率，DR 所采用的 X 线发生器的功率可适当降低。

2. X 线采集单元 X 线探测器是数字化 X 线机的核心部件。

（1）非晶硅型 X 线探测器：有两种基本类型，一种是以碘化铯晶体材料作为 X 线转换介质，另一种是以硫氧化钆作为 X 线能量转换介质。探测器由 X 线接收器、命令处理器和外接电源组成。探测器的结构从上到下有 6 层，即保护层、反射层、闪烁晶体层、探测元阵列层、信号处理电路层和支撑层。

（2）非晶硒型 X 线探测器：目前常用的材料有非晶硒（a - Se）、碲锌镉（CdZnTe）、碘化铅（PbI）和碘化汞（HgI），已经商品化的探测器都是采用非晶硒。

（3）电荷耦合器件（CCD）型 X 线探测器：CCD 是一种模拟信号累积型图像传感器，其基本结构是 MOS 光敏元阵列和读出移位寄存器。采用 CCD 器件作为 DR 探测器，其组件由大面积 CsI 晶体平板、反射镜面/透镜、定焦镜头、CCD 芯片和相应配套的电子线路等构成。目前，CCD 型 DR 主要有多块 CCD 和单块 CCD 两种探测器。

3. 摄影架/床单元

（1）摄影架：依其机械结构类型有岛屿式，天吊（悬吊）式，U 形臂式，C 形臂式等。每一种类型都赋予了特定的空间运动自由度。

（2）根据临床使用特点和用途，DR 摄影架和床通常有多种组合模式：立柱式 X 线管组件支架＋立柱式；悬吊式 X 线管组件支架＋立柱式；悬吊 X 线管组件支架＋可升降浮动平床＋立柱式；组合可旋转 U 形臂；单悬吊 X 线管组件支架＋可移动支撑立柱＋专用可升降浮动平床；双悬吊支架＋专用可升降的浮动平床等。

（3）探测器与摄影架存在两种组合模式：固定式、移动式（有线方式和无线方式）。

4. 信息/图像处理单元 是一个数字处理终端，具有获取病人信息、显示图像、处理图像、发送图像、存储图像、胶片打印、质量控制等功能。

（三）优势和特点

1. DR 的优势

（1）工作流程快：X 线曝光后几秒即可显示出数字化 X 线图像，整个摄影流程在 15 ~ 20 秒内完成，且探测器工作性能稳定，适合大流通量检查。

（2）信号损失小：X 线直接转变为电信号，减少了中间环节。且 X 线曝光时间一般仅为数毫秒。

（3）图像失真小：平板探测器覆盖野大（43cm × 35cm 或 43cm × 43cm），照射野与信息采集野比为 1∶1，影像区域没有光学缩微造成的几何失真，影像的空间位置真实。

（4）辐射剂量低：平板探测器具有高量子探测效率，需要的摄影条件低，对患者是一种保护。

（5）图像动态范围宽：图像具有 12bit 以上灰阶深度，宽动态范围为各种图像后处理技术奠定了基础，特别是对低剂量的 X 线的探测能力。

（6）可动态观察：高帧速，快速的图像刷新能力使平板探测器可以达到 5f/s 以上的采集速率，为图像的动态采集（如平板 DSA）提供了保证。

2. DR 的主要不足

（1）对环境条件（温度、湿度）要求较高，容易造成不可逆的损坏，且损坏探测器不容易维修，维护成本高。

（2）信号有丢失，探测器填充系数不高，资料显示有 10% ~ 40% 的原始信息丢失。有的为拼板（不完整的 CsI 层）板拼接处有信号丢失。

（3）高频信号采集能力较差。

（4）探测器暴露在 X 线下，抗射线损坏的能力较差。

第三节 乳腺摄影与口腔摄影设备

一、乳腺摄影设备基本构造及其特性

（一）分类

1. 按照影像获取方式分类 模拟成像（传统屏/胶系统）和数字成像乳腺机。

2. 按照机架结构分类 立柱式和环型臂式乳腺机。

（二）乳腺摄影机基本结构

传统型屏/胶成像乳腺机主要由控制台、机架两部分组成，数字乳腺机增加影像工作站部分。根据实际工作需要，还可增配独立的计算机辅助诊断系统或者活检系统。

基本结构	特点
控制台	包括显示屏、开关电源、设置按钮、曝光手柄等，可进行摄影参数的选择，包括 X 线参数、AEC 选择等
立柱	包括 X 射线管组件、高压发生器、机架、旋转臂、乳腺压迫器和摄影平台 ①X 射线管：有单靶和双靶球管之分，单靶一般为钼靶，双靶为钼/铑或钼/钨组合，摄影时根据乳腺组织致密程度自动切换 ②高压发生器：工频或高频，功率一般为 5kW ③机架：分立柱式和环型臂式，后者可旋转至任意位置，使患者能在多种体位下检查 ④乳腺压迫器：根据国家标准设定压力，摄影完成后自动离开 ⑤摄影平台：如为模拟机，则为暗盒仓；如为数字机，则为乳腺专用平板探测器
影像工作站	数字图像接收和处理

（三）乳腺机特性

1. 与传统成像乳腺机相比，数字成像乳腺机可提高检查成功率，图像宽容度大。

2. 与传统钼靶机相比，钼/铑双靶机可根据乳腺密度自动调整靶面，能有效降低射线剂量。

3. 非晶硒型探测器相对于非晶硅型探测器，像素更小，对环境要求高，温差大易产生伪影。

二、口腔摄影设备基本构造

（一）分类

1. 按照用途分类　断层片摄影（口腔全景曲面断层 X 线机）、投影片摄影（口内 X 线成像机）和视频图像摄影（口腔内镜摄影机）。

2. 按照成像方式分类　传统屏/胶成像和数字成像，数字成像方式一般为 CCD 探测器模式，也可采用 CR 模式，采用 IP 代替屏/胶暗盒接受摄影即可。

（二）口腔全景曲面断层 X 线机（CCD 探测器）的主要组成部分

1. 控制台　控制和选择 X 线摄影参数。

2. X 射线源组件　X 射线管一般为固定阳极。

3. CCD 探测器、C 形臂和旋转装置。

4. 支柱装置。

（三）口内 X 线成像的主要组成部分

1. 控制台　控制和选择 X 线摄影参数。

2. X 射线源组件　X 射线管一般为固定阳极。

3. 支柱装置　一般使用牙片置于口内进行摄影感光，也可使用小型 CCD 探测器，含于口内曝光，获取数字化图像。

第四节　CT 设备

一、硬件系统及其特性

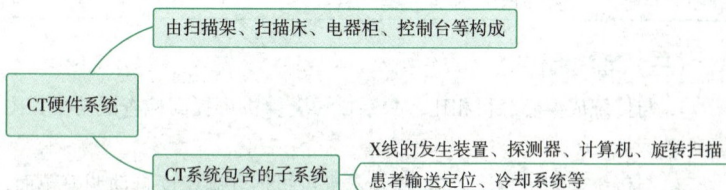

由扫描架、扫描床、电器柜、控制台等构成

CT 硬件系统

CT 系统包含的子系统

X 线的发生装置、探测器、计算机、旋转扫描

患者输送定位、冷却系统等

（一）X 线发生系统

X 线系统由高压发生装置（控制部分、高压发生器）、X 线管组成。CT 机要求 X 线输出稳定、单色性好，可设定曝光条件，X 线管的阳极热容量大。

1. 高压发生装置的电器规格

项目	规格
功率	指线主电路的最大输出功率。高档机一般在 50～60kW，中档机 35～45kW，低档机 20～30kW
最高管电压	一般在 80～120kV 之间可调，高档机可达 140kV

2. 高压发生器的类型

（1）早期采用四极管稳定高压并控制 X 线的发生。现在采用高频逆变高压发生器，体积小、重量轻。

（2）油浸式高压发生器的密封性难以适应扫描速度高于 0.5 秒/周的 CT，高端机都使用干式高压发生器。

3. X 线管 CT 机的 X 线管同常规 X 线管一样，是高真空器件，由提供热电子发射的阴极和接受电子束撞击发生 X 线的阳极构成。

（1）X 线管阳极热容量：是衡量 CT 用 X 线管容量的最重要指标。

1）要求 X 线管阳极能承受连续使用情况下的热量积累。

2）一般高档 CT 用 X 线管其阳极热容量在 6～8MHU，中档 CT 在 3～5MHU，低档 CT 在 1～3MHU。

（2）最大管电流：mA 关系到 X 线的输出剂量率，影响到采集速度和图像质量。随着扫描速度的提高，数据采集时间缩短，要求 X 线系统能输出较大剂量率。有的机器最大管电流可达 500mA。

（3）焦点：CT 用 X 线管有大小两个焦点，标称值在 0.5～1.5。供普通扫描和高分辨率扫描选择使用。

（4）散热率：螺旋扫描要求 X 线持续发生，连续大功率工作要求 X 线管的阳极具有很高散热率。一般在 1～1.5MHU/min。

4. 准直器 位于 X 线管套窗口前方，狭缝状，由高密度金属制成，用以遮挡无用射线，形成扇形 X 线束。

（1）作用：降低患者的表面辐射剂量、减少进入探测器的散射线和限定成像的空间范围。

（2）类型：①X 线管侧准直器，又叫前准直器，可控制扫描层厚度。②探测器侧准直器，又叫后准直器，可尽量减少来自成像平面之外方向的散射线的干扰。

5. 滤过器

（1）位于 X 线管套窗口前方，窗口与准直器之间。滤过器呈马鞍形，是由低原子序数物质制成的吸收体。

（2）作用：补偿 X 线硬化效应，避免测量误差，减少图像伪影。降低了数据采集对探测器动态范围的要求，降低了对受检者的辐射剂量。

（二）数据采集系统

1. 探测器

（1）用途：探测透过人体的 X 线光子并将其转换成电信号。

（2）类型

```
              ┌─── 气体探测器
    ┌─────┐  │
    │ 类型 │──┤
    └─────┘  │
              └─── 固体探测器
```

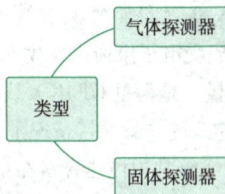

（3）多排探测器：是指通过一周扫描可以同时获得多层图像的 CT，多采用稀土陶瓷探测器制作成多排探测器。由一定数量的探测单元、以焦点为圆心的弧形排列。探测单元的数目越大，每次采集的数据量越大。

1）单层螺旋 CT：具有一排紧密排列的探测单元。单元数一般在 500～900。

2）多排螺旋 CT：探测器在 Z 轴方向上有紧密排列的多排探测器，形成探测单元阵列。可分为等宽阵列与非等宽阵列。

（4）采集通道数：由探测单元转换成的电信号由采集通道输出。采集通道数决定了旋转一周采集数据层数。一般情况下探测器排数大于采集通道数。

2. 数据测量装置　其基本结构包括：前置放大器、对数放大器、A/D 转换器、数字数据传输。

（三）扫描架

扫描的机械运动由扫描架带动 X 线管和探测器用以完成数据采集的旋转运动。

1. 构成　扫描架是中心设有扫描孔的机械结构。

扫描架的内部构成	包括
机架部分（固定部分）	旋转控制、旋转驱动、滑环的碳刷，机架冷却、机架倾斜、层面指示等
转动部分	X 线管、准直器、探测器、采集控制，X 线系统的逆变器、高压发生器（低压滑环），滑环等

2. 驱动方式

（1）皮带驱动：结构简单，但稳定性差、噪声大、变速灵敏性差。

（2）线性电机直接驱动：克服了皮带驱动的缺点，是当今多数高端机采用的驱动方式。

3. 信号传输方式　常用滑环传输、光电传输、射频（电容感应）传输。

4. 定位标志　定位灯提供过扫描野中心的正中面、水平面和扫描平面三维基准线指示，便于安置患者和将预定层面送入扫描平面。

（四）扫描床

扫描床用于扫描时按计划将患者预定断面输送到扫描平面。

结构性能	特点
床面材料	透 X 线性能好，没有边框，又要承重能力强。扫描床面为碳素纤维增强塑料制成
床面承重	要求达 250kg
床面行程	要求有较大活动范围，一般 200cm

续表

结构性能	特点
定位精度	要求床面的定位精度达 0.25mm，以保证扫描层定位准确、重复性好
最低高度	扫描床有升降功能，便于患者上下，最低下降到 35cm
互锁功能	与扫描架互锁，保证床面或扫描架的活动不会与对方发生碰撞、挤压患者

二、软件系统及其特性

（一）计算机与图像重建系统

1. 主计算机 主要用于 CT 机系统控制，负责系统管理，图像数据存储，人机对话。一般用标准小型机或微型机。

2. 重建计算机 在处理数据量大的高档 CT 设置图像重建计算机。它是多 CPU 并行处理专用计算机，接受探测器或磁盘传来的原始数据，进行预处理和图像重建。图像数据送主控计算机存储。

3. 软件系统 CT 设有两大软件系统：维修功能软件和诊断功能软件。

（二）控制台

图像显示、记录和存储系统用于整机功能控制，由显示器、键盘、功能键盘、鼠标等组成。显示器按不同的标准可分为单色、彩色显示器，液晶（LCD）、阴极射线管（CRT）显示器，以及竖屏、横屏显示器等。单色高对比显示器常用来作为实时监视器，彩色显示器多用作工作站的 3D 图像后处理等显示用。

（三）工作站

1. 功能 工作站主要用来做图像后处理。在扫描且图像重建完成后，图像的后处理工作在工作站进行。

2. 构成 即一台高配置计算机，配用各种专用软件。它的硬件配置包括 CPU 速度、内存容量、硬盘容量、CD－R、接口、显示器。

（四）主要技术参数

软件系统的技术参数	特点
扫描速度	①指扫描架的转动部分带动 X 线管和探测器对患者完成 360°旋转扫描所用时间 ②扫描时间长的好处是有时间发生较高的 mAs，增加对比度分辨率，但时间分辨率低，患者运动机会多，导致图像质量降低
重建矩阵	①指重建图像时使用的矩阵。它和重建范围共同决定像素大小，影响着图像的空间分辨率 ②常见重建矩阵有 512×512、1024×1024 等
重建时间	①指图像处理机使用采集数据重建出一幅 CT 图像需要的时间 ②重建时间与重建矩阵大小、处理器的主频、内存配置有关
空间分辨率	①指在密度对比 >10% 的情况下，鉴别细微结构的能力 ②表示方法是分辨每厘米的线对数（lp/cm），或能分辨的最小线径（mm）。其换算关系：10/［线对数（lp/cm）×2］ = 可分辨的最小线径（mm）
密度分辨率	①又称低对比分辨率或对比度分辨率，指在一定剂量下，对于确定的对比度，能分辨的最小物体 ②表示能够分辨组织之间最小密度差别的能力
扫描孔径	孔径一般在 650~800mm 之间
扫描架倾斜角度	高档 CT 机扫描架倾角可达 ±30°，中、低档机倾角可达 ±25°

三、附属设备

（一）机房设计

1. 平面布局　CT 机房包括扫描间、控制间、准备间等。结构复杂的 CT，要求设有安置电器柜设备间。一般要求为：扫描间 35~45m²，控制间 15~20m²，设备间 20~25m²，准备间 15~20m²。

2. 电源地线　电源变压器功率要求不能小于设备要求，电源电阻小于 0.3Ω，电源波动小于 10%。地线接地电阻小于 4Ω，接地干线铜质，线径不小于 16mm²。

（二）运行环境

1. 温度　18~22℃。

2. 湿度 45%~60%。

3. 通风防尘 为避免交叉感染，应有新鲜空气补充，又要防尘。

第五节 DSA 设备

一、基本构造及其特性

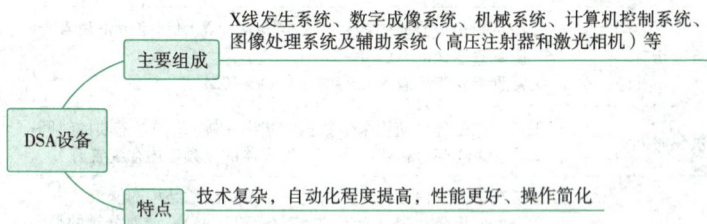

```
                    X线发生系统、数字成像系统、机械系统、计算机控制系统、
              主要组成    图像处理系统及辅助系统（高压注射器和激光相机）等
DSA设备
              特点    技术复杂，自动化程度提高，性能更好、操作简化
```

（一）X 线发生系统

X 线管	热容量大，管电流高。旋转阳极转速高，散热率高
高压发生系统	高频，大功率，脉冲控制
X 线束光器	采用多叶遮光器，用来限制 X 线照射视野，避免患者受到不必要的辐射

（二）数字成像系统

1. DSA 设备数字成像系统采用影像增强器 + 摄像管式摄像机 + A/D 转换或者是影像增强器 + 高分辨率 CCD 摄像机 + A/D 转换。大型 DSA 普遍采用平板探测器数字成像系统。

2. 影像增强电视系统

（1）结构：影像增强电视系统（ATVS）总体的结构为影像增强器、光学系统、电视系统三部分组成。

（2）增强管的主要技术参数

1）转换系数（GX）：它是衡量 X 线增强管转变效率高低的一个物理量。它的定义为输出屏亮度和输入屏接受的 X 线剂量率之比。

2）分辨力：它是衡量增强管分辨图像细节能力的物理量，以每厘米能区分的线对数来表示分辨力的大小，单位为 LP/cm。

3）对比度：它是体现增强管输出图像反差强弱的物理量，通常情况下，对比度越高，增强管输出图像所包含的层次就越多。

（3）电视摄像系统：有摄像管式摄像系统和 CCD 摄像系统两种。

1）摄像管式摄像系统：摄像头、中心控制器（CCU）和显示器组成。

2）CCD 摄像机：CCD 摄像器件由很多个光敏单元组成。CCD 摄像器件由光电转换、电荷存储、电荷转移以及信号输出等部分构成。

（4）光学系统：单通道、双通道、三通道。

3. 平板探测器

```
                        ┌─ 非晶硒平板探测器型 ──── 直接转换式
                        │
平板探测器按探测器 ──────┼─ 非晶硅平板探测器型 ──┐
内部结构分类             │                        ├─ 间接转换式
                        └─ CCD探测器 ────────────┘
```

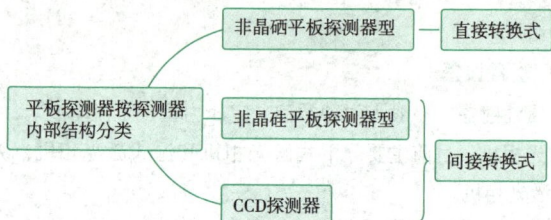

（三）计算机控制系统

1. 系统控制 包括控制 X 线的发生、控制设备的运行。

2. 数字图像的处理

数字减影	①指对某种特定改变前后所获得的图像，通过数字化图像处理，实施减影来突出特定结构 ②主要包括时间减影、能量减影和混合减影等。目前主要减影方式为时间减影，即对同一部位对比剂注射前后分别采集并作减影处理
数字电影	采集速率一般要求 >25 帧/秒，主要用于运动脏器的图像采集
路径图技术	利用同一部位刚做过的 DSA 图像，叠加在透视图像上，作为"地图"指导导管或导丝插入

二、附属设备

（一）机械系统

大型 DSA 设备的机械系统包括机架、导管床、显示器吊架等。

1. 机架

（1）现在 DSA 系统的机架大都采用 C 形臂。C 形臂分类：①按数量分类，单 C 形臂、双 C 形臂。②按安装方式分类：落地式、悬吊式。

（2）功能：角度支持、角度记忆、体位记忆技术、快速旋转和安全保护等。

2. 导管床技术指标 ①高度 45～105cm；长度 >3m。②浮动床面。③床面材料要求均匀、高强、低衰减，承重大于 250kg。④铅防护帘。

3. 显示器。

（二）配套设备

1. 高压注射器 一般为两种类型：定压力型、定流率型。

2. 激光相机 目前主要分干式激光相机和湿式激光相机，大部分使用为干式激光相机。

3. 图像后处理工作站

（1）功能工作站：主要用来做图像后处理。在造影结束后进行图像处理，图像处理后进行打印、存储、刻录及回放等工作。

（2）图像后处理工作站：一台高配置计算机，配用各种专用软件如 3D 显示、仿真内镜、类 CT 功能等。它的硬件配置包括 CPU 速度、内存容量、硬盘容量、CD－R、接口、显示器。

第六节 MR 设备

一、磁体系统构造及其特性

磁体系统的基本功能是为 MRI 设备提供满足特定要求的静磁场，性能直接影响最终图像质量。

（一）磁体的性能指标

主磁场强度	磁场强度越高，图像信噪比越高，成像质量越好，人体对射频能量的吸收也会随之增加，同时增加主磁场强度使设备成本急剧增加
磁场均匀性	①均匀性是以主磁场的百万分之几（ppm）为单位定量表示，ppm值越小表明磁场均匀性越好 ②磁场均匀度是决定影像空间分辨率和信噪比的基本因素，它决定系统最小可用的梯度强度
磁场稳定性	①是衡量磁场强度随时间漂移程度的指标 ②与磁体类型和设计质量有关，受磁体附近铁磁性物质、环境温度、磁体电源稳定性、匀场电源漂移等因素的影响 ③可分为时间稳定性、热稳定性
磁体有效孔径	①孔径过小易使被检者产生压抑感 ②孔径大些可使患者感到舒适，但在一定程度上影响磁场均匀性
边缘场的空间范围	一般用5高斯（0.5mT）线作为标准，边缘场与其范围内的电子仪器相互干扰，故要求边缘场越小越好，通常采用磁屏蔽的方法减小边缘场

（二）磁体的分类

1. 永磁型磁体

（1）磁性材料主要有铝镍钴、铁氧体和稀土钴三种类型。

（2）磁体一般由多块永磁材料堆积或拼接而成。

（3）永磁体的磁场强度一般不超过0.45T。

（4）永磁型磁体的优缺点

1）优点：结构简单并以开放式为主（便于进行MR介入治疗）、设备造价低、运行成本低、边缘场小、对环境影响小且安装费用少等，对运动、金属伪影相对不敏感，磁敏感效应及化学位移伪影少。

2）缺点：①场强较低，导致成像的信噪比较低。②磁场的均匀性较差。③永磁型磁体的热稳定性差，是所有磁体中最差的。

2. 常导型磁体

（1）该磁体的磁场强度与线圈中的电流强度、线圈导线形状和磁介质性质有关。

（2）磁体的线圈通常用铜线绕成，故又称阻抗型磁体。

（3）磁体的功耗较大，同时产生大量的热量，必须配备磁体水冷装置。

（4）线圈供电电源的波动将会直接影响磁场的稳定性，故高质量的大功率恒流电源是常导型 MRI 设备整机系统关键部件。

（5）常导型磁体的优缺点

1）优点：结构简单、造价低廉，磁场强度可达 0.4T 左右，维修相对简便，适用于一些较偏远电力供应充足的地区

2）缺点：工作磁场偏低，磁场均匀性及稳定性较差、维护费用高等。

3. 超导磁体　磁场强度高，磁场稳定性及均匀性较高，MRI 设备中 0.5T 以上的磁体都采用超导磁体。

（1）构成：超导磁体主要由超导线圈、高真空超低温杜瓦容器及其附属部件构成。

1）超导线圈：采用材料是铌钛合金，铌占 44% ~50%，其临界温度为 9.2K，临界场强为 10T，临界电流密度为 $3 \times 10^3 A/mm^2$，机械强度高，做成多芯复合超导线埋在铜基内。

2）低温杜瓦容器是超真空、超低温环境下工作的环状容器，内部依次为液氦杜瓦、冷屏和真空容器等，其内外分别用高效能绝热材料包裹，为减少漏热，容器内部各部件间的连接和紧固均采用绝热性能高的玻璃钢和环氧树脂材料。

（2）超导环境的建立：超导磁体工作温度为 4.2K（ -269℃），即一个大气压下液氦的温度。磁体超导环境的建立需要经历三个步骤：抽真空、磁体预冷和灌满液氦。

（3）励磁：又叫充磁，指超导磁体系统在磁体励磁电源的控制下逐渐给超导线圈施加电流，建立预定静磁场的过程。

1）励磁控制系统由电流引线、励磁电流控制电路、励磁电流检测器、紧急失超开关和超导开关及高精度的励磁专用电源等单元组成。

2）励磁电流的导入一般应遵循从小到大、分段控制的规律。

（4）失超：超导体因某种原因突然失去超导性而进入正常态的过程称为失超。失超是电磁能量转换为热能的过程。

（三）匀场

磁体安装完毕后还要在现场对磁场进行调整，把消除磁场非均匀性的过程称为匀场（shim），是通过机械或电气调节建立与磁场的非均匀分量相反的磁场

```
                    ┌─── 定义
                    │
            匀场 ────┤
                    │                    ┌── 无源匀场
                    └─── 常用方法 ────────┤
                                         └── 有源匀场
```

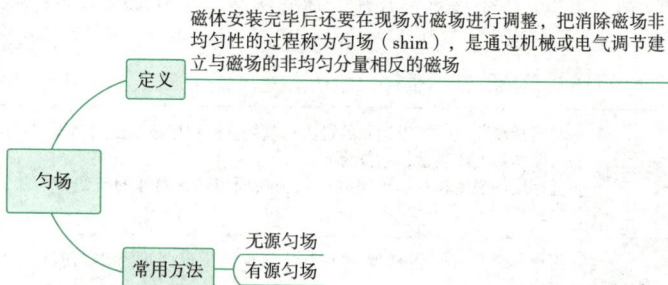

1. 无源匀场　　在磁体孔洞内壁上贴补专用的小铁片（也称为匀场片），以提高磁场均匀性的方法，又称为被动匀场。

（1）无源匀场时金属片的几何尺寸以及贴补位置根据磁场测量的结果确定。

（2）匀场所用的小铁片一般用磁化率很高的软磁材料压制而成，其几何形状及尺寸各不同厂家甚至不同磁体型号均有所不同。

（3）无源匀场可校正高次谐波磁的不均匀，材料价格便宜，不用昂贵的高精度电源。

2. 有源匀场　　通过适当调整匀场线圈阵列中各线圈的电流强度，用局部磁场的变化来调节主磁场以提高整体均匀性的过程，又称为主动匀场。

（1）匀场线圈由若干个大小不等的小线圈组成，这些小线圈分布在圆柱形匀场线圈骨架的表面，构成线圈阵列。

（2）主动匀场是对磁场均匀性进行精细调节的方法，可以减少谐波磁场。在 MRI 系统中匀场线圈的电流均由高精度、高稳定度的专用电源提供。

（3）大多数 MRI 设备的匀场都是无源匀场和有源匀场并用，无源匀场是有源匀场的基础，有源匀场可在系统软件控制下进行。

二、梯度系统构造及其特性

梯度系统对 MR 信号进行空间编码，实现成像体素的空间定位和层

面的选择，在梯度回波和其他一些快速成像序列中，梯度场对激发后自旋质子进行聚相、扰相等特殊作用。梯度线圈用于对磁场的非均匀性校正。

（一）梯度磁场的性能指标

梯度场强度	①指梯度变化时可以达到的最大梯度场强，用单位长度内梯度磁场强度的最大差表示，单位为 mT/m ②梯度场强度越高，可得到的扫描层面越薄，图像的空间分辨率就越高
梯度切换率及爬升时间	①梯度爬升时间指梯度由零上升到预设梯度强度所需的时间，单位 ms ②梯度切换率是单位时间内梯度磁场的变化率，单位为 mT/（m·ms）或 T/（m·s） ③梯度切换率越高，梯度的开启时间越短，梯度磁场强度爬升越快，扫描速度越快，从而实现快速或超快速成像
梯度线性	①线性越好，表明梯度场越精确，图像质量越好 ②距离磁场中心越远，线性度越差，梯度线性不佳，图像的边缘可能产生变形
梯度有效容积	这一区域一般位于磁体中心，并与主磁场的有效容积同心
梯度工作周期	指在一个成像周期（TR）内梯度场工作时间所占的百分比，与成像层数有关

（二）梯度系统的组成及工作原理

1. 梯度系统由梯度线圈、梯度控制器（GCU）、数模转换器（DAC）、梯度功率放大器（GPA）和梯度冷却系统等部分组成。

（1）梯度线圈：MRI 设备需要三个互相正交（X、Y、Z 方向）的梯度磁场进行空间编码，这三个梯度场分别由 X、Y、Z 三个方向的梯度线圈提供。X 向和 Y 向梯度线圈分别用成对的鞍形线圈，对称线圈中流过大小相同方向相反的电流，增加线圈对数可提高梯度磁场线性度。

（2）梯度控制器和数模转换器：梯度控制器发出全数字化的控制信号，由数模转换器接收后，立即转换成相应的模拟电压控制信号，产生梯度放大器输出的梯度电流。

（3）梯度放大器：梯度电流是由梯度放大器产生并输出。梯度放大器是整个梯度系统的功率输出级。

（4）梯度冷却系统：常用的冷却方式是水冷，将梯度线圈经绝缘处理后浸于封闭的蒸馏水中散热，水再由冷水交换机将热量带出。

（5）涡流及涡流补偿：变化的磁场在其周围的导体内会产生感应电流，这种电流的流线在导体自行闭合，称涡电流，简称涡流。

1）涡流的强度与磁场的变化率成正比。涡流可引起 MR 影像伪影，并能引起 MR 频谱基线伪影和频谱失真。

2）克服涡流造成的负面影响的方法：在梯度电流输出单元中加入 RC 涡流补偿电路，预先对梯度电流进行补偿；在梯度线圈与磁体之间增加一个用于屏蔽梯度磁场的辅助梯度线圈；使用特殊的磁体结构，用高电阻材料来制造磁体，从而使涡流减小。

2. GCU 发出梯度电流数值，D/A 将其转换为模拟控制电压，反馈环节是由霍尔元件组成的输出电流测量电路，返回的电压正比于输出的实际电流，该测量值与 D/A 转换器输出的控制电压在波形调整器输入端相加后，将其值送入调整器，再经脉冲调制，产生桥式功率输出级的控制脉冲。

三、射频系统构造及其特性

射频系统是 MRI 系统中实施射频激励并接收和处理 MR 信号的功能单元。射频系统分为发射单元和接收单元两部分。

（一）射频线圈

1. 射频线圈既是原子核发生磁共振的激励源，又是磁共振信号的探测器。用于建立射频场的线圈称为发射线圈，用于检测 MR 信号的线圈称为接收线圈。

2. 磁共振成像的磁场强度在 0.2 ~ 3.0T 之间，相应的工作频率处于 8.5 ~ 127.8MHz 的射频波段。

3. MR 信号的接收和射频激励不能采用电耦合的线状天线，而必须采用磁耦合的环状天线，即射频线圈。射频线圈的分类如下。

分类依据	具体内容
功能	发射/接收两用线圈、接收线圈
线圈作用	全容积线圈、部分容积线圈、表面线圈、体腔内线圈、相控阵线圈（由两个以上的线圈单元组成的线圈阵列）
极化方式	线（性）极化线圈、圆（形）极化线圈
主磁场方向	螺线管线圈（用于横向静磁场的磁体中）、鞍形线圈（用于纵向静磁场的磁体中）
绕组形式	亥姆霍兹线圈、螺线管线圈、四线结构线圈（鞍形线圈、交叉椭圆线圈等）、STR（管状谐振器）线圈和鸟笼式线圈等

（二）射频系统发射单元

1. 功能　在射频控制器的作用下，提供扫描序列所需的各种射频脉冲，在射频发射电路中是通过连续调整 B_1 的幅度来改变 RF 脉冲翻转角度。

2. 构成　主要为射频发射控制器、射频脉冲序列发生器、射频脉冲生成器、射频振荡器（射频脉冲源）频率合成器、滤波放大器、波形调制器、射频功率放大器、发射终端匹配电路及射频发射线圈等功能组件。

（三）射频系统接收单元

1. 功能　接收人体产生的磁共振信号，并经放大、混频、滤波、检波、A/D 转换等系列处理后送至数据采集单元。

2. 构成　接收线圈、前置放大器、混频器、相敏检波器、低通滤波器及 A/D 转换器等。

高频考点速记

1. 普通 X 线设备按结构分类可分为：便携式、移动式、固定式。

2. 用于骨折复位和手术中透视定位的 X 线机是：手术 X 线机。

3. 普通 X 线设备基本构成包括：主控装置、X 线球管、高压发生装置、摄影床、摄影架及支撑或辅助装置。

4. 静止阳极 X 线管的构成包括：阳极、阴极和管壳。

5. 发射电子经聚焦后在阳极靶面上的实际撞击面积称为：实际焦点。

6. 对比记忆

（1）DR 优点：工作流程快、辐射剂量低、图像失真小、信号损失小、图像动态范围宽。

（2）CR 优点：灵敏度较高、具有很高的线性度、动态范围大、识别性能优越。

第六章　PACS 技术

第一节　PACS 发展与组成

一、PACS 的发展

1. 图像存储与传输系统（PACS） 是应用在医院影像科室的信息系统，与临床信息系统（CIS）、放射学信息系统（RIS）、医院信息系统（HIS）、实验室信息系统（LIS）等同属于医院信息系统。

2. PACS 的主要任务 是把医学影像以数字化的方式保存起来，当需要的时候能够快速调取浏览和使用；并同时具有图像诊断和图像管理功能。

3. 分类 PACS 系统根据其规模大小可划分为基于影像科室或某个部门的小型 PACS 系统；将影像服务扩展到医院的院级大型 PACS 系统；以及通过将某个地区的医疗资源应用信息网络技术整合在一起的区域 PACS 系统。

二、PACS 的构架和工作流程

（一）组成及架构

1. 基本组成

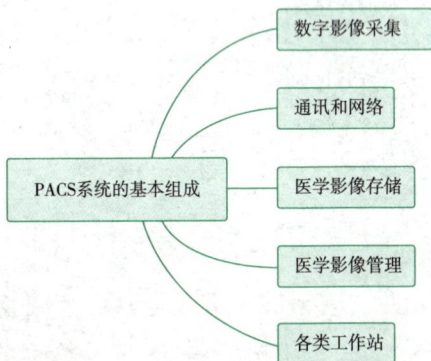

2. PACS 系统的软件架构　主要有 C/S 和 B/S 两种形式。

鉴别要点	C/S 架构	B/S 架构
别称	Client/Server（客户机/服务器）架构	Browser/Server（浏览器/服务器）架构
特点	将运算任务合理分配到客户机端和服务器端，降低了整个系统的通信开销，可以充分利用两端硬件环境的优势	用户界面完全通过万维网浏览器实现，一部分运算在客户端的浏览器上实现，但是主要运算是在服务器端实现
使用	客户机需要安装应用程序，才能查询数据，调取影像	医学影像显示工作站只需要打开万维网浏览器（比如 IE）就可以查询数据和调取影像
常用网络	局域网	广域网
优点	信息安全性更高。客户端运算内容较多，因此减少了网络数据的传输，运行速度快，界面更加灵活友好	有利于信息的发布；客户端只要有浏览器就可使用，通常不限定操作系统，不用安装软件，对客户端计算机性能要求较低，软件升级更容易
缺点	所有客户端必须安装相同的操作系统和软件，不利于软件升级和随时扩大应用范围	信息安全性较弱

（二）PACS 的工作流程

1. 入院办卡　患者首先需要在医院办理就诊卡或住院登记。

2. 开具申请单　在临床医生处开具检查申请单，之后才能到达放射科进行检查。

3. 安排检查，预约登记 PACS/RIS　在到达放射科后，首先需要使用登记预约工作站进行预约登记，即由放射科的接诊人员为患者安排检查。

4. 图像采集，影像设备　患者到相应的检查室进行检查，即由技师操作医学影像采集设备进行影像采集。

5. 图像管理和存储　影像采集生成的图像将会被发送到 PACS 系统进行管理以及在存储器中储存。

6. 图像阅览/诊断　医师将使用医学影像显示工作站调取 PACS 系统中的图像，并进行图像的阅览、历史图像的比较、测量与处理、最后做出影像的诊断。技师和医师还可以通过图像后处理工作站调取 PACS 影像，对影像采集设备产生的图像进行后处理操作，生成二维或三维的图像。

7. 医学图像与诊断报告，以电子方式或实物方式，传送到临床医师和患者处。

三、数字影像采集

PACS 系统通常连接着大量的影像采集设备。典型 PACS 的组成部分就包括各种类型的影像采集设备，它们可能是 CT、磁共振仪（MRI）、直接数字化 X 线摄影（DR）、计算机数字化 X 线摄影（CR），还可能是核医学扫描机、正电子发射断层扫描（PET）、超声、病理、内镜，更可能是冠状动脉造影（CCA）、心电图（ECG）等，甚至还有胶片扫描仪。

四、通讯和网络

PACS 可以借助各种形式的网络进行图像的传输。当前的 PACS 主要借助于使用 TCP/IP 协议的局域网进行通讯。局域网的特点是网络构成成本低，网络成熟稳定，网络传输速度快。

五、医学影像存储

1. 医学影像存储由在线高速主存储设备、近线存储设备以及备份存储设备构成。

（1）在线高速主存储设备：用于保证医院对大容量、高速度、高可靠的数据短期（约 3 年）存储要求。数字化的医学影像都会保存在 PACS 系统的本地存储器上，以便进行图像的调取。

（2）近线存储设备

1）存取速度没有在线存储设备高，但是价格相对低廉，以满足数据长期存储的需要。

2）近线存储通常会保存整个 PACS 系统的所有影像，当需要调取不常用的长期历史数据，且高速在线主存储设备中已经删除时，PACS 系统会从近线存储设备中调取。

（3）备份存储设备：通常情况下，在 PACS 系统的建立时就会同步建立一套完整的图像备份存储。备份存储设备分为在线备份存储设备和离线备份存储设备。

1）在线备份存储：是将影像数据备份到硬盘阵列、磁带库或光盘塔中，不需要人工更换存储媒介即可读取图像数据。

2）离线备份存储设备：制作的光盘、磁带已经从设备上移除，读取其中数据则需要人工更换这些存储媒介。

2. 目前通常采用硬盘阵列进行图像的存储。光盘、大容量磁带都是PACS 备份系统曾经使用的主要存储介质，它们的优势是价格便宜、保存时间长；弱点是读取速度慢，需要额外的人工整理等。

六、医学影像管理

1. PACS 系统管理的医学影像通常为 DICOM 格式，这些影像除了图像以外，还含有标准的医学图像信息，比如患者的基本信息、检查信息等。

（1）当 PACS 系统接收到 DICOM 格式的图像后，会将医学图像信息进行提取，保存到 PACS 服务器的数据库中，以便索引和查询。

（2）所有 DICOM 格式的图像保存在 PACS 系统的本地存储器中。

2. 当医生进行调取时，首先通过医学图像显示工作站的软件查询PACS 服务器的数据库，确定所需调取的图像；然后再从 PACS 系统的本地存储器中将图像传送到医学影像显示工作站上进行展示。

第二节　PACS 运行

一、PACS 系统管理

PACS 的日常管理涉及硬件、软件、网络、数据、用户等方面，系统管理的目的就是保证数据的可用性、完整性和机密性。

（一）PACS 软硬件管理

1. 需要定期查看 PACS 系统硬件（主要为服务器、交换机）是否运转正常，是否硬件有提示报错，并及时排除问题。

2. 软件方面，需要定期登录 PACS 系统的管理软件或操作系统，查看系统的运行状况，是否有系统报错，并及时通知厂商工程师予以解决。

（二）存储管理

PACS 的主要功能是存储和管理患者检查时所产生的图像数据。这些图像全部保存在 PACS 本地存储器中，需要定期检查存储器的使用状况，在存储空间用尽前需要规划扩充方案。

（三）数据管理

在 PACS 系统中同一个患者只能有一个患者 ID，否则 PACS 系统无法识别多次检查属于同一患者。数据的修改、删除、浏览应该是可以追溯的。

（四）医学设备管理

向 PACS 系统输入或从 PACS 系统调取图像的医学设备应该受到严格控制。只有符合接入要求并可以遵守使用规范的设备才允许接入系统。

1. 不规范的设备接入系统可能造成数据混乱、系统性能下降、泄露隐私、传播计算机病毒等问题。

2. 影像采集设备与 PACS 系统进行 DICOM 连接通常需要完成的连接配置工作：工作列表、图像传输。

3. 配置内容：在影像采集设备和 PACS 系统中分别配置对方的 IP 地址、应用实体名称和端口号。

4. 应该经常对查看医学影像的医用显示器进行校准，保证检查、诊断、后处理等岗位图像显示的一致性。

（五）安全性管理

1. 为每个 PACS 的使用者提供单独的用户，避免过于简单的密码造成账户被冒用。

2. 为每个用户配置系统的访问权限，避免用户越权修改、删除、浏览数据。

3. PACS 系统所覆盖的所有计算机设备应设置防控计算机病毒的机制，避免计算机病毒在 PACS 系统范围内爆发。

（六）统计分析管理

PACS 系统可提供日常工作的查询、统计，可生成各种医学统计信息、工作量信息、收费信息的报表，以便随时掌握放射科的运营情况。

二、远程放射学

1. 概念 远程放射学是指放射检查影像通过网络从患者检查所在的医院传送给位于远端的放射诊断专家，使其能快速根据影像进行诊断，并将诊断结果通过网络返回给患者检查所在的医院。

2. 意义 远程放射学能将符合诊断要求的图像无损失地传送给放射诊断专家；提高诊断效率；缩短了从生成图像到获得诊断结果的周期；提高诊断准确率。

三、系统安全

（一）PACS 的硬件系统

1. 应采用高可靠性服务器集群模式，才能消除单点故障。保证当一台服务器发生单机故障时，PACS 系统仍可以正常运转，在多个服务器故障时，仍能保证部分服务正常运转及数据的安全性。

2. 系统硬件的安全性是以资金投入为代价的，故在满足其安全性和稳定性目标的原则下，同时应考虑医院的预算能力。

（二）PACS 的软件

PACS 的软件权限关系到整个系统的安全，因此系统使用中应验证用户身份和使用权限，防止越权操作，必须杜绝非授权人的侵入。

1. 系统的所有用户由系统管理员统一创建，并根据该用户在业务流程中担任的角色设置用户权限。

2. 每个用户必须使用各自的 ID 和密码登录系统，访问系统中的数据。

3. 用户如离开系统时应及时退出，以防他人非法使用，造成信息的篡改、泄露、丢失。

（三）医学影像管理

PACS 的影像数据安全是系统安全中的重点，医学影像管理需遵循的原则如下。

1. 以患者为中心的医疗记录。

2. 确保影像数据的安全性。

3. 数据内容可以被复制，但不可以被随意更改。

4. 数据内容未经授权不可被随意获取。

5. 数据内容不可以被删除。

6. 数据内容一旦被修改，应当保留下修改痕迹。

四、与 HIS/RIS 系统集成

1. 医院信息系统（HIS） 利用电子计算机和通信设备，为医院所属各部门提供患者诊疗信息和行政管理信息，具有收集、存储、处理、提取和数据交换的能力，是满足授权用户所需功能的平台。

2. 放射科信息系统（RIS） 与 PACS 系统共同构成医学影像学的信息化环境。放射科信息系统是对医院影像科室工作执行过程进行管理的计算机信息系统，主要实现医学影像学检查工作流程的计算机网络化控制、管理和医学图文信息的共享。

3. 所有的 PACS 系统，都应当与现有的医院信息系统进行集成。

4. HIS/RIS 系统集成 实现了数字化方式的数据传递。这样的传递效率更高；避免人工录入产生错误；减少纸张使用。

五、日常维护

1. PACS 系统日常维护管理工作主要包括：硬件管理、软件维护、数据管理、用户及权限管理等方面。

2. 积极主动的应急方案需包含的要点：及时判断、统一调度、病患疏导、事后处置。

第三节　国际标准和规范

DICOM 标准

1. DICOM 中文直译为"医学数字成像与通信"。DICOM 标准同时也是国际标准：ISO 12052。

2. 为规范医学影像及其相关信息的交换，美国放射学会（ACR）和美国国家电子电器制造商协会（NEMA）联合推出 DICOM。

3. 医院在采购影像成像设备时必须要求设备配置 DICOM storage（存储）、send/receive（发送/接收）、query/retrieve（查询/检索）、worklist（工作列表）、print（打印）、MPPS（设备执行程序步骤）等功能，以方便其顺利接入 PACS 系统。

4. DICOM 对于医学图像的支持范围也远不止于放射学领域内的各种影像，例如：CT、MRI、CR、DR、PET、DSA、乳腺钼靶等；更涵盖了心脏病学、放射肿瘤学、口腔、病理学等一系列领域。

第四节　PACS 临床应用

一、影像部门的应用

1. PACS 可以有效提高影像部门的工作效率，同时大幅减少工作失误；使技师和医师摆脱录入、整理等辅助工作，更关注于摆位、投照、诊断等本职工作。

2. 影像部门的医师可以对比浏览患者多年前的历史图像和报告资料，查看患者病情的发展过程，对疾病进行深入的研究和整理；并且可以提取 PACS 中的医学图像对其进行二维或者三维的图像后处理，甚至进行计算机辅助诊断。

二、临床部门的应用

1. 院级大型 PACS 系统必须能够囊括整个医院的影像信息，满足放射、超声、核医学、内镜、病理等多个影像科室的工作流程和需求，提供不同临床科室大量应用影像的科室专用的解决方案，以经济、有效的方式将影像资料和相关信息发布到医疗机构内外。

2. 院级大型 PACS 系统不但能够将影像检查及相关信息快速、有效、安全和经济地发送至医疗机构的各个角落，而且必须满足不同临床科室的应用需求，提供基于影像的分析、处理、操作和记录工具，帮助临床医生更好、更快地为患者提供优质、节省的医疗服务。

3. 目前，非常前沿的 3D 打印技术，也可以通过 PACS 中的影像实现骨骼、器官、血管模型的打印，并应用于临床的教学和科研领域。

高频考点速记

1. 不限定操作系统，不用安装软件的架构是：B/S 架构。

2. 备份存储设备分为：在线备份存储设备、离线备份存储设备。

3. 不需要人工更换存储媒介即可读取图像数据的备份存储设备是：在线备份存储。

4. PACS 的工作流程是：入院办卡；开具申请单；安排检查；预约登记；图像采集，影像设备；图像管理和存储；图像阅览/诊断；医学图像与诊断报告，以电子方式或实物方式，传送到临床医师和患者处。

5. 对比记忆

（1）C/S 架构：用在局域网内，信息安全性更高。

（2）B/S 架构：用在广域网内，信息安全性较弱。

第七章 图像质量控制

第一节 图像质量管理

一、基本概念、必要性和目标、程序及体系

（一）基本概念

1. 质量

（1）广义地讲，质量是指"决定产品的适用性的性质"或"为达到产品的使用目的应具备的性质"。

（2）对医学影像诊断来说，质量是指"影像本身或该项检查固有的、决定是否能满足临床诊断目的、作为评价对象的性质的总和"。好的影像质量是诊断质量的保证。

2. 质量保证（QA） 是质量管理体系中的重要概念，是为了让用户确信产品生产过程或服务质量能够满足规定质量要求所必须有的计划和系统的所有活动。

3. 质量控制（QC） 是质量保证的一部分，是为保持某产品的质量能满足规定的质量要求所采取的作业技术或活动。

（1）它覆盖了按设备所有性能特征的必需水平的监测、评价、维护，这些特征有明确的定义，并且可测量和可控制。

（2）它包括日常的、间断的、对影像设备参数的测试，以确保影像质量的合格。

（3）它要求建立一套设备运转允许的参数范围。当测量参数超出该范围，修正措施开始执行。

（4）它适用于如设备验收检测、日常的维护、X线设备的防护等。

4. 质量管理（QM） 是指导和控制影像质量的一切活动，包括 QA 和 QC 活动的全部过程。其主要包括下面几个方面的组织协调活动。

（1）以最低的辐射剂量获得最好的影像质量。

（2）获得能充分满足临床诊断需要的符合质量标准的影像。

（3）引进高质量的成像设备。

（4）全员参与并同时努力开展的 QA、QC 的活动。

5. 全面质量管理（TQM）　以质量为中心，以全员参与为基础。

（1）目的在于通过让服务对象满意和本组织所有成员及社会受益而达到长期成功的管理途径。

（2）对于医学影像，其重要意义在于树立全员的质量意识，明确影像质量既是影像学科全员的存在价值，又是患者的期望。质量等于用户（患者）的利益，其结果是质量提高，本部门的利益也会得到提高和发展。

6. 持续质量改进（CQI）　指通过过程管理以及改进工作使产品得以满足被服务对象的需要。

（1）它是在全面质量管理基础上发展起来的，更注重过程管理和环节质量控制的一种新的质量管理理论。

（2）它具有先进的系统管理思想，强调建立有效的质量体系，目的是使患者及其家属满意和获得好的效果。

（3）其必然效果是降低成本，减少浪费。

（4）质量改进是一种持续性的研究，探索更有效的方法，使质量达到更优、更高的标准。

（二）质量管理的必要性和目标

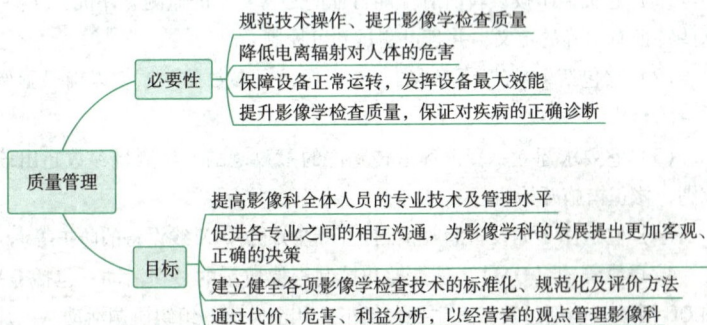

规范技术操作、提升影像学检查质量

降低电离辐射对人体的危害

保障设备正常运转，发挥设备最大效能

提升影像学检查质量，保证对疾病的正确诊断

必要性

质量管理

目标

提高影像科全体人员的专业技术及管理水平

促进各专业之间的相互沟通，为影像学科的发展提出更加客观、正确的决策

建立健全各项影像学检查技术的标准化、规范化及评价方法

通过代价、危害、利益分析，以经营者的观点管理影像科

（三）质量管理程序及体系

1. 质量管理程序

（1）首先应建立一个由管理者共同参与的组织架构（或成立 QC 小组）。质量管理是一种活动，是一项组织行为。故建立一个完整合理的质量管理组织是做好质量管理工作的前提。

（2）然后制定质量管理制度、通过各种形式进行质量教育、开展质量监测，并选定一项或几项需要进行质控或改进的事项，即质量存在的问题点，管理者与全员要对所选题目（问题点）包括建立目标及其理由，要通过全员、全过程和全盘采用科学的方法对现状分析、原因分析、对策探讨、对策实施、效果确认、标准化的制定、评估、总结和反馈等所有程序展开全面分析后达成共识。

（3）最后按一定的管理程序开展 QC 工作。

2. 质量管理体系的建立

（1）成立组织机构

1）质量管理组织人员应包括科室行政管理者、影像诊断医师、影像技师、工程师和医学影像物理师等。

2）负责 QA 和 QC 程序的整体规划，制定目标和方向，决定政策，并评估 QA 活动的效果等。

（2）建立质量信息系统

1）质量信息是质量保证体系的基础，据此做出决策，组织实施，并通过质量控制，达到提高影像质量的目的。

2）信息反馈来源包括日常质量评价的分析结果、影像设备的运行质量检测以及有关影像质量管理和放射防护的文献、文件、法规等。

（3）制订质量保证计划：QA 计划主要包括质量目标、功效研究、继续教育、质量控制、预防性维护、设备校准和改进措施等。通过制订质量保证计划并组织实施，应达到以下目的：

1）改善影像诊断信息，确保影像质量符合临床诊断要求的标准。

2）在达到医学诊断目的的情况下，确保受检者和工作人员的辐射剂量达到规定最低水平。

3）有效地利用资源，节约医疗费用，获得较好的经济效益。

4）确保有关影像技术质量管理及放射防护的各项法令、法规严格执行。

（4）实行管理工作的标准化、程序化

1）科室全体人员参与，根据岗位责任制内容，明确各级各类人员的责任分工及职责、权限。

2）对各类诊断设备及其附件必须实行质量控制，包括质量参数的选定及参数的评价标准、测试方法和频率、使用测试工具和记录表格等。

3）购买新设备的程序及验收要求。

4）对设备使用期间的检测和维修计划。

5）技术资料档案的保存和各种数据的收集与汇总分析、规定各类专业人员的培训与考核。

6）对检测结果的评价及采取的行动。

7）制定相关影像质量标准与被检者的辐射剂量限值。

8）对质量保证计划实施情况的检查和效果的最终评价。

二、管理方法

1. 从质量管理学角度出发，医学影像应以成像技术为基础，应用管理学的理念与方法将成像过程的各个环节统筹形成一个有机的链条，从中认真分析整体中的各个细微环节，来真正把握影像质量控制的最佳流程，进而提高影像质量。国际标准化组织（ISO）9000 族标准作为一种全面质量管理体系，正逐步被医院所接受，医学影像科的质量管理也随之引入 ISO 的质量管理方法。

2. ISO 质量管理体系的要求

（1）负有执行领导职责的管理者，必须规定质量方针、质量目标和对质量的承诺。

（2）质量方针应体现医院设定的质量目标及患者的期望和需求，也是医院质量行为的准则。

（3）对从事与质量有关的管理、执行和验证工作人员，必须用文件规定其职责、权限和相互关系。

（4）管理者应按规定的时间间隔对质量体系进行评审，确保持续的适宜性和有效性。

（5）对不达标的影像质量的控制有纠正和预防措施。

（6）整个管理过程，均须有文字记录，并形成文件。

3. 新版 ISO 9000 族标准更注重以"服务对象导向"为主的管理理念及服务对象的需求。强调质量第一，用户第一，一切以预防为主，用数字说话，按照计划（plan）、执行（do）、检查（check）和总结（action）即 PDCA 的全面管理模式，着重预防在先的精神办事。

4. ISO 质量管理方法的优势

（1）优化了检查工作程序，提高工作效率：X 线、CT 及 MRI 检查流程规范化和标准化，坚持执行最优的检查流程，并结合放射科数字化摄影技术、影像及报告传输系统，有效地提高了工作效率，缩短患者检查及等候报告时间。

（2）规范了诊断报告审核程序，提高诊断准确性：诊断报告依据规范化的国内外通用诊断报告格式书写，三级医生审核签字，有效保证诊断报告的规范化，提高诊断准确性，减少失误。

（3）严格执行质量记录和技术记录的管理程序，有效改进工作中的不足和失误。针对技术人员和诊断人员日常工作中的失误，及时记录、存档，并提出相应防范对策，以备下次改进。

（4）针对影像检查各个环节的不足和失误，进行不断改善、持续改进，能有效保证放射科各项工作满足患者和临床需要。

5. 质量管理的方法就是全员参与，充分发挥组织管理和专业技术的作用，建立完整的质量保证体系和质量控制体系，制定科学的、统一的质量管理和评价标准，确保影像质量、设备质量、辐射防护质量、人员工作质量以及成本管理等处于最佳运行状态。

三、主观、客观和综合评价法

X 线影像诊断的正确性，相当程度上依赖于 X 线影像的质量，而影像形成过程中的每个环节都可能导致影像质量下降。影像质量下降的后果是使诊断信息丢失，影响正确诊断。影像质量评价是对影像形成过程中的各个环节的性能进行评价，从而确定所成影像的质量好坏及是否符合诊断需求。

```
                           ┌─ 主观评价法 ─┐
                           │             │
            评价方法分类 ──┤  客观评价法  │
                           │             │
                           └─ 主、客观相结合的综合评价法 ─┘
```

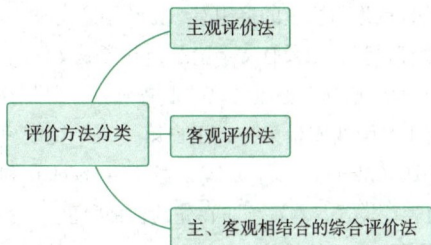

（一）主观评价法

1. 概述 主观评价通过观察者（评价者）视觉和主观判断进行的评价，其评价结果容易受人（观察者）的主观因素影响，不同的观察者得到的结果可能不尽相同，甚至差别迥异，可操作性差，缺乏客观性，不全面。

2. 主要方法

（1）分辨力评价法：是以人的视觉感觉到的能分辨清楚的影像细节来评价影像质量的方法。简便易行，操作方便。但因人而异，不够全面。

（2）模糊数学评价法。

（3）ROC 曲线法：又称受试者操作特性曲线，其主要用途如下：

1）不同成像方法效能的比较。

2）对不同的测试者运用同一成像方法的技能比较。

3）对不同的成像条件运用相同观测者的效果比较。

4）用 ROC 曲线的 A_z 面积大小比较 CR、DR 等数字成像系统后处理功能不同参数的作用。

（二）客观评价法

1. 概念 客观评价是用测定构成影像中的一些物理属性（参数）和特性来评价影像质量的方法。

2. 主要方法

（1）均方根值（RMS）和维纳频谱（WS）评价法

1）RMS 是描述 X 线影像噪声特征的物理量，即统计学中描述"统计涨落"的物理量。

2）WS 也称噪声功率谱，是描述 X 线影像中噪声能量随空间频率变化的特性，表示了噪声和空间分辨力的关系。

（2）调制传递函数（MTF）评价法：是描述成像系统分辨率特性的重要参量。

（3）噪声等价量子数（NEQ）和量子检出效率（DQE）评价法。

（4）信噪比（SNR）和特性曲线法等。

（三）综合评价法

综合评价法是指以诊断要求为依据，用物理参量作为客观评价手段，再以成像的技术条件作保证，三者有机结合，而且应尽量减少受检者辐射剂量的综合评价法。

1. 影像质量综合评价标准

（1）影像显示标准：指在影像上能显示的解剖结构和细节，用可见程度来表征其性质。

可见程度的表征分级	显示
隐约可见	解剖结构可探知，但细节未显示，只特征可见
可见	解剖结构的细节可见，但不能清晰辨认
清晰可见	解剖结构的细节能清晰辨认，从而有助于作出准确的诊断

（2）影像画面：质量标准，位置正确，符合诊断学要求，影像画面布局合理，无人为阴影及其他弊病。

（3）成像技术参数：为满足诊断学要求所必需的成像技术参数要合理组合。包括摄影设备、标称焦点、管电压、总滤过、滤线栅比、摄影距离、照射野大小控制、曝光时间、防护屏蔽等。

（4）受检者辐射剂量限值：影像综合评价标准同时给出各种摄影类型的标准体型下，患者体表入射剂量的参考值。

（5）影像密度值范围：密度是构成影像的基础，对比度是影像形成的本质。设定的不同部位特定解剖点的密度值范围，是作为定量评价照片影像质量标准的参考值。

2. 标准影像必须遵守的一般规则

（1）影像显示能满足诊断学要求。

（2）影像注释完整、无误。

（3）无任何技术操作缺陷。

（4）用片尺寸合理、照射野控制适当。

（5）无影像整体布局美观，无影像诊断的变形。

（6）对检查部位之外的辐射敏感组织和器官应加以屏蔽。

（7）影像显示锐利度好，噪声水平适度，曝光指数在推荐范围内。

第二节　CR 与 DR 图像质量控制

一、CR 图像质量控制

（一）空间分辨力

1. 成像板的高对比（极限）分辨力　取决于几个因素，物理因素方面的局限性包括荧光板的结构和厚度、激光点的尺寸、荧光体内由于调制而引起的可见光散射、"预采样"信号的损失。

（1）照在荧光体层上的激光点的有限直径以及 PSL 的扩散，尤其是在深度上的扩散，增加了模糊度。

（2）数字影像像素尺寸在 $100 \sim 200\mu m$ 之间，达到了成像板成分和激光点尺寸的物理极限，从而决定了系统的最大空间分辨力。

（3）CR 的较小荧光板通常比较大的能提供较高极限分辨力，原因是像素尺寸与成像板的尺寸有关。

（4）使用高分辨成像板时，较薄荧光体层可以增加分辨力（锐利度）。

（5）探测效率需要较高的辐射剂量。

2. 混叠效应（尼奎斯特频率以上的预采样高频信号反射回到较低空间频率的影像中）　会对成像板影像产生副作用，这种人为的信号由采样不足引起，分别受像素尺寸和数字影像矩阵的限制。

（1）在快速扫描方向上用低通滤过可减少或消除这些高频信号，从而降低混叠效应。

（2）频率响应得以改善的较小和/或高分辨力成像板，将会受混叠信号的影响更严重。

（3）混叠的影响增加了影像噪声，降低了成像板的量子检出效能（DQE）。

3. 常规 CR 的最大分辨力　为 5LP/mm。

（二）对比度分辨力

1. 在大多数 CR 系统中，像素值随着光激励发光的对数值改变，或等于成像板的辐射剂量对数值，因此像素值之间的数量差异就是对比度。

（1）CR 系统的对比感度或探测能力，不仅依赖于用于表达每一像素的位数，而且依赖于系统增益和相对于对比差异的整体噪声幅度。

（2）在影像中区分一个信号的能力，主要依赖于固有的物体对比度、噪声量、影像观察条件、观察者辨别小尺寸低对比区域的局限性。

2. 成像板影像提供的对比探测能力等同于屏－片影像。屏－片探测器的对比度受限于特定的摄影感度（传统探测器宽容度和胶片对比度的权衡），而 CR 影像对比度受噪声限制。

3. 有几种噪声源作用于影像的整体噪声，成像板中所吸收 X 线的随机变化决定了量子噪声成分，在读出过程中激励发光的变化会引起输出信号的明显改变。成像板相对于典型稀土双屏暗盒较低的探测效率，是噪声增加的一个主要原因。

（三）量子检出效率

1. 量子检出效率　描述了与空间频率相关的信息探测效率，它依赖于荧光屏的量子检出效率和形成最终影像中每一步骤的噪声。这包含每吸收一个 X 线光子所俘获的电子数、潜影激励和发射过程的噪声、电子信号的转换噪声、与数字化相关的噪声、最终输出影像显示时的噪声。

2. 存储荧光体的大区域、零频率 DQE 描述

$$DQE_{PSP} = \frac{X_{abs}}{[1 + CV(E)][1 + CV(el)][1 + CV(S)] + <g>^{-1}}$$

（1）X_{abs} 是荧光层中吸收的入射 X 线量子数。

（2）CV（E）是荧光层中吸收的 X 线能量的变化系数。其依赖于钡的 K 边缘与频谱的交叠以及 X 线的 K 特性逸脱。

（3）CV（el）是对于给定吸收能量的俘获电子数量的变化系数。

（4）CV（S）是对于给定俘获电子数量从荧光体中形成的可见光信

号的变化系数。

（5）＜g＞是每吸收一个 X 线光子时在光电倍增管中探测到的光电子的平均数量（大区域响应函数）。

3. 穿过患者的典型 X 线能谱在 80kVp 时，标准分辨力荧光板的 DQE（0）约等于 0.25，高分辨力荧光板的 DQE（0）约为 0.13。

（四）影像显示

1. 激光胶片打印机将数字影像模仿传统屏 - 片摄影的模式转换成照片影像，通过透射方式进行观察。在一些 CR 系统中，影的尺寸必须按照荧光板尺寸和输出胶片的格式，缩小到限定的大小范围。

2. CR 影像的硬拷贝方式向用户提供了一幅单一的照片影像，从而丢失了便利显示处理的主要优势。为了提供两幅不同的灰阶/边缘增强的影像，影像尺寸要进一步缩小以便在一张胶片中容纳两幅影像。这种二合一格式在小尺寸 CR 照片（约为 26cm × 36cm）上，需要将 35cm × 43cm（14 英寸 ×17 英寸）的观察野减小 50%。

3. 在 35cm×43cm 胶片上可进行全视野打印，采样矩阵可达到约为 4000×4000 像素，也就是说在整个视野内可以提供 5lp/mm 的高空间分辨力。对于网络激光打印机，大胶片打印模式可适用于数字影像数据内插和外插而得到的数字矩阵大小的范围。在此大格式胶片下，许多激光打印机稍微减小 5% 的尺寸。

4. CRT 监视器应用于"软拷贝"显示。

（1）来自 CR 阅读仪的数字影像，出于不同的目的显示在 CRT 监视器上，包括患者正确摆位的确认、质量控制检查和影像修正、最初诊断、临床参考。

（2）通常情况下，用于放射初步诊断的高分辨力、高亮度、多幅显示监视器，临床医师查阅影像所用的中等分辨力显示终端，以及常规彩色显示器/个人电脑系统，代表着监视器质量的三个等级。

（3）监视器具有一系列的特性，包括比标准灯箱低的发光水平、荧光发射产生影像而不同于照片的光线透射、固有的非线性显示传递函数、亮度消退、几何失真、散焦。

（五）伪影

硬件伪影	①主要产生于成像板、影像阅读仪、硬拷贝打印机或冲洗机 ②最普遍的是 IP 的暂时性缺陷，诸如灰尘、污物和幻影（擦除不完全），这些伪影可以通过对成像板的清洁和/或擦除而容易校正。持久的 IP 伪影可以考虑刮擦痕或使用寿命，有必要进行更换
CR 信息转换的伪影	产生来源：①激光扫描操作不当；②激光扫描灰层；③辊轴紧密度不适；④阅读器擦洗未干；⑤光电倍增管匹配伪影；⑥影像读取伪影
软件伪影	产生的主要原因：处理菜单的不适当选择会导致直方图标准化、动态范围定标和输出照片密度的偏差
物体伪影	产生原因：被照体摆位错误、扫描线与滤线栅形成的明显干涉图、偶然信息丢失、或高通频率处理
照片伪影	影像记录伪影对于 CR 来讲就是激光胶片，CR 照片减少了常规 X 线摄影因漏光所产生的伪影，以及胶片本身所产生的伪影
其他伪影	①激光打印机伪影；②洗片机产生的伪影；③移动模糊伪影；④操作者错误引起的伪影

（六）定期维护

定期质量控制检测，对于检查系统性能和维持最优化影像质量是必需的。每天、每周、每月、每年的推荐检测步骤都是执行 QC 程序的一部分。

1. 操作人员的应用培训

（1）技师需要至少一周的岗位培训，还应在最初培训一到两个月后再经过一星期的进一步强化培训。

（2）放射医师应该在系统的最初使用过程中与应用专家沟通，按照自己的喜好进行特殊影像处理算法。

（3）物理师应该关注处理算法功能，指导自己如何去调整影像外观和创建检查算法。

（4）医院工程人员应该接受简单预防性维护任务和恢复最低程度错误的培训。

2. 每天的维护

（1）在开始使用 CR 前，要全面检查整个系统的工作状况，各系统显示、连接是否正常，IP 板的常规维护和残影的消除状态，检查打印机是否已经打开（有的打印机电源与阅读器的电源相连）、打印机内胶片所剩的数量和打印机的工作状态，存储系统的工作状态以及与 RIS/HIS 系统的连接状况等。

（2）视察系统的运行情况，包括阅读仪、ID 终端和影像观察监视器；制作激光成像感光测量胶片条并测量照片密度；检查胶片供给；检查激光相机运行状态。

3. 每周的维护

（1）清洁 CR 系统和激光相机的过滤器和通风孔。

（2）擦除所有很少使用或没有流通的成像板。

（3）验证软拷贝观察工作站的监视器校准（SMPTE 模体），对比度/亮度设定在 0～5% 和 95%～100% 小斑块都可见。

（4）视察暗盒和成像板，有必要按照生产商的指导进行清洁。

（5）采集测试模体影像，并在计算机数据库中编入目录。

（6）当超出预设定的界限时，核查系统性能并采取措施。

4. 每月的维护

（1）执行量化 QC 模体分析（如低对比、空间对比度、信噪比等的"抽查"）。

（2）检查照片重拍率，概观曝光指数，确定不可接受影像的产生原因。

（3）检查 QC 数据库，确定问题的原因并执行校正措施。

（4）对所有成像板执行线性/感度测试；视察/评估影像质量；抽查影像处理算法的适用性；执行验收检测步骤以确定和/或重新建立基准值；检查重拍现象、患者曝光量趋向、QC 记录和设备维修记录。

二、DR 图像质量控制

（一）DR 图像质量的评价方法

成像系统的质量检测与评价方法多种多样，但应用到具体的数字成像系统中又有许多特点，不能完全按照传统的模拟成像的方法用于数字化成像的评价，必须紧密结合计算机知识和数字图像的基本特点，进行数字成像系统的质量评价。

1. 数字成像的客观评价及主观评价　传统上对模拟成像进行评价的指标包括，客观评价中的调制传递函数（MTF，反映系统固有空间分辨率）和噪声功率谱（NPS，反映噪声水平），主观评价中的受试者操作特性曲线解析法（ROC，代表检出的信息量）。随着数字成像系统的发展和普及，有一些评价方法自然也运用到对数字成像的评价中来。

（1）MTF 一直作为线性或非线性成像系统空间分辨率特性的度量标准。

MTF 的计算方法	特点
矩形波测试卡法	测试数据是离散的，拟合的 MTF 曲线过于粗糙，且无法得知实际的截止频率
狭缝法	较为精确，用于数字成像系统的测试也已成熟，不足之处是在将像素值的 LSF 进行标准化时，要进行截尾处理，容易产生截去误差，结果在低频区计算的 MTF 值偏高
刀刃法	测量 DR 的预采样的 MTF 能更好地显示高频区内容，提高了预采样 MTF 的精度；但刀边测量器的制作精度和选材要求都比较高

（2）随着 IP 和 FPD 性能的改进，X 线转换效率越来越高，对应辐射防护的要求，对数字摄影期望的曝光量越来越小，随之而来的是量子斑点的增加，其直接影响影像中低对比物体的可视性。故评价数字影像时，专家们越来越重视影像的噪声水平。

1）在放射数字影像中，噪声的来源：初级量子噪声、次级量子噪声、泊松过量噪声、结构噪声、附加电子噪声及混叠噪声。

2）从测量数字乳腺探测器的噪声中总结出的测试数字 NPS 方法，考虑了采样长条区大小、像素均值、混叠效应等各种因素的影响，计算虽然复杂，但内容完整，精度较高。

（3）ROC 曲线法作为主观评价法具有一定的计量客观性，在影像研究工作者中产生了极大的影响。在进行具体临床实践时应用广泛，既可验证设备的实际性能，又可评判观察者的水平。

1）ROC解析比较早期应用到数字图像时，主要用来评价对间质性肺炎及肺内小结节等病变的探测能力，后来逐渐扩大到了乳腺、消化道、骨骼及造影检查的领域中。

2）几乎所有的影像学领域、PACS、计算机辅助诊断系统及神经网络都在应用ROC曲线解析法来进行主观评价研究。

2. 数字成像主、客观结合的综合评价 像质评价时为使影像检查的物理参量和成像技术条件与放射诊断具体要求相联系，有必要将主观和客观两种方法有机结合进行定量分析，这样得到的综合影像质量评价结果更具说服力。

（1）新的数字放射学制定标准时应遵循的原则

1）高影像质量（包括空间分辨率，对比度探测能力，动态范围）。

2）低辐射剂量（即对X线量子具备较高的敏感性）。

3）方便快速处理（即具备较高的检查频率）。

4）和现有摄影室及检查流程相配套。

5）合理的价格/效益比率。

（2）数字放射学的两个主要步骤：①数据采集和图像生成；②图像处理和图像显示。

（3）影像质量评价方法分类：①物理学评价；②心理学评价；③诊断者功能评价。

（4）英国放射学会制定的放射学质量评价6级标准：①技术水平；②诊断水平；③诊断效果；④治疗效果；⑤患者结局；⑥资源利用的最优化（最佳利用率）。

（5）临床评价结果是成像设备软件和硬件、摄影技术、后处理技术等综合运作的结果，每一个环节的质量下降或整个系统匹配不好，都会反映到临床评价上去。

（6）开展数字成像系统影像质量评价工作，有利于提高成像质量，提高疾病的诊断率，减少患者的辐射剂量，优化成像参数，合理选择不同的成像设备，规范成像设备的市场，进而提高效率，改善医疗服务质量，取得积极的社会效益。

（二）DR 图像质量评价的参数、特点

探测器调制传递函数（MTF）	用于衡量系统如实传递和记录空间信息的能力
噪声功率谱与空间频率响应	探测器的噪声主要来源于两个方面：①探测器电子学噪声；②X 射线图像量子噪声
量子检测效率	指输出信噪比的平方与输入信噪比的平方之比，通常用百分数来表示，用以表征探测器对于图像信噪比的传递性能
整板设计	从根本上消除了中心盲区的影响，图像表现均一，为高级临床应用奠定了硬件基础
探测器尺寸	目前大多数 DR 系统采用了良好的机械设计，使得探测器可以方便地进行旋转
像素大小和空间分辨率	图像上的空间分辨率主要是由像素尺寸和像素之间的间隔决定
刷新和成像速度	数据采集时间的缩短，提高了平板探测器的刷新速度
动态范围	指平板探测器所能检出的最强信号和最弱信号之间的范围，动态范围越大，表明探测器所能检出的信息越多
ISO 平板感光度（ISO）	相同条件下，ISO 越高，曝光时间越短
填充因子	单个像素中非晶硅面积与像素总面积的比值（填充因子）越大，可见光信号转换成电信号的比例越大，信号损失越小
探测器的其他品质因素	①灵敏度；②线性；③记忆效应；④探测器图像获取时间；⑤探测器的温度稳定性

（三）影响 DR 成像的因素

1. X 射线数字图像形成的基本过程　不论采用何种技术路线（数字或是模拟），X 射线成像的实质都是利用 X 射线穿透人体的能力来获取人体内部结构信息，并且以可见光的方式表达出来，从而达到疾病检查与诊断的目的。故任何的医用 X 射线数字成像技术均包含了图像信息的产生、获取和表达三个过程。

（1）数字化对于成像过程的影响，在图像获取的过程中增加了取样及量化的环节。

（2）由于数字信息可以方便地进行存储及再现，使得图像信息的获

取与表达可以成为完全独立的两个环节，图像后处理技术提升了图像信息表达的能力。

2. 数字图像后处理对于图像质量的影响 图像后处理可以明显提升图像系统的信息表达能力，改善图像感官质量，但不能逆转成像过程中图像信息劣化的趋势，提高图像信息获取的能力仍然是提高成像质量的关键。

3. X 线机的性能 除一般 X 线机共有的 X 线管焦点大小、机器结构的精度等因素影响图像质量外，数字式图像的质量又与矩阵大小、图像基础模糊度、位深及噪声有直接关系。

（1）图像矩阵小，数字图像的分辨率低，矩阵大则分辨率高。一般数字 X 线机成像的矩阵大小以 256 × 256、512 × 512、1024 × 1024 和 2048 × 2048 较常见。

（2）构成图像矩阵的单元是像素，像素数量少、尺寸大，观察到的原始图像细节就少；像素尺寸小，观察的图像细节就多。像素尺寸小于图像基础模糊度时，图像模糊度超出标准。

（3）像素中结构的平均密度决定其灰度值，而像素密度由不同位数的二进制数位深表示，即 2 决定，N 就是位深。每个像素数字表示的密度范围从 1 位到 8 位（256 个灰阶），相邻灰阶间的密度差决定着图像的对比分辨率。

（4）噪声限制着图像的对比分辨率，提高机器的信噪比（S/N）就是降低噪声，提高数字图像质量的重要指标之一。

4. X 线摄影体位 通过正确的体位操作使被摄体成为可见的影像，被摄体的解剖结构、形态和细节等征象在影像上的再现是高质量影像的首要条件，这些征象的可见性决定了 X 线诊断的可靠性。

（1）正确的体位技术操作要求

1）应使影像能在显示器上显示被摄体的解剖组织的形态、大小、外形的二维性。

2）能显示被摄体的重要影像细节大小。

3）能显示与诊断有关的关键解剖结构的影像特征。

（2）正确的摄影体位效果

1）要求观察的解剖部位组织影像必须全部在显示器上显示。

2）临床重点观察的解剖组织结构必须界限清楚而无其他非观察组织阴影重叠，即使有不可避免的组织重叠，也应清晰显示。

3）被摄的组织影像显示应符合正常解剖投影而无失真变形。

4）被摄体应能显示解剖方位和结构的序列。

5. 摄影参数 电压、电流、时间三者的合理选择是获得优质照片的重要参数。数字摄影仍以这三个参量为基础，结合数字成像特点进行参量调整。

（1）数字摄影具有计算机控制，数字化影像可贮存、处理，曝光条件宽容度大，所需辐射量低等特点。

（2）数字X线机摄影参数的选项一般设有：脏器名称、kV自动或手动选择、kV固定方式或曲线方式选择、剂量选择、曝光参数根据透视条件自动选择、边缘增强选择、滤过系数调节、窗宽上下限选择、骨的黑白显示选择、标记、选择曲线、最大X线脉冲宽度选择、黑化度校正选择、X线管焦点选择等多个方面。

（3）设定理想的参数难度较大，需数字X线机应用工程师与放射科技师相互协作反复修正。

6. 后处理技术 数字图像的显示媒介是显示器，显示器图像再经打印机将图像记录在胶片上，获得高质量的荧屏图像至关重要。荧屏图像的质量取决于最佳成像技术参数和后处理技术。后处理技术系指借助计算机功能对获取的原始影像做进一步的完善。后处理技术一般有：

（1）亮度和对比度调节：图像本来具有的1024个灰阶，但在显示器上仅能显示为256个灰阶，为了避免更多的信息丢失，图像的窗宽、窗位需调至最佳。仅仅在显示器上降低为256个灰阶，而原始数据是完好无损的，所有信息都会在打印胶片时表达出来。

（2）锐利度调整：使图像上非常细小的细节得到增强，利用不同的锐利度曲线抑制特定区域从而避免噪声的增加。

（3）调整对比度：平衡经DR技术处理的图像可以在不改变图像整体效果的情况下使细小的结构显示清楚，大的动态范围及对比度平衡使细小结构有良好的对比度表达。例如：在足部的曝光中，踝关节比脚趾的密度高，利用 DR 处理技术，踝关节处的细节将会变暗而脚趾的细节将会变亮。

（4）组织均化：组织均化算法用于在保持相关主要区域的适当对比度的前提下，提高厚薄区域的对比度。要充分显示密集区域中的信息，必须使用充分的剂量。

（5）其他：如黑白翻转，放大缩小，蒙片选择等。根据图像诊断的需要，调节相应的内容，以荧屏图像主观评价为依据，调整到最佳状态再进行胶片打印。

7. 激光打印 打印机性能、胶片性能等因素都会影响图像质量。要保证所获得图像与荧屏图像有良好的一致性，应该做到以下要求：

（1）严格进行调试：运用激光打印机内标准的灰阶测试图样及 X 线机内的 QA（质量保证）标准图进行严格的测试与调整，使数字 X 线机显示影像的灰阶值与激光打印机打印的灰阶值相匹配，调整到最佳效果。

（2）加强管理：是保证胶片质量的重要环节。在日常工作中，必须制定出一套可行的管理方法和措施，进行质量控制。每次更换胶片后，都要进行测试，确保达到管理指标。

（四）DR 探测器的固有缺陷

固体探测器阵列固有的缺陷：坏点、漂移、空间非均匀性、非线性响应等。

1. 探测器坏点 数字成像探测器以其像元对于 X 射线的线性响应为成像基础，如果某一像元对 X 射线的照射不响应或响应不良（存明显的非线性）则称其为坏点。

（1）出于成本的考虑，允许探测器存在一定数量的坏点，可以使成品率大幅度提高。

（2）探测器坏点按其几何形状可分为点状分布坏点（包含单点、双点、多点），线状分布坏点（单线、双线），以及区域面状分步坏点。

2. 探测器的漂移 指影响探测器工作的环境因素如温度、湿度、气压、电磁环境等，随时间的变化，都会导致探测器的输出变化。

3. 探测器图像的空间非均匀性

（1）造成探测器成像不均匀的主要原因

1）不同像元的 X 射线响应系数并不完全一致。

2）行驱动电路、读取放大器、A/D 转换器等外围电路的不一致，入射 X 射线本身固有的空间分布不均匀性。

（2）以上非均匀性在图像上表现不同，但都属系统性的不均匀，在一定的限度内可以通过软件处理来加以校正，由噪声、电磁干扰等随机因素引起的图像不均匀则不可以校正。

（五）DR 探测器坏点校正

1. 探测器坏点的标定 获得标定了所有坏点位置的坏点图的步骤如下：

（1）采用标准参考均匀 X 射线 X defect 下采集以检出对 X 射线不响应的坏点，然后分别在 2X defect 及 4X defect 剂量下曝光采集以检出响应不良的坏点。

（2）由于经过漂移校正及空间非均匀性校正后获得的均匀剂量下的图像 P 应呈现以平均亮度 P_0 为期望值，标准差为 δ 的正态分布。对于分布在 nδ 之外的像元则标定为坏点，n 的取值通常为 2 ~ 4 之间，由设计者选定。

2. 探测器坏点的校正 坏点校正工作在完成漂移校正及空间非均匀性校正后进行。

（1）基本方法：采用邻近像素插值法进行修正，但须考虑该点周围像元的状况（邻近有无其他坏点）选用不同的插值算法，通常由设计者根据探测器制造商提供的接收准则及自身试验结果来设计。

（2）需关注的因素

1）探测器 MTF 越高则坏点校正的伪影越严重，应根据探测器 MTF 来制定插值方案。

2）应根据像元密度梯度来调整插值的权重。每一坏点周围有 8 个邻近像元（16 个次邻近像元）存在 4 个梯度方向（水平、垂直、左斜、右斜），对于密度梯度较小的方向可给予较高的权重或者仅采用此方向插值，可减小插值带来的伪影。

3）设定插值算法的限定条件，对于不能满足条件的坏点则放弃插值（如邻近坏点太多），以避免因插值带来的信息错误。

（3）经过漂移校正、空间非均匀性校正、坏点校正可获得稳定、完整、正确地反映入射 X 射线信息的数字图像，这种图像被称为洁净图像，可用于图像存储及表达。获得洁净图像的过程通常称为图像的预处理。

三、乳腺摄影质量控制

（一）体位影像显示

体位	显示标准
内外斜位影像	①左、右乳腺照片影像对称放置呈菱形 ②腺体后部的脂肪组织充分显示 ③胸大肌显示充分，其后缘能延续到乳头后线或以下 ④乳腺无下垂，乳头呈切线位显示 ⑤乳腺下皱褶展开，且能分辨 ⑥无皮肤皱褶
头尾位影像	①双侧乳腺 CC 位照片相对放置呈球形 ②包含乳腺的后内侧缘，能显示胸大肌边缘 ③充分显示腺体后的脂肪组织 ④CC 位与 MLO 位摄影的乳头后线长度差，须在 1cm 范围之内 ⑤乳头位于切线位，不与腺体组织重叠 ⑥无皮肤皱褶

1. 乳头后线（PNL）是由乳头向后垂直于胸大肌的角度画线，直至胸大肌或胶片边缘。

2. 在 MLO 位正确体位的前提下，CC 位上 PNL 的长度应比 MLO 位短 1cm。

3. 通常 MLO 上 PNL 的长度大于 CC 位中的长度。

4. 乳头正后方胸壁肌肉可见，说明在 CC 位中包含了足够的乳腺后组织。

5. 乳腺的内侧后部组织是 MLO 位中最容易漏掉的区域。在 CC 位中最重要的是要包含乳腺的后内侧缘。

（二）乳腺影像质量标准

1. 背景最大密度（D_{max}）>4.0。

2. 影像密度（D）：1.0~3.0。

3. 影像质量：能显示 0.2mm 的细小钙化。

4. 对比度良好、锐利度清晰、噪声适度、无伪影、无模糊。

5. 平均腺体剂量（AGD）：3mGy。

（三）影响乳腺影像质量的相关因素

1. 压迫 可减少腺体厚度，从而减少剂量、散射线和影像模糊。

压迫良好、有规则	可使腺体照片密度均匀。同时能固定乳腺，从而消除运动伪影
压迫不充分	主要表现为乳腺结构重叠，乳腺较厚部分穿透不充分、较薄部位曝光过度以及运动模糊等

2. 曝光

曝光不足	①是导致光学密度低的主要原因，致使照片对比度降低，影响微小钙化和低对比病变的显示 ②原因包括压迫不当，自动曝光控制（AEC）设定不正确或失效
曝光过度	导致较薄或脂肪型乳腺过度黑化

3. 对比度 为照片上相邻区域间光学密度的差异。

对比度适中	能观察到乳腺中的微小差异
对比度低下	原因包括不适当的曝光、冲洗缺陷、压迫不当、使用低对比胶片、靶材料和/或滤过不适、滤线栅使用错误等

4. 清晰度 清晰度良好的乳腺图像能捕获微小细节结构，例如针状结构的边缘。

（1）在乳腺影像中，模糊度通过微小线性结构边缘、组织边缘和钙化的模糊表现出来。

（2）乳腺摄影中可能遇到的模糊种类包括运动模糊、屏－片密着不良、增感屏模糊，几何模糊和视差模糊。

5. 噪声 噪声亦指照片斑点降低了识别钙化等微细结构的能力。

（1）在大多数乳腺摄影照片中，噪声的主要产生原因就是量子斑点。量子斑点是增感屏中同一区域吸收 X 线光子数量的统计涨落形成的。形成影像所用的 X 线光子越少，将会产生越大量的量子斑点。

（2）曝光不足、延长冲洗时间和高速的影像接收器都与噪声的增加有关。

6. 伪影　是指各种原因导致的障碍影，在影像中没有反映物体真正衰减差异的任何密度的改变。

（1）伪影的存在说明质量控制不到位。

（2）常见的伪影有持片指纹、肩部、对侧乳腺、头发、皮肤沉积物，滤线栅铅条影是最为常见的设备伪影，屏/胶系统的伪影可以由暗室技术、胶片操作、增感屏维护、可见光漏光和安全灯等引起。

7. 准直　光野指示应与实际 X 线照射野一致，并准直在胶片的胸壁缘。

（四）读片环境的标准

对显示器的要求	①显示器分辨力满足乳腺图像观察要求，应用 5M 显示器 ②最小亮度、最大亮度、灰度特性符合标准 ③使用环境条件符合要求，靠近显示器附近的照度应在 50lx 以下
对观片灯的要求	①高亮度型，观片灯的亮度应在 3500cd/m² 以上 ②为使各密度范围易于观察，应有亮度调节功能 ③有遮光功能 ④光源色温、亮度、均匀度等条件符合国家标准 ⑤使用环境条件符合要求，靠近观片灯附近的照度应在 50lx 以下

第三节　CT 图像质量控制

一、影响 CT 图像质量的因素

（一）噪声

1. 噪声　是单位体积（体素）之间光子量不均衡，导致采样过程中接收到的某些干扰正常信号的信息，表现为图像的均匀性差，呈颗粒性，密度分辨率明显下降。

2. 影响噪声水平的因素　包括扫描条件、肢体大小、层厚、螺距、重建矩阵、重建范围、算法等。

（二）影响空间分辨率的因素

焦点大小	焦点小，测量精度高，重建的影像空间分辨率高
探测器单元	尺寸越小，重建的影像空间分辨率高
重建范围和重建矩阵	共同影响像素大小；用较大的矩阵重建较小的范围，像素对应的实体尺寸小，空间分辨率高
扫描层厚	随着层厚减薄，影像空间分辨率高
螺距	在中低端CT，螺距增大层厚膨胀明显，Z轴空间分辨率降低
重建算法	①骨算法空间分辨率高，但密度分辨率降低 ②软组织算法密度分辨率高，但空间分辨率降低

（三）影响密度分辨率的因素

剂量	剂量影响噪声，进而影响密度分辨率
层厚	层厚越薄，图像的空间分辨率越高，但密度分辨率下降
体素	影像像素对应的体素大，密度分辨率高
重建算法	软组织算法提高密度分辨率，但空间分辨率降低

（四）伪影

1. 运动伪影 常由于患者的原因，某些自主或不自主器官运动所造成。

2. 设备原因的伪影 涉及多个方面，被成像组织中有金属物体、致密骨组织或相邻部位X线衰减差太大，也被归类为设备原因伪影。

（五）部分容积效应

CT图像像素的CT值仅代表相应体素中各种组织的平均密度。当同一体素中含多种不同密度的组织时，CT值不能真实地反映其中某一组织的CT值，这种现象称为部分容积效应。体素越大部分容积效应越明显。

二、图像质量控制内容

根据欧共体工作文件（EUR16262.1997.4），CT图像质量控制的内容包括：

1. 诊断学标准

解剖学影像标准	必须满足临床要求，以解剖特征的显示程度来表述，分为"可见""显示"和"清晰显示"
物理学影像标准	是通过测试进行客观评价，它依赖于 CT 设备的技术性能和所选的技术参数

2. 成像技术条件　包括层厚、层距、视野（FOV）、曝光参数、重建算法、窗技术、检查体积、机架角度等。

3. 临床及相关性能的参数　包括患者准备、检查方法、成像观察条件、激光照相等。

4. 患者辐射剂量标准　CT 是一种辐射剂量较高的影像检查设备，在不影响图像质量及终端要求的前提下，应尽量降低辐射剂量。

三、图像质量控制方法

1. 提高空间分辨力　采用高空间频率算法、大矩阵、小像素值、小焦点和增加原始数据量的采集可以提高空间分辨力。采用薄层面可提高 Z 层面空间分辨力。

2. 增加密度分辨力　探测器效率越高、X 线剂量要求越大，密度分辨力越高。

3. 降低噪声　X 线管子能量增加了 3 倍，噪声可减少一半；软组织重建算法的密度分辨力高；层厚越薄噪声越大。

4. 消除伪影　减少因被检者因素造成的运动伪影，避免因设备因素和扫描条件不当造成的伪影。

5. 减少部分容积效应的影响　较小的病灶尽量采用薄层扫描。

四、CT 性能检测

（一）高对比度分辨力和低对比度分辨力

按国家 GB 标准，高对比度分辨力是指物体与匀质环境的 X 线线性衰减系数差别的相对值大于 10% 时，CT 图像能分辨该物体的能力。低对比度分辨力是指物体与匀质环境的 X 线线性衰减系数差别的相对值小于 1%，CT 图像能分辨该物体的能力。

1. 对比度与对比度分辨力

CT 图像对比度	是表示不同物质密度差异或 X 线透射强度微小差异的量，即对不同物体密度的分辨能力
低对比度分辨力	也叫密度分辨力，通常用能分辨的最小对比度的数值表示

2. 空间分辨力　又称高对比度分辨力，是指 CT 像在高对比度条件下分辨两个距离很近的微小组织或病灶的能力。

（1）传统的空间分辨力检测方法是选用一个带有不同孔径的测试体模，利用这种测试卡可以检测出 CT 扫描系统对测试体模上圆孔的分级，其分级的程度也就决定了该系统的空间分辨力，CT 成像系统能区别的最小孔径，即为该系统最高的空间分辨力。

（2）还可采用调制传递函数（MTF）进行检测，在 CT 成像过程中随着检测出的相对对比度的降低，调制传递函数也降低，当对比度降低到 5% 时，所对应的空间频率即截止频率决定了空间分辨力的极限。

（3）CT 成像系统用传统测试卡得出空间分辨力最好的可达到 0.35mm，一般可达到 0.5 ~ 0.7mm；用 MTF 方法的截止频率描绘出空间分辨力在相对对比度为 5% 时，可达 10LP/cm 以上。

（二）噪声

1. 噪声的概念　在 CT 成像系统中，如果扫描一个均匀材料的物体，在一个特定区域中观察其 CT 值，就会发现这一特定区域内的 CT 值并不是一个固定值，而是围绕着某一平均值上下随机分布，这种随机分布就是由成像系统产生的噪声所致。

2. 图像噪声与分辨力　在 CT 图像重建中，使用各种不同类型的卷积滤波器和图像重建算法，产生不同的图像质量交换补偿。

3. 图像噪声与 X 线剂量

（1）CT 的噪声主要来源于投照的 X 线光子密度在时间和空间的随机变化，一般称这种噪声为量子噪声。还有类似热噪声、重建噪声等，这些噪声随机不均匀分布在图像上的反应或表现，统称图像噪声。

（2）检测规范规定：水模的 CT 值验收检验要求为 ±4HU；状态检验要求为 ±6HU；稳定性检验要求是与基础值（验收检验合格的质量参数

的数值）偏差 ±3HU。

（三）均匀度

国家标准对均匀度的定义是在扫描野中，匀质体各局部在 CT 图像上显示出 CT 值的一致性。按国家规定，每个月都要对 CT 像的均匀度做检测。均匀度受图像噪声影响，同时还和 X 线束硬化有关。

高频考点速记

1. 以诊断要求为依据，用物理参量作为客观评价手段，以成像的技术条件作保证，三者有机结合的评价方法是：综合评价法。

2. 质量管理的必要性包括：剂量控制、诊断需要、检查设备与频率增加、设备投资。

3. 表征影像显示标准的性质的是：可见程度。

4. 持续质量改进的必然效果是：降低成本，减少浪费。

5. QA 计划主要包括：功效研究、继续教育、质量控制、质量目标、预防性维护、设备校准和改进措施等。

6. 对比记忆

（1）调制传递函数：MTF。

（2）信噪比：SNR。

第三篇　专业知识

第八章　各种影像设备的成像理论

✏️ 必备考点精编

第一节　X 线成像基本原理

一、X 线影像的形成

（一）摄影的基本概念

摄影	将光或其他能量携带的被照体的信息状态以二维形式加以记录，并可表现为可见光学影像的技术
影像	反映被照体信息的不同灰度（或光学密度）及色彩的二维分布形式
信息	信号由载体表现出来的单位信息量
成像过程	光或能量→信息→检测→图像形成
成像系统	将载体表现出来的信息信号加以配置，就形成了表现信息的影像，此配置称为成像系统。即从成像能源到图像形成的设备配置

（二）X 线影像信息的形成

1. 由 X 线管焦点辐射出的 X 线穿过被照体时，受到被检体各组织的吸收和散射而衰减，使透过后 X 线强度的分布呈现差异。

2. 到达屏 – 片系统（或影像增强管的输入屏），转换成可见光强度的分布差异，并传递给胶片，形成银颗粒的空间分布。

3. 再经显影处理成为二维光学密度分布，形成光密度 X 线照片影像。

二、X 线影像信息的传递

以增感屏 – 胶片体系作为接受介质，分 5 个阶段。第二阶段是把不可见的 X 线信息影像转换成可见密度影像的中心环节。

第一阶段	X线对三维空间的被照体进行照射，形成载有被照体信息成分的强度不均匀分布
第二阶段	经显影加工处理成为二维光学密度的分布
第三阶段	借助观片灯，将密度分布转换成可见光的空间分布，然后投影到人的视网膜
第四阶段	通过视网膜上明暗相间的图案，形成视觉的影像
第五阶段	通过识别、判断作出评价或诊断

三、X线影像对比度与清晰度

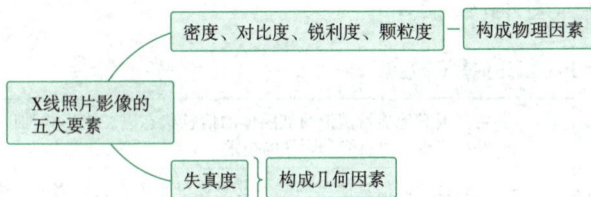

X线照片影像的五大要素 ── 密度、对比度、锐利度、颗粒度 → 构成物理因素

X线照片影像的五大要素 ── 失真度 → 构成几何因素

（一）光学密度

1. 概念

项目	含义	计算公式	其他
透光率（T）	指照片上某处的透光程度	$T = I$（透过光线强度）$/I_0$（入射光线强度）	$0 < T < 1$，T 值大小与照片黑化的程度成相反关系
阻光率（O）	指照片上阻挡光线能力的大小	$O = 1/T = I_0/I$	$1 < O < \infty$
光学密度（D）	其值是照片阻光率的对数值	$D = \lg O = \lg (I_0/I)$	光学密度，也称黑化度

2. 影响 X 线照片密度值的因素　照片影像的密度应符合诊断要求，对比鲜明且层次丰富。照片的密度值在 0.20 ~ 2.0 范围内最适宜人眼观察。

（1）照射量：在正常曝光下，照射量与密度成正比。但在曝光过度或不足时，相对应的密度变化小于照射量变化。影像密度的大小不仅取决于照射量因素，还决定于 X 线胶片对其照射量的反应特性。

（2）管电压：管电压增加使 X 线硬度增强，照片的密度值增加。由于作用于 X 线胶片的感光效应与管电压的 n 次方成正比，故当胶片对其响应处于线性关系时，密度的变化则与管电压的 n 次方成正比。管电压的变化为 40～150kV 时，n 的变化从 4 降到 2。

（3）摄影距离：X 线强度的扩散遵循平方反比定律，故作用在 X 线胶片上的感光效应与摄影距离（FFD）的平方成反比。

（4）增感屏胶片系统：在 X 线摄影时，增感屏与胶片组合使用，其相对感度提高，影像密度大。

（5）被照体厚度及密度：照片密度随被照体厚度、密度的增高而降低。

（6）照片冲洗因素：X 线照片影像密度的变化，还与照片的显影加工条件有密切关系，如显影液特性、显影温度、显影时间、自动洗片机的显影液、定影液的补充量等。

（二）X 线对比度

1. 概念

项目	特点	定义
肢体对比度	$\Delta\mu$，又称对比度指数	是受检体所固有的，是形成射线对比度的基础
X 线对比度	K_x，又称射线对比度	X 线透过被照体的透射线形成了强度分布不均
胶片对比度	常用胶片的最大斜率（γ 值）或平均斜率（$\bar{G}$）表示	是 X 线胶片对射线对比度的放大能力
X 线照片对比度	又称光学对比度（K）	是 X 线照片上相邻组织影像的密度差

2. 影响 X 线对比度的因素 包括 X 线吸收系数 μ、物体厚度 d、人体组织的原子序数 Z、人体组织的密度 ρ、X 线波长 λ。

（三）X 线照片的光学对比度

1. 光学对比度（K）与 X 线对比度（K_x）的关系 光学对比度是依

存于被照体产生 X 线对比度 K_x 的。

2. 影响 X 线照片对比度的因素

（1）胶片因素：胶片的反差系数（γ值）直接影响着照片对比度，因γ值决定着对 X 线对比度的放大能力，故称其为胶片对比度。胶片反差系数（γ值）大的胶片比γ值小的胶片获得的照片对比度大。使用屏－片系统摄影，增感屏可提高照片对比度。冲洗胶片的技术条件也影响照片对比度。

（2）射线因素

影响X线照片对比度的射线因素
- X线质（kV）的影响
  - 在高千伏摄影时，照片对比度降低
  - 在低千伏摄影时，不同组织间X线的吸收差异大，所获得的照片对比度高
- X线量（mAs）的影响
  - 一般认为mAs对X线照片的对比度没有直接影响

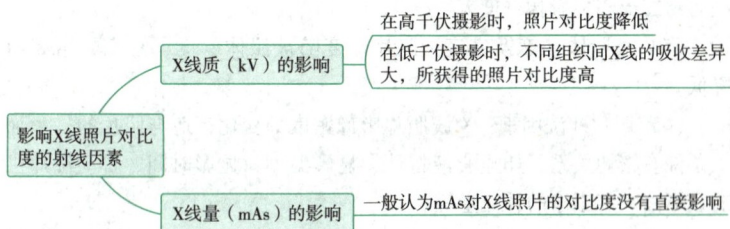

（3）灰雾对照片对比度的影响：散射线使照片的整体发生灰雾，造成对比度下降。灰雾产生的原因有胶片本底灰雾；焦点外 X 线和被检体产生的散射线；显影处理。

（4）被照体本身的因素

1）原子序数：被照体对 X 线的吸收主要是光电吸收。特别是使用低 kV 时，光电吸收随物质原子序数的增加而增加。骨骼比肌肉、脂肪能吸收更多的 X 线，它们之间也就能有更高的对比度。

2）密度：组织密度愈大，X 线吸收愈多。人体除骨骼外，其他组织密度大致相同。

3）厚度：在被照体密度、原子序数相同时，照片对比度为厚度所支配，如胸部的前、后肋骨阴影与肺部组织形成的对比度不一样，原因是后肋骨厚于前肋骨。另外，当组织出现气腔时相当于厚度减薄。

（四）X 线照片的锐利度

1. 锐利度的定义 照片上两个相邻 X 线吸收不同的组织影像，其影像界限的清楚明了程度称为锐利度，亦即两部分影像密度的转变是逐渐

的还是明确的程度。

若有密度值为 D_1 和 D_2 的两个 X 线影像相邻时，其密度值为 K，从 D_1 到 D_2 移行的距离为 H，则锐利度为：

$$S = (D_2 - D_1)/H = K/H$$

式中，S 为锐利度，$(D_2 - D_1)$ 为相同组织的密度差，H 为密度移行距离。

2. 模糊度的概念 模糊度是锐利度的反义词，也称不锐利度。

（1）表示从一个组织的影像密度，过渡到相邻另一组织影像密度的幅度，以长度（mm）量度，即锐利度公式中的 H 值。上述两密度移行幅度越大，其边缘越模糊。

（2）照片的锐利度与对比度、模糊度的关系：与对比度（$D_2 - D_1$）成正比，与模糊值（H）成反比。

3. 影响锐利度的因素

（1）几何学模糊：凡经过 X 线的减弱而构成被照体影像，均是由被照体本影和本影以外的半影所构成，半影导致影像的模糊。

1）半影产生的取决要素：X 线管焦点的尺寸、被照体－胶片距离，以及焦点－胶片距离三大要素。

2）X 线管焦点尺寸与半影：焦点尺寸越大，半影越大，影像锐利度越差。

3）由于阳极面的倾斜角度，X 线管阳极端的 X 线强度及有效焦点尺寸均小于阴极端，这种效应称为阳极效应或焦点的方位特性，故阳极端影像锐利度大于阴极端。

4）焦点－胶片距离越大，则 X 线束越趋向平行，半影也就越小。在实际摄影中应根据不同部位的具体要求，并保证因半影所产生的模糊度，低于人眼所能识别的标准情况下确定的摄影距离。

5）在 X 线摄影中要求：被照体（或病变一侧）尽可能贴近胶片；尽可能使用小焦点（最重要）；尽可能使用较大的焦点－胶片距离。

（2）移动模糊：在 X 线摄影过程中 X 线管、被照体及胶片三者应保持静止。若其中有一个因素发生移动，则影像必然出现模糊。减少运动模糊的措施：固定肢体；选择运动小的机会曝光；缩短曝光时间；把肢体尽量靠近胶片；尽量增加焦点至胶片间的距离。

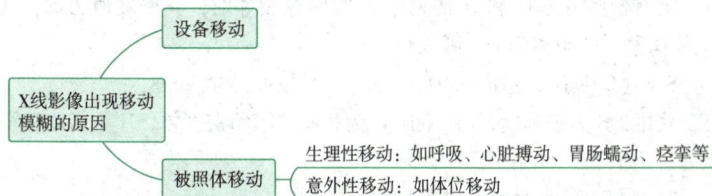

```
                     ┌─ 设备移动
                     │
X线影像出现移动 ─┤
模糊的原因           │              ┌─ 生理性移动：如呼吸、心脏搏动、胃肠蠕动、痉挛等
                     └─ 被照体移动 ─┤
                                    └─ 意外性移动：如体位移动
```

（3）增屏感：导致照片产生模糊的原因如下。

1）荧光体的光扩散：X线光子在荧光体层内的吸收点到胶片有一定的距离，产生的荧光向各方向扩散。其间存在光晕和光渗两个因素的影响。

2）X线斜射效应：X线中心线的倾斜角度增大，使前、后增感屏发光点的错开幅度增大，胶片前、后乳剂层合成密度的分布出现双峰状大幅度移行。当X线垂直射屏－片系统时，则不出现上述斜射效应。

3）增感屏与胶片的密着状态：密着不好必然导致影像清晰度下降。

4）照片影像的总模糊度：照片影像的模糊度主要涉及几何模糊、移动模糊、屏－片组合的模糊三大要素。照片影像的总模糊度是以上各种模糊的叠加。总模糊度大于单一系统的模糊度，小于它们的算术和。

（五）X线照片的颗粒度

1. 照片颗粒度

概念	当靠近照片观看时，人们会发现整幅图像是由许许多多小的密度区域（颗粒）组成的。由于它们的组合便形成了影像，这种粗糙或沙砾状效果叫颗粒性，其物理测定值为颗粒度
影响因素	影响照片颗粒性的因素主要有X线量子斑点（噪声）；胶片卤化银颗粒的尺寸和分布；胶片对比度；增感屏荧光体的尺寸和分布

2. 斑点（噪声） X线照片斑点主要是由量子斑点和X线胶片粒状性和增感屏结构斑点构成。人们看到的X线照片斑点主要是量子斑点形成的（或称量子噪声）。量子斑点是X线量子的统计涨落在照片上记录的反映。

3. 颗粒度的测量 包括主观性颗粒质量（颗粒性）、客观性颗粒质量（颗粒度）。目前最常用的测量方法是 RMS 颗粒度和威纳频谱。RMS值大，此屏－片组合斑点就多。

四、感光效应与自动曝光控制

（一）X 线感光效应

1. X 线感光效应 指 X 线通过被检体后使感光系统（屏－片系统）感光的效果。

2. 感光效应与摄影条件的转换

（1）管电压与管电流量的换算关系：根据感光效应公式，当其他因素固定不变时，管电压 V、管电流量 Q 与感光效应的关系如下式所示：$E = K \cdot V^n \cdot Q$。

（2）管电流与摄影时间：该选择受 X 线管容量的限制。在摄影 kV 确定后，再选择 X 线管允许使用的最大管电流和曝光时间。

（3）摄影距离的选择：在无需做定位测量的部位摄影时，大体规定骨骼摄影距离为 100 ~ 110cm，胸部摄影距离为 180cm。

（4）增感屏、增感率：指在照片上获得同一密度值 1.0 时不用增感屏和应用增感屏时的 X 线量之比。

（5）滤线栅和管电流量：滤线栅能有效地吸收散射线，提高影像的对比度，但对原发射线也有吸收，需适当增加管电流量。

（6）照射野和管电流量：缩小照射野，可减少 X 线照射量、提高影像质量。但附加的散射线减少了，影像上密度也相应降低。

3. 高千伏摄影 120kV 以上管电压产生的能量较大的 X 线，获得在较小密度值范围内显示层次丰富的 X 线照片影像的一种摄影方法。

（1）高千伏摄影的技术条件：①在 120 ~ 150kV 管电压范围内，可用做高千伏摄影。②高千伏摄影产生较多的散射线，选用高栅比滤线栅，以提高 X 线照片的对比度。③胶片应选用高的反差系数，可以提高照片对比度。④注意更换滤过板。

（2）优、缺点

优点	①可获得低对比、层次丰富的 X 线照片；可改善因组织密度不同导致的光学密度分布的不均性 ②增加管电压值，缩短曝光时间，提高 X 线照片清晰度 ③可减少管电流、降低 X 线管产生的热量，较多使用小焦点，可提高照片影像质量、延长 X 线管的寿命 ④X 线量减少，组织吸收剂量减少，有利于患者防护
缺点	①散射线较多，X 线片质量较差 ②损失了照片对比度，应选用适当的曝光条件

（二）自动曝光控时

1. 理论依据 来源于"胶片感光效应（E）"。E 值决定照片的黑化度（密度），自动曝光控时就是确保 E 值的准确实施，E 值是人为设定的。E 值的实施由曝光剂量控制。

2. 工作程序 X 线透过被照体后，先由探测器接收，当曝光剂量达到胶片所需的感光剂量（E 值）时自动切断高压，所以自动曝光控时实质是控制着 mAs。

3. 工作原理

类型	工作原理
光电管自动曝光控时	①利用可见光的光电效应来控制 ②通过一个薄板状的"光电拾光器"，将摄影时荧光板发出的荧光经反射沿有机玻璃板导入光电倍增管，将拾取的荧光转换为光电流，并给电容器充电 ③当照片感光量达到要求值时，恰恰等于积分电容器的两端电压足以推动控制系统，使曝光结束
电离室自动曝光控时	①利用气体电离的物理效应，通过电离室电流给电容器充电，此电流作为输入信号，待 X 线胶片达到理想密度时指令切断曝光 ②X 线辐射强度大时，电离电流大，曝光时间短；强度小，电离电流小，曝光时间延长

4. 电离室根据人体各种生理部位摄影的需要安置"测量野"。一般每个电离室表面装有两个或三个面积为 50mm^2 的测量野，多采用"三野结构"。三个测量野多安置于电离室中心位置，以使胶片中心的被检部位影像密度均匀。三个测量野的分布呈倒品字形，可根据不同部位摄影的

要求，选择单独使用或任意组合使用。

五、焦点、被照体、探测器之间投影关系

（一）影像放大

X线投影时，如果被照体的影像与实际物体具有同样的几何形态，只有几何尺寸变大时，称为影像放大；若同时又有形态上的改变，称为变形。影像与实物不相似称为影像失真。影像放大与变形的程度，总称为失真度。

（二）影像的变形

照片影像的变形，是同一被照体的不同部位产生不等量放大的结果。

1. 分类及特点

放大变形	若物体与胶片不平行，近胶片侧放大率小，远离胶片侧放大率大，造成了影像失真
位置变形	靠近中心线和靠近胶片的物体的位置变形最小
形状变形	被照组织不在焦点的正下方，而是处在焦点的斜下方，所以其影像与实际组织产生了差异，这种形状的变形叫歪斜失真

通常要求中心线通过摄影位置中的目的部位，并垂直于胶片，其目的是为防止该部位影像的变形。但在X线摄影中为了避开非检部位的影像重叠，利用中心线倾斜投影也是必要的。

2. 变形的控制
影像的放大与变形取决于中心线（焦点）、被照体、胶片三者间位置的关系。故为防止影像的严重变形，应遵循以下原则：

（1）被照体平行胶片时，放大变形最小。

（2）被照体接近中心线并尽量靠近胶片时，影像的位置变形最小。

（3）中心线入射点通过被检部位并垂直于胶片时，影像的形状变形最小。

（三）放大率

1. 放大率的概念

（1）在X线摄影中，X线束是以焦点作为顶点的锥形放射线束，将被照体G置于焦点与胶片之间时，因为几何投影关系，一般被照体离开焦点一定的距离a（焦－肢距），胶片离开肢体一定的距离b（肢－片距）。所以，肢体在X线胶片上的影像S要比肢体G大，是被放大了的

影像，S 与 G 之比即影像的放大率 M，而且胶片离肢体越远，影像放得越大。影像的放大率：

$$M = \frac{S}{G} = (a+b)/a = 1 + (b/a)$$

（2）焦 – 片距与肢 – 片距是影响影像放大的两个主要因素。当焦 – 片距一定时，物体影像放大就决定于肢 – 片距。肢 – 片距越远，影像放大就愈大；肢 – 片距保持不变，焦 – 片距越近，影像放大也就越大。

（3）影像放大对影像质量的影响小于变形。

2. 模糊阈值　国际放射学界公认：当照片的半影模糊值 < 0.2mm 时，人眼观察影像毫无模糊之感；当半影模糊值 = 0.2mm 时，人眼观察影像开始有模糊之感，故 0.2mm 的半影模糊值就是模糊阈值。

3. 焦点允许放大率　如果已知焦点（F）的尺寸，将模糊阈值 H = 0.2mm 代入半影的计算公式后得 M = 1 + 0.2/F，即可求出该焦点所允许的最大放大率（M）。

（四）X 线照片影像的对称关系

在摄影中保持影像对称是很重要的。可用人体双侧对比的方法加以鉴别诊断。照片影像产生不对称的原因，是中心线束的倾斜或被照体的旋转。

（五）影像重叠

肢体是分布于三维空间的立体物，而得到的 X 线影像是分布于二维空间的平面像，必然有组织影像重叠的现象。故要表现人体的结构，须采用前后和左右几个方向的摄影，以减少影像重叠和掩盖现象，使某些组织器官、病灶能清楚地显示。

1. X 线照片影像的重叠情况

（1）大物体密度小于小物体密度，且相差很大时，可明显看到小物体的影像。如胸部照片肺野中的肋骨阴影很明显。

（2）大、小物体组织密度相等，且都比较高时，重叠后影像中小物体的阴影隐约可见，但对比度差。如膝关节正位照片中髌骨的影像。

（3）大、小物体组织密度相差很大，且大物体密度大于小物体密度时，重叠后影像中小物体的阴影看不到。如胸片中看不到胸骨的影像。

2. 观察密度低的物体影像，常采用旋转体位或利用斜射线摄影，或利用体层摄影使密度高的物体影像产生均质化。还可采取造影检查和CT、MR 检查等方法。

（六）切线投影

1. 为使某些边缘凸出、凹陷或病灶显示清楚，可将中心 X 线从肢体被检部位的局部边缘通过，以免病灶本身和其他部分重叠，此种摄影方法称作切线投影。

2. 被照体局部边缘部位与 X 线束呈切线状态时，可造成该部与其他部分 X 线吸收的悬殊差异，其结果是影像呈现出一个锐利的边界。通过这一部分的 X 线束俗称"切线"，其造成的影像效果称为"切线效果"。

六、散射线的产生和消除

（一）散射线的产生及其含有率

由于焦点外 X 线或 X 线穿过被照体及其他物体产生的与原发 X 线同向、反向或侧向，且比原发 X 线波长长的 X 线为散射线。

1. 产生

（1）在 X 线摄影能量范围内，从 X 线管发射出的原发射线对人体进行照射时，一部分能量穿透人体前进，一部分能量产生光电效应和康普顿散射，从而减弱了原发射线的强度。

（2）经过被照体后的 X 线由两部分组成，一部分为带有被照体信息的被减弱的原射线；另一部分为在散射吸收中产生的散射线，这些散射线几乎全部来自康普顿散射。

2. 散射线含有率 指散射线在作用于胶片上的全部射线量中所占的比率。影响因素包括：

（1）管电压：散射线含有率随管电压的升高而加大。在 80～90kV 以上时散射线含有率趋向平稳。

（2）被照体厚度：在相同管电压及照射野下，散射线含有率随被照体厚度的增加而大幅度增加。被照体厚度产生的散射线对照片影像效果的影响，要比管电压产生的影响大得多。当厚度超过 15cm 时，对胶片来说此时散射线的影响不再增加。

（3）照射野：照射野增大时，散射线含有率大幅度上升。散射线含有率增加在 30cm×30cm 的照射野时达饱和。

3. 散射线对照片对比度的影响 在 X 线通过肢体后，一定会产生散射线。一部分散射线射向胶片方向，使照片对比度受到损害。X 线与暗盒、摄影台、建筑物相遇时，也必然产生散射线，这就加重了照片对比度的损失。

（二）散射线的减少与消除

1. 减少或抑制散射线的方法 ①利用 X 线多叶遮线器控制照射野。②利用滤线栅（最有效）。③使用金属后背盖的暗盒。④利用空气间隙法（Groedel 法）。

2. 滤线栅

（1）构造：一般是用厚度为 0.05～0.1mm 的铅条，夹持在厚度为 0.15～0.35mm 的铝或纸之间互相平行或按一定的斜率排列而成。滤线栅按结构特点分聚焦式、平行式和交叉式；按运动功能分静止式（固定式）和运动式。

（2）主要技术参数

栅比（R）	表示一个滤线栅清除散射线的能力，R 越高其消除散射线的作用越好，R = 铅板的高度（h）/铅板的间隔（D）
栅密度（n）	R 相同，密度 n 值大的滤线栅，吸收散射线的能力强；n 相同，则栅比大的消除散射线的效果好
铅容积（P）	P 表示在滤线栅表面上平均 $1cm^2$ 中铅的体积（cm^3）
滤线栅的焦距（f_0）	f_0 是聚焦滤线栅的倾斜铅条会聚于空中一直线到滤线栅板平面的垂直距离
焦栅距离界限（$f_1 \sim f_2$）	X 线摄影时，栅板最低 f_1 和最高 f_2 的范围随栅比的增加而缩小
曝光量倍数（B）	也称滤线栅因子

（3）切割效应：即滤线栅铅条侧面对 X 线原射线的吸收作用。栅切割效应的产生有如下情况：

1）聚焦栅反置使用：照片呈现对应于栅板中线部分密度较高，两侧密度逐渐减低。

2）侧向倾斜：包括中心线垂直栅板和中心线与栅平面不垂直。

3）上、下偏离栅焦距：当 X 线管焦点对准栅中心，但其位于栅聚焦线上或下方过大时，也会产生切割效应。

4）双重偏离：照片影像密度一边高一边低。

（4）使用注意

1）不能将滤线栅反置。

2）X 线中心要对准滤线栅中心。

3）倾斜 X 线管时，倾斜方向只能与铅条排列方向平行。

4）焦点至滤线栅的距离要在允许范围内。

5）使用要求消除散射线率高时，选用栅比大的滤线栅；X 线斜射时，不能用交叉式滤线栅。

第二节　CR 与 DR 成像原理

一、CR 成像原理

（一）工作流程

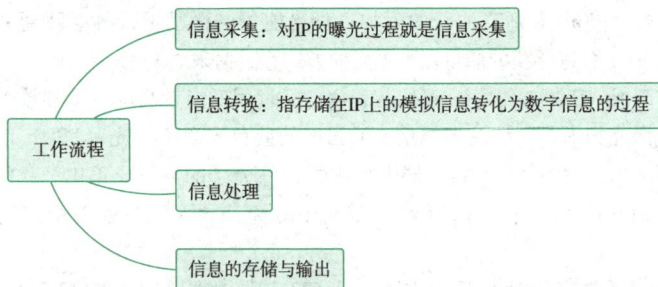

```
                    ┌─────────────────────────────────────────┐
              ┌─────┤ 信息采集：对IP的曝光过程就是信息采集        │
              │     └─────────────────────────────────────────┘
              │     ┌─────────────────────────────────────────────────┐
              ├─────┤ 信息转换：指存储在IP上的模拟信息转化为数字信息的过程 │
   ┌────────┐ │     └─────────────────────────────────────────────────┘
   │ 工作流程 ├─┤     ┌──────────┐
   └────────┘ ├─────┤ 信息处理  │
              │     └──────────┘
              │     ┌──────────────────┐
              └─────┤ 信息的存储与输出   │
                    └──────────────────┘
```

1. 信息采集　CR 系统用成像板（IP）来接收 X 线的模拟信息，然后经过模/数转换来实现影像的数字化。

2. 信息转换　主要由激光阅读仪、光电倍增管和模/数转换器组成。IP 在 X 线照射下受到第一次激发时储存连续的模拟信息，在激光阅读仪中进行激光扫描时受到第二次激发而产生荧光，荧光的强弱与第一次激发时的能量精确地成比例，呈线性正相关。该荧光经高效光导器采集和导向，进入光电倍增管转换为相应强弱的电信号，然后进行增幅放大、模数转换成为数字信号。

3. 信息处理 是指使用不同的相关技术根据诊断需要对影像实施的处理，从而达到影像质量最优化。CR 的常用处理技术包括谐调处理技术、空间频率处理技术和减影处理技术等。

4. 信息的存储与输出 IP 被扫描后所获得的信息可以同时进行存储和打印。影像信息一般被存储在光盘中。

（二）成像原理

1. 在 CR 成像系统中，IP 作为辐射接收部件替代了常规 X 线摄影用的胶片，成为影像记录的载体。

2. 成像板上涂有一层"光激励荧光体（PSP）"，具有"光激励发光（PSL）"的特性。最接近 X 线摄影要求的化合物是"碱土卤化物"，如 $BaFBr：Eu^{2+}$，$BaF（BrI）：Eu^{2+}$，$BaSrFBr：Eu^{2+}$。

3. 微量的 Eu^{2+} 混杂物加在光激励荧光体中，以改变它的结构和物理特性。微量的混杂物，也叫做活化剂，替代了晶体中的碱土，形成了发光中心。

4. 当 Eu^{3+} 在适当波长的附加可见光能量的激励下，再返回到基态 EU^{2+} 时，会将俘获的能量以可见光的方式释放出来。

5. 曝光后的成像板在读取装置内，经过用低能量高度聚焦和放大的红色激光扫描，一种较高能量、低强度的蓝色光激励发光（PSL）信号被释放出，它的强度与接收器中吸收的 X 线光子的数量成正比。蓝色的光激励发光（PSL）信号从红色激光中分离，导入一个或多个光电倍增管。

6. 最常用的激光是 HeNe（$\lambda = 633nm$）激光和"二极管"（$\lambda = 680nm$）激光，光激励发光的波长范围为 390～490mm，恰好与光电倍增管（PMT）光电阴极探测敏感度的波长（400mm）相匹配。

7. 光电倍增管将接收到的光信号转换成电压，电压经过增幅，输入模/数转换器转换成数字，通过采样和量化，以数字影像矩阵的方式存储。

8. 对采集到的原始数据影像分析，确定有用影像的相关区域，按照用户选择的解剖部位程序将物体对比度转换成模仿模拟胶片的灰阶影像。

最后，重建出影像在显示器上显示或打印出照片影像。

9. 影像读取过程完成后，IP 中的影像数据可通过施加强光照射来消除，这就使得 IP 可以重复使用。

（三）相关概念解析

1. 扫描方向　又称激光扫描方向或称快速扫描方向，指的是沿激光束偏转路径的方向。

2. 慢扫描方向　又称屏扫描方向或称副扫描方向，指的是成像板传送方向。IP 的传送速度根据不同的 IP 尺寸来选择，使扫描和副扫描方向上的有效采样尺寸相同。

3. 激励发光信号的衰减　当激励光停止后，光激励发光的信号即刻由强变弱直至消失，此过程称之为衰减。各种荧光物质的荧光衰减时间长短，用衰减时间常数表示。

4. 模数转换速率　指模/数转换器在单位时间内将输入的模拟信号转换成数字信号的频率。在 CR 系统读取中，模数转换器转换光电倍增管（PMT）信号的速率远大于激光的快速扫描速率，是快速扫描速度的 2000 倍，约与扫描方向的像素数相对应。

5. 自身荧光消退

（1）曝光后的成像板中已形成潜影，即便成像板未被读取，仍在暗盒内存放着，随着时间的推移，俘获的信号会呈指数规律逐渐消退，这种现象称为自身荧光消退。

（2）一次曝光后，典型的成像板会在 10 分钟到 8 小时之间损失 25% 的存储信号，这个时间段之后逐渐变慢。信号的消退在读取时表现出曝光的不足，故要求我们在工作中对曝光后的成像板及时读取，以消除自身荧光消退的影响。

（四）四象限理论

曝光数据识别器（EDR）的功能和 CR 系统工作原理可以用"四象限"理论进行描述。

象限	特点	在系统运行中的调节
第一象限	涉及 IP 的固有特征，即 X 线的辐射剂量与激光束激发 IP 的光激励发光（PSL）强度之间的关系。该线性关系使 CR 系统具有高敏感性和宽动态范围	不能调节
第二象限	涉及输入到影像阅读装置的光激励发光强度（信号）与通过 EDR 决定的阅读条件所获得的数字输出信号之间的关系	可充分调节，实施影像处理功能
第三象限	涉及影像处理装置如何显示出适用于诊断的影像	
第四象限	涉及影像记录装置（IRC），馈入 IRC 的影像信号重新被转换为光学信号以获得 X 线照片	

（五）曝光指示器

CR 系统在曝光不足或过度时都能提供适当的光学密度或影像灰阶输出值，这归功于大宽容度响应和将信号定标在预设输出范围的算法。CR 系统具有通过显示照射量指示值来验证摄影技术是否正确的功能，这一点十分重要。

1. Fuji 系统

（1）Fuji PSP 系统使用感度值来实现对入射照射量的评估，此照射量穿过被照体后到达成像板。标准分辨率的成像板在常规的处理条件下，在无滤过 80kV 线束下通过以下公式得出系统的感度值：$S \approx 200/$照射量（mR）。

（2）成像板上较低（高）的入射照射量会产生较低（高）的 PSL 信号（取决于直方图分析）。需要增加（降低）信号的放大率来获得数字化的最优化信号范围。

（3）常采用的算法包括自动模式和半自动模式。

1）自动模式：是将整个图像的区域用于图像分割和直方图评估。根据直方图的最大值和最小值间的像素点来确定曝光宽容度。

2）半自动模式：是对特定的图像区域（例如中央的 $10cm \times 10cm$ 区域）进行图像分割和直方图评估。预先设定宽容度的范围。

2. Kodak 系统

（1）Kodak PSP 系统所使用的曝光指数，与成像板上平均入射照射量的对数成正比。计算公式为：EI = 1000 × log（exposure in mR）+ 2000。

（2）当使用高分辨 PSP 接收器（HR 成像板）时，EI 具有较低的范围，这是由 IP 的衰减较低所决定的。

3. AGFA 系统

（1）AGFA PSP 系统使用了一种叫做"lgM"的曝光指示值，它是原始直方图照射量中位值的对数。每一次 AGFA PSP 检查都设定一种感度等级（speed class），系统会以想要的感度为中心，对在 4 个数量级范围变化的照射量进行补偿。

（2）lgM 值指的是对成像板的实际照射量，与仅为平均灰阶值的扫描均值（SAL）有一种数学关系。用 75kV 和 1.5mmCu 附加滤过，感度等级为 200，2.2mR（20μGy）照射量对成像板曝光产生的 SAL 为 1800。作为 PMT 输出的方根放大的结果，感度等级 200 的 SAL 值的特性响应为：

$$SAL_{200} = 1214 × ［照射量（mR）］$$

SAL 值随着感度等级 S 的方根值的增加而增加，计算公式为：

$$SAL（S）= SAL200 × （S/200）^{0.5}$$

lgM 与 SAL 的关系为：

$$lgM = 3.2768 - log ［（4095/SAL）^2］$$

联合以上三个等式并将其简化，lgM 与照射量的确切关系为：

$$照射量（mR）= ［（2276/S）× （10^{(lgM-3.2768)}）］$$

从这个等式中可以断定，lgM 的数值有 0.3 的变化时，对应于照射量将有两个数量级的变化。尽管 lgM 的绝对数值依赖于感度等级，但 lgM 和照射量之间的相对变化是与感度等级无关的。故 lgM 用"lgE"单位来表达，相当于贝尔（bels，B）。

（3）lgM 值都要与标称 lgM 值进行比较。剂量的偏移同时以数值和曲线形式表达出来。每种类型的最后 100 次检查的标称 lgM 值和平均统计结果可以打印或以电子格式保留。

4. Konica 系统　因为相对于感度 400 的屏 – 片系统，PSP IP 的吸收效率较低，而我们需要获取与屏片基本相同的 SNR。生产商用于校准的 X 线质也有所不同，而所有 CR 系统曝光指数的稳定性主要依赖于 kV 和滤过。

二、DR 成像原理

（一）发展历程

1. 随着 DSA 技术的问世，1986 年在布鲁塞尔第 15 届国际放射学术会议上首次提出数字化 X 线摄影（DR）的物理学概念，开启了计算机技术与传统 X 线成像技术结合的发展进程。

2. CR 问世率先实现了常规 X 线摄影的数字化。20 世纪 90 年代后期，薄膜晶体管（TFT）阵列等新技术推出，使数字 X 线摄影的探测器研制取得突破性进展，多种类型的固态—体化平板探测器（FPD）投入临床应用，此类成像技术也称为 DR。

3. 随着硬件及软件不断的研发，DR 的成图像显示由静态到动态，由平片到体层，由重叠到减影，由局部到全长。设备的改进推动着医学影像技术和医学影像诊断学的发展。

（二）直接、间接转换式平板探测器

项目	直接转换式平板探测器	间接转换式平板探测器
概念	探测器俘获入射的 X 线光子后，直接将接收到的 X 线光子转换成电信号，故称其为直接转换，平板指探测器的单元阵列采用的是薄膜晶体管（TFT）技术，制成的探测器外形类似平板状	间接转换型探测器系指 X 线影像信息在转换为电子信号过程中，中间需要经过光电转换之后再变为电信号
成像原理	每个 TFT 形成一个采集图像的最小单元，即像素。在读出控制信号的控制下，开关导通，把存储于电容内的像素信号逐一按顺序读出、放大，送到 A/D 转换器，从而将对应的像素电荷转化为数字化图像信号	位于探测器顶层的碘化铯闪烁晶体，受到 X 线照射后将入射的 X 线光子转换为可见光，继之将可见光转换为电信号，在光电二极管自身的电容上形成储存电荷

（三）CCD 摄像机型 DR

X 线透过人体后经过滤线栅到达荧光板，激发荧光，荧光经过一组

透镜反射，进入 CCD 摄像机采集，采集后的视频图像信号经电缆传送到采集机，经 A/D 模数转换器转换成数字信号，送后处理计算机进行图像处理，得到数字影像。

（四）直接与间接方式性能比较

非晶硅和非晶硒两种平板探测器是目前 DR 成像设备中使用最多的类型机。

项目	非晶硒平板探测器评价	非晶硅平板探测器评价
成像方式	X 线光子直接转换成电信号，无中间环节，不存在图像模糊效应，避免电信号的丢失和噪声的增加，提高空间分辨力	将荧光材料转换的可见光再转换成电子信号
特点	①分辨率特性好，灵敏度高，量子检测效率和 MTF 高，图像层次丰富，图像质量好 ②吸收效率高，曝光宽容度大，配合自动曝光控制功能，可杜绝因曝光参数选择不当所致重复摄影 ③对环境要求高，刷新速度慢，动态摄影速度受到限制	①成像速度快、良好的空间及密度分辨率、高信噪比、直接数字输出 ②抗辐射能力强，在获取高质量动态影像方面具有优势

第三节　乳腺摄影成像原理

一、模拟乳腺摄影原理

（一）基本概念

1. 乳腺是软组织摄影，需使用能量低、波长较长，穿透物质的能力较弱的软 X 线，即 40kV 以下管电压产生的 X 线。

2. 随着管电压 kV 值的降低，物质对 X 线的吸收变为康普顿吸收逐渐减少，光电吸收增加。在光电吸收作用中，光电吸收系数（μ）与原子序数（Z）的 4 次方成正比。

3. 人体结构中，相邻两组织在物理特性（密度、厚度）或化学特性（原子序数）等方面存在一定的差异，是形成照片对比度的基础。

4. 射线对比度的大小取决于线吸收系数（μ）之差，线吸收系数除与构成被照体物质的有效原子序数有关外，还与被照体物质的密度（ρ）及作用 X 线波长（λ）有关，其关系为 $\mu = K\lambda^{3} \cdot Z^{4} \cdot \rho$。

5. 管电压越低，透过肌肉与脂肪后的 X 线对比度越大，照片对比度越强，随着管电压的升高，X 线对比度明显降低。

6. 当 X 线的波长在 0.062～0.093nm 范围时，肌肉和脂肪之间获得的对比度值最大。

（二）乳腺摄影的原理和特性

1. 乳腺结构特点

（1）人体的组织结构可用四种主要物质来表示，即气体、脂肪、肌肉和骨。气体密度最低，骨密度最高，脂肪和肌肉介于之间，我们将脂肪、肌肉和皮肤等都称为软组织。

（2）乳腺的大体解剖包括乳头、乳晕、皮肤、脂肪、乳腺叶、输乳管及乳房悬韧带等，全部为软组织结构，缺乏天然对比。为了增加其对 X 线的吸收差异，获得良好对比度的乳腺结构影像，必须选择软 X 线摄影技术。

2. 乳腺摄影原理

（1）乳腺 X 线摄影使用钼靶 X 线机，X 线管阳极靶面为钼制成。可产生软射线。其机架结构按乳腺生理特征设计。

（2）乳腺摄影机的管电压调节范围为 20～40kV，当管电压在 35kV 左右时，产生的 X 线波长约 0.063nm，恰好在软组织摄影所获得 X 线对比度最大的理想波长范围之内。

（3）钼靶 X 线管产生的 X 线能谱中的两个峰值部分，范围较窄，波长恒定，单色性强，适宜乳腺摄影。

3. 其他特征 为了保证乳腺摄影的成像效果及质量，在成像系统结构中还应具备的特征如下：

（1）X 线管焦点应控制在 0.5mm 以下。

（2）暗盒采用吸收系数较小的材料制成。

（3）增感屏的荧光体能吸收软射线，晶体颗粒细微，且只使用单面后屏。

（4）X 线胶片选用与屏－胶系统匹配的单乳剂、r 值大的专用乳腺胶片。

（5）窗口滤过常用 0.03mm 钼/0.025mm 铑，以适应不同密度乳腺摄影选择。

（6）滤线栅常用80lp/cm超密纹栅或高穿透单元滤线栅（HTC）。

（7）实施加压技术。

二、数字乳腺摄影

乳腺 DR 成像设备中目前使用最多的是非晶硅和非晶硒两种平板探测器。因乳腺摄影的各项要求相对较高，注意事项如下。

1. 双靶 X 线管，以钼/钨、钼/铑双靶 X 线机较多见。

2. 乳腺摄影需要对极小物体进行探测和分类，特别是微钙化灶可以小到 $100 \sim 200\mu m$，任何平板探测器都必须能够对这些感兴趣的极小微钙化灶进行成像。故平板探测器的像素尺寸范围应在 $50 \sim 100\mu m$ 之间。

3. 为满足由厚到薄的乳腺组织同时清晰的显示出来，在典型的乳腺图像上，可以分辨 3100 个灰度水平，为使系统不致图像信息损失，系统应提供 14bit 以上的动态范围。

4. 乳腺的组织结构与厚度各不相同，为减少重拍率、减少辐射剂量，提供优质的图像质量，应使用自动曝光控制（AEC）。

5. 直接转换探测器较间接转换探测器的 DQE 要高。

第四节　CT 成像原理

一、CT 成像基础

CT 是医学影像领域最早使用数字化成像的设备。无论层厚大小，CT 的扫描层面始终是一个三维的体积概念。目前 CT 成像常用的方位仅有横断面成像。

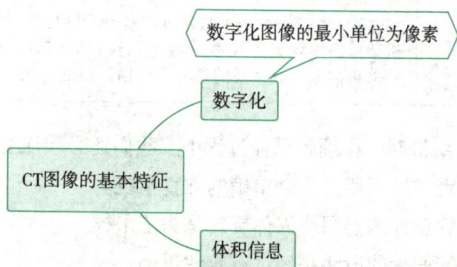

数字化图像的最小单位为像素

数字化

CT图像的基本特征

体积信息

（一）X 射线的衰减和衰减系数

1. X 线的衰减是指射线通过物体后强度的减弱，其间一些光子被吸收，而另一些光子被散射，衰减的强度大小通常与物质的原子序数、密度、每克电子数和源射线的能量大小有关。

2. 在一匀质的物体中，X 线的衰减与该物质的行进距离成正比。假定比例常数为 μ，X 线的行进路程为 dX，穿过该物质后 X 线强度为 dI，则：$dI = -\mu dX$。

（二）CT 数据采集基本原理

1. CT 的成像 是透射射线按照特定的方式通过被成像的人体某断面，探测器接收穿过人体断面的射线，将射线衰减信号送给计算机处理，经计算机重建处理后形成一幅人体内部脏器的某断面的图像。

（1）CT 的扫描和数据的采集是指由 CT 成像系统发出的、一束具有一定形状的射线束透过人体后，产生足以形成图像的信号被探测器接收，同时，所产生的扫描数据与最终形成图像的空间分辨率、伪影等密切相关。

（2）在成像系统中，基本组成或必备的条件是具有一定穿透力的射线束和产生、接收衰减射线的硬件设备；其中，对射线束的要求包括它的形状、大小、运动的路径和方向。

2. 两种数据采集方法

逐层采集法 （非螺旋扫描）	是 X 射线管围绕人体旋转，探测器同时接收采样数据，然后 X 线管停止旋转，检查床移到下一个扫描层面，重复进行下一次扫描，一直到全部预定的部位扫描完成
容积数据采集法 （螺旋扫描）	是螺旋 CT 扫描时采用的方法，即患者屏住呼吸的同时，扫描机架单向连续旋转 X 线管曝光，检查床同时不停顿单向移动并采集数据，其采集的是一个扫描区段的容积数据

3. 数据采集机制 在理解采样过程中，我们还必须注意以下情况：

（1）X 线管与探测器是一个精确的准直系统。

（2）X 线管和探测器围绕人体旋转是为了采样。

（3）X 线管产生的射线是经过有效滤过的。

（4）射线束的宽度是根据层厚大小设置严格准直的。

（5）探测器接收的是透过人体后的衰减射线。

（6）探测器将接收到的衰减射线转换为电信号（模拟信号）。

4. 形成 CT 图像的步骤

（1）患者被送入机架后，X 线球管和探测器围绕患者旋转扫描采集数据，其发出的 X 射线经由球管端的准直器高度准直。

（2）射线通过人体后，源射线被衰减，衰减的射线由探测器接收。

（3）参考射线和衰减射线都转换为电信号，由放大电路进行放大；再由逻辑放大电路根据衰减系数和体厚指数进行计算、放大。

（4）经计算后的数据送给计算机前，还需由模数转换器将模拟信号转换为数字信号，然后再由数据传送器将数据传送给计算机。

（5）计算机开始处理数据。数据处理过程包括校正和检验，校正是去除探测器接收到的位于预定标准偏差以外的数据；检验是将探测器接收到的空气参考信号和射线衰减信号进行比较。校正和检验是利用计算机软件重新组合原始数据。

（6）通过阵列处理器的各种校正后，计算机作成像的卷积处理。

（7）根据扫描获得的解剖结构数据，计算机采用滤过反投影重建算法重建图像。

（8）重建处理完的图像再由数模转换器转换成模拟图像，送到显示器显示，或送到硬盘暂时储存，或交激光相机摄制成照片。

（三）CT 的图像重建

1. 单层螺旋 CT 的图像重建

（1）根据奥地利数学家 Radon 的二维图像反投影重建原理，被重建的一幅二维图像平面上的任意点，必须采用一周扫描全部角度的扫描数据，传统的非螺旋扫描方式满足了上述要求。

（2）非螺旋扫描每一层的投影数据是一个完整的圆形闭合环，而螺旋扫描每一层的圆形闭合环则有偏差。

（3）线性内插：螺旋扫描数据段的任意一点，可以采用相邻两点扫描数据通过插值，然后再采用非螺旋 CT 扫描的图像重建方法，重建一幅断面图像。

1）360°线性内插：采用 360°扫描数据向外的两点通过内插形成一个平面数据。主要缺点是由于层厚敏感曲线增宽，使图像的质量有所下降。

2）180°线性内插：采用靠近重建平面的两点扫描数据，通过内插形成新的平面数据。这种方法能够改善 SSP，提高成像的分辨力，进而改善了重建图像的质量。

2. 多层螺旋 CT 的图像重建

（1）多层螺旋扫描的图像重建预处理，基本是一种线性内插方法的扩展应用。

（2）多层螺旋的扫描和图像重建，一般要注意螺距的选择并在重建时做一些必要的修正。

（3）目前多层螺旋 CT 图像重建预处理主要有两种处理方法。

```
                    ┌─── 图像重建预处理不考虑锥形束边缘的预处理
            方法 ───┤
                    └─── 在图像预处理中将锥形束边缘部分的射线一起计算
```

（4）根据各生产厂商采用方法的不同，重建预处理方法如下。

扫描交叠采样的修正	又称优化采样扫描，通过扫描前的螺距选择和调节缩小 Z 轴间距，使直接成像数据和补充成像数据分开
Z 轴滤过长轴内插法	是一种基于长轴方向的 Z 轴滤过方法。其滤过参数宽度和形状，通常可影响图像的 Z 轴分辨力、噪声和其他方面的图像质量
扇形束重建	单排探测器扫描所获得的数据，一般都采用扇形束重建算法。在多排探测器扫描方法中，是将锥形束射线平行分割模拟成扇形束后，再使用扇形束算法进行图像的重建
多层锥形束体层重建该方法（即 MUSCOT）	4 层螺旋层厚螺距选择往往要避免使用 4 或 6 之类的偶数整数，但为避免错误操作，多数厂家已在螺距设置中采用限制措施避免这种选择出现

3. 16 层和 16 层以上螺旋 CT 的图像重建

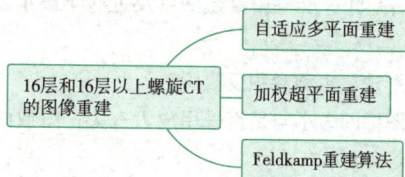

```
16层和16层以上螺旋CT ── 自适应多平面重建
的图像重建        ├── 加权超平面重建
                 └── Feldkamp重建算法
```

（1）自适应多平面重建：将螺旋扫描数据中两倍的斜面图像数据分割成几个部分。重建时，各自适配螺旋的轨迹并采用240°螺旋扫描数据。经过上述的预处理后，最终图像重建的完成还需要在倾斜的、不完整的图像数据之间采用适当的内插计算。

（2）加权超平面重建：先将三维的扫描数据分成一个二维的系列，然后采用凸起的超平面作区域重建。如先收集全部投影数据中的 1～9，然后再 2～10、3～11，最后再将所有扫描数据加权平均处理。经过参数优化后，可改善图像的质量。

（3）Feldkamp 重建算法：是一种近似非螺旋扫描三维卷积反投影的重建方法。该方法是沿着扫描测的射线，将所有的测量射线反投影到一个三维容积，以此计算锥形束扫描的射线。三维反投影方法对计算机的要求较高，需配置专用的硬件设备来满足重建的速度和时间要求。

4. 心电门控心电触发序列扫描和心电门控螺旋扫描

项目	心电触发序列扫描	心电门控螺旋扫描
别称	前瞻性心电门控触发序列	回顾性心电门控螺旋扫描
特点	根据心电监控预设的扫描时机，在患者心电图 R 波的间期触发序列扫描，触发方式既可以选择 R－R 间期的百分比，也可以选择绝对值毫秒	在记录心电监控信号的同时，采集一段时间、全部心动周期的扫描数据，采用回顾性图像重建的方法，将心动周期舒张期的图像重建用于诊断。图像重建分两个步骤进行
应用	用于 4 层的心脏成像	用于 16 层以上的心脏成像

（四）CT 的重建方法

CT 的图像重建主要通过数学方法计算获得。CT 发明的初期曾尝试多种数学重建方式，如代数重建法、联立方程重建法等，目前CT图像重建主要使用的方法是滤过反投影重建法以及近些年被重新开发使用的迭代重建法。

1. 滤过反投影法 也称卷积反投影法。

（1）重建后图像的大小与是否采用放大有关；图像的亮度则与X射线通过物体后的衰减大小有关。

（2）成像的过程大致可分成三步：①获取全部的投影数据并作预处理。②将所得数据的对数值与滤波函数进行卷积。③进行反投影并根据临床显示的要求不同选定矩阵大小（512×512或1024×1024）。

2. 迭代法重建 重建一幅图像非常耗时。

分类	优点	缺点
迭代法	减少图像伪影和降低辐射剂量	重建计算量大，受计算机运行速度的影响
滤过反投影法	计算方法简单、快速、实用，对计算机设备的要求低	图像重建过程中忽略了噪声的影响；不能处理采样数据不足的扫描（如金属物质、肥胖患者等）

二、螺旋CT成像原理

（一）单层螺旋CT

1. 单层螺旋CT扫描参数的选择 与普通CT相似。螺距等于X线管旋转一周检查床移动的距离与扫描层厚的比值，计算机公式为：$P = S$（mm）$/D$（mm），P为螺距，S为X线管旋转一周（360°）期间进床距离；D为X线束准直器宽度（即层厚）。

2. 螺旋扫描的优点 扫描速度快，可进行连续快速扫描成像，大多数检查能够在患者一次屏气期间完成。

（二）多层螺旋CT

多层螺旋CT（MSCT）是指安装有多排探测器的螺旋CT设备，因此又称多排探测器CT（MDCT），X线管每旋转一周，即可完成多层面的容积数据采集并重建出多个层面的图像。

1. MSCT 扫描的主要技术特点与优点

技术特点	①一次同时进行 N 层扫描的 MSCT 其 X 线束被多排探测器接收，层厚与 X 线束的宽度无直接相关，而与被激活的探测器排数有关，并可在回顾性重建时在一定范围内改变 ②螺距定义为：p =（X 线管旋转一周进床距离）/（X 线管总准直器宽度）
优点	①扫描速度明显提高；②图像空间分辨力提高；③CT 透视定位更准确；④提高了 X 线的利用率

2. 先进的 MSCT 检查技术

（1）64 – 256 层螺旋 CT 的优势

1）对大范围、多部位检查和多期相扫描可在一次增强检查完成。全身 1800mm 范围扫描可在 10 秒内完成。同时，多期相动态增强扫描期相的准确性更高。

2）能够实现 X、Y 和 Z 轴容积数据各向同性，强大的后处理功能可获得接近完美的 3D 重组图像。

3）应用智能 3D 自动毫安功能技术，实现精确自动毫安调节，辐射剂量可下降 66%。

4）心脏、冠状动脉成像图像质量优异，一次容积扫描可同时分析冠状动脉并计算心脏功能指标，电影回放能显示心室壁心肌收缩情况。

（2）320 层螺旋 CT 的优势

1）具有 64 – 256 层螺旋 CT 的优势。

2）对范围 <160mm 的器官，一周扫描即可完成全部器官覆盖。

3）一次心动周期内一周扫描完成全心动态功能成像，提高了心脏检查的成功率。

4）一次检查完成全器官功能检查，实现功能和形态的结合。

5）实现全器官灌注成像和器官的多期相增强成像。

6）显著提高了动态显示器官运动的时间分辨力。

7）射线的利用率进一步提高，实际曝光时间缩短，患者接受照射辐射的时间缩短。

（3）双源 CT 的优势

1）时间分辨力提高。

2）可获得双能量 CT 数据。

3）心脏检查辐射剂量降低。

📖 高频考点速记

1. X 摄影过程中，影像放大与变形的程度总称为：失真度。

2. 照片上某处的透光程度称为：透光率。

3. 密度分辨力又称为：低对比度分辨力。

4. 滤线栅的铅条高度与填充物幅度的比值称为：栅比。

5. 电离室自动曝光控时利用了：气体电离。

6. CT 数据采集的两种方法是：逐层采集法、容积数据采集法。

7. （对比记忆）

（1）肢体对比度：是受检体所固有的，是形成射线对比度的基础。

（2）射线对比度：透过被照体的透射线形成了强度分布不均。

（3）胶片对比度：是 X 线照片上相邻组织影像的密度差。

第九章　图像打印技术

📝 **必备考点精编**

第一节　概　述

医学影像设备包含 CR、DR、CT、DSA、MRI、ECT、US 等，其输出图像要应用于影像记录、诊断阅读、相互交流和病例存档的各个环节。随着科技的发展，网络的普及，图像可通过 PACS 系统保存在计算机系统中，实现网内的在线、离线调阅。

一、医学影像打印的发展

（一）医学图像的发展历程

从成像技术上看，基本可以划分为视频多幅照相、湿式激光打印和干式打印技术三个阶段。

1. 20 世纪 80 年代，诞生了视频多幅照相机。

2. 视频多幅照相机实际上是一台带有移动镜头的照相机，该照相机从 CT 或 MR 主机中获取视频图像，利用显像管阴极射线管（CRT）显像。

3. CRT 显像管的主要缺陷有容易老化，曝光度不易控制，且其分辨率和灰阶度低等。

4. 1984 年，激光成像技术应用于医学，使用激光扫描成像的激光打印机开始承担 CT、MRI 等数字设备的图像打印。

5. 从 20 世纪 90 年代开始，不要显影、定影技术的干式打印技术被广泛推广和使用，利用激光照射成像和热敏成像的干式打印机逐步取代湿式激光打印机。

6. 近年来，随着 CT、MRI、PET 技术的进步，大量的彩色图像出现，一种医用多媒质的打印机开始被投入使用。这种打印机不仅可打印胶片，还可打印相纸，且黑白胶片、彩色胶片、彩色相纸可以任意选择，同机打印。

（二）激光成像技术

1. 激光成像技术直接使用数字影像设备输出的数字图像，不仅可以对每一幅图像的单个像素点进行显像控制，而且其显像点阵数目可等于或大于原图像的矩阵点阵数，所以其成像点可等于或小于原始图像像素点。因为是激光照射成像，设备衰减时间大大延长，图像成像稳定，质量控制得到一定保证。

2. 激光打印机初始使用期仍旧使用感光胶片，激光照射后的胶片要通过暗室技术用显影、定影的方法使图像最终显像，因此，这种技术叫湿式激光打印技术。暗室技术中的显影、定影还存在人为操作问题，决定着胶片的显影质量。

二、图像打印方式与打印介质

（一）打印方式

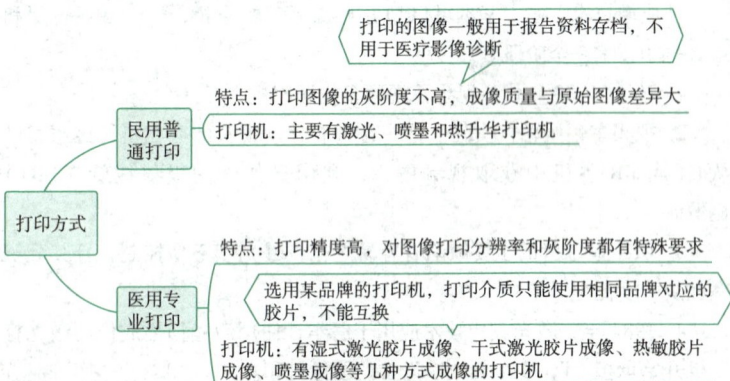

打印方式
- 民用普通打印
  - 打印的图像一般用于报告资料存档，不用于医疗影像诊断
  - 特点：打印图像的灰阶度不高，成像质量与原始图像差异大
  - 打印机：主要有激光、喷墨和热升华打印机
- 医用专业打印
  - 特点：打印精度高，对图像打印分辨率和灰阶度都有特殊要求
  - 选用某品牌的打印机，打印介质只能使用相同品牌对应的胶片，不能互换
  - 打印机：有湿式激光胶片成像、干式激光胶片成像、热敏胶片成像、喷墨成像等几种方式成像的打印机

（二）打印介质

1. 普通打印的打印介质分为热敏纸、光面纸、相纸等。

2. 医用专业打印的打印介质分为湿式胶片、干式胶片、彩色专业相纸等。

第二节 激光成像

1984 年世界上第一台使用激光成像技术的医用激光打印机问世，开创了图像精确打印和数字排版的图像打印新时代，在医疗成像的图片打印任务中，承担主要角色。

一、激光成像技术

1. 激光成像技术是通过激光束扫描感光胶片实现影像还原的。

2. 激光打印技术将原始的数字信号直接表达为胶片图像，避免了信号衰减、细节失真等信息损耗现象，克服了光学和荧屏的畸变引入的噪声，以独特的点阵及差值计算和灵活多变的成像尺寸，提供了高质量的医学影像信息，是图像打印史上一次质的飞跃。

二、激光胶片

（一）分类及结构

1. 分类

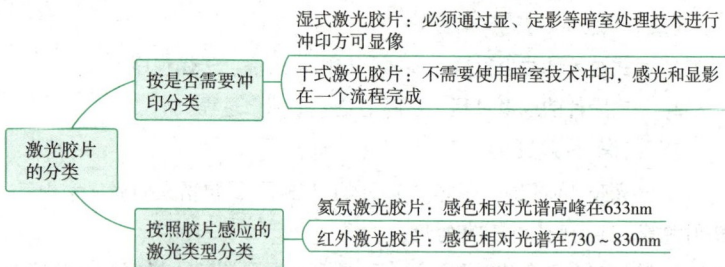

激光胶片的分类

- 按是否需要冲印分类
  - 湿式激光胶片：必须通过显、定影等暗室处理技术进行冲印方可显像
  - 干式激光胶片：不需要使用暗室技术冲印，感光和显影在一个流程完成
- 按照胶片感应的激光类型分类
  - 氦氖激光胶片：感色相对光谱高峰在633nm
  - 红外激光胶片：感色相对光谱在730～830nm

2. 结构

（1）湿式激光胶片：一般分为保护层、乳剂层（也称感光层）、结合层（又称底层）、片基层、防光晕层五层。

1）乳剂层的组成：①非感光的有机银盐，如山嵛酸银、硬脂酸银等。②还原剂，通常包括显影剂。③在显影成像过程中起催化作用的少量的卤化银。④亲水的或疏水的黏合剂。

2）为提高激光胶片的成像性能，乳剂层与传统卤化银胶片比较有如下特点：①单分散卤化银乳剂呈八面体晶型。②调配不同的增感染料，使胶片适应不同的激光光谱。③采用浓缩乳剂、低胶银比和薄层挤压涂布技术，以适应高温快显特点。④乳剂层中适量加入防静电剂、防腐蚀剂、防灰雾剂和坚膜剂等成分。氦激光胶片和红外激光胶片其乳剂层稍有不同，分别感应氦氖激光和红外激光。

（2）干式激光胶片：包括保护层、感光成像层、结合层、片基、防反射层。

（3）激光胶片特点：相对湿式胶片，干式胶片有更多特点：

1）分辨率高。

2）感光度高。

3）加工过程耗能低。

4）形成的影像稳定。

5）含银量低。

6）显影加工过程无污染。

7）成本低。

（二）激光胶片的显像原理

1. 湿式胶片的成像过程 显影、定影、水洗、干燥程序。

2. 干银胶片的成像过程 实际上是一个催化过程。

（三）激光胶片的使用

1. 激光胶片使用时应注意防额外的"热源"，包括太阳光、室内光、辐射源等，避免胶片增加灰雾度。

2. 胶片在仓库存放时要注意有效期，在通风阴凉干燥室内片盒应立式储存，注意胶片不能折弯，否则会卡片。

3. 温度以20℃为宜，最低不能低于5℃，相对湿度为30%～50%。避免潮湿、高温、日照、放射源、不良气体等。

4. 激光胶片记录信息后图像如接触酸、碱、溶剂、可塑剂等，或长时间烈日曝晒就会变质，特别是可塑剂。

三、激光打印机

（一）分类

1. 根据激光光源分类

分类	特点
氦–氖激光打印机	最先应用于激光相机的是气体氦–氖激光器。气体激光器衰减慢、性能稳定。氦–氖激光束可以被聚焦到原子级，再加上选用特殊的超微粒激光胶片，可获得较高的清晰度图像，且造价低。气体激光（氦–氖）其波长为633nm，接通激光器后至少要预热10分钟
红外激光打印机	电注入、调制速率高、寿命长、体积小、效率高，直接调制输出方便，抗震性能较好

2. 根据是否需要冲洗胶片分类

（1）湿式激光打印机：一般采用氦–氖激光器。

（2）干式激光打印机：一般采用红外激光器。

（二）激光打印机构造

1. 湿式激光打印机

（1）激光扫描系统：是激光打印机的核心部件，功能是完成激光扫描，使胶片曝光。

（2）胶片传输系统。

（3）信息传输与存储系统。

（4）控制系统。

（5）洗片机。

2. 干式激光打印机　医用光热式成像系统主要由数据传输系统、激光光源、激光功率调制及扫描/曝光系统、胶片传送系统、加热显影系统以及整机控制系统等部件构成。

（三）激光打印机成像原理

1. 湿式激光打印机　成像装置把图像的像素单元的灰度值以数字的方式输入到激光打印机的存储器中，并以此直接控制每一个像素单元的激光曝光强度。

2. 干式激光打印机　干式激光相机的原理和湿式激光相机在激光扫

描的部分都是一样的，都包括了行式打印和幅式打印的过程，只是在最后显像环节不同。光热化打印技术是用激光束来扫描胶片，保证了影像在处理过程中的精密和一致性。

第三节　热敏打印成像技术

一、热敏成像技术

（一）概述

热敏成像技术是通过热敏头直接在胶片上产生"热印"作用实现影像还原的。图像像素按一定的矩阵排列，单个像素的灰度值经打印机主控计算程序转换成热敏头上各加热单元的加热幅度值，胶片对应区受热后产生光学密度，不同的加热温度会形成不同的光学密度，最终构成可见影像。

（二）特点

热敏成像技术与激光打印技术相比，设备构造变得简单，胶片不再是光感型，而改成了热敏型，实现明室装片，成像过程不产生废物和废气，符合环保要求。

（三）应用

热敏成像应用于医疗领域的技术主要有两种，分别是直接热敏成像和热升华成像技术。

二、热敏打印介质

（一）染色升华热敏成像打印

其使用的介质分为相纸和胶片。

（二）直接热敏成像打印

1. 打印介质及结构　其使用的介质为干式热敏专用胶片。从上向下分为保护层、感热层、支持层、吸收层、背层。

2. 保存条件　干式热敏胶片对保存环境要求较高，温度在35℃、相对湿度60%保存约半年时间；而温度在30℃、相对湿度60%保存约五年，且不宜与酸、碱和有机溶剂接触，一定要避免长时间的光照。

三、热敏打印机

（一）概述

打印速度较慢，主要用于打印彩色相纸和彩色胶片
↑
染色升华热敏打印机
│
热敏打印机
│
打印速度较快，主要用于灰度胶片打印
│
银盐加热成像直热式打印机
直接热敏成像打印机　微囊加热成像直热式打印机

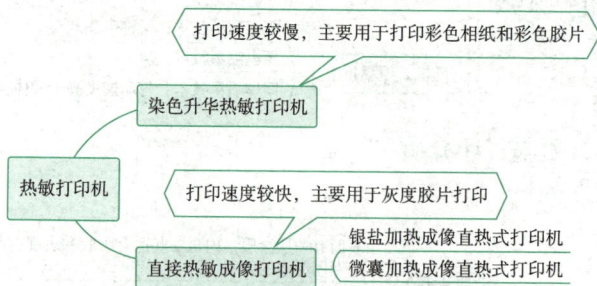

（二）直接热敏成像打印机的结构

主要由五部分组成：开关电源系统、数据传输系统、胶片传送系统、热敏加热显影系统以及整机控制系统等部件构成。

（三）直接热敏成像打印机工作原理

直热式成像技术是一种非激光扫描的成像技术，它是将图像数据转换成电脉冲后传送到热敏头，再显现在热敏胶片上。胶片出片的速度取决于热敏头元件的温度响应时间及能力，热敏头元件的响应能力是靠改变电压来控制的。

第四节　喷墨打印成像技术

一、喷墨打印技术

（一）成像原理

当打印头的控制电路接收到驱动信号后，即驱动这些执行单元产生振动，将通道内的墨水挤压喷出；或产生高温，加热通道内的墨水，产生气泡，将墨水喷出喷孔；喷出的墨水到达打印纸，即产生图形。

（二）分类

早期的喷墨打印机以及当前大幅面的喷墨打印机都采用连续式喷墨技术，而当前主流喷墨打印机都普遍采用随机喷墨技术。

连续式喷墨技术 —— 以电荷调制型为代表

喷墨打印技术分类

随机式喷墨技术

气泡喷墨技术：又称电热式

压电喷墨技术

固体喷墨技术：打印速度高于液体喷墨

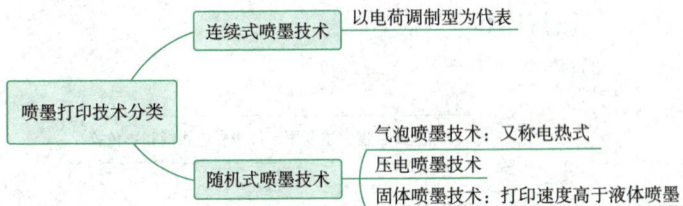

二、喷墨打印介质

(一) 分类

照片类介质 —— 表面有一层涂层，内含一些适合吸收和表现打印照片的专用墨水的物质

喷墨打印技术分类

普通类介质 —— 表面无涂层，只能用于一般图文打印

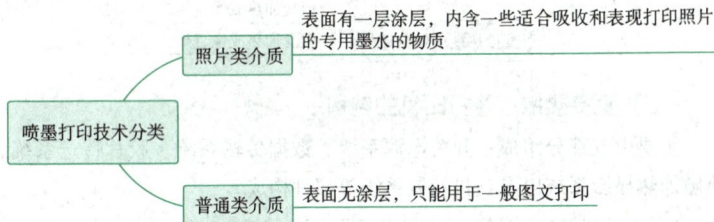

(二) 常用打印介质

医学图像分辨率高，打印精度要求高，要求选用能打印诊断质量的打印介质与打印机相匹配，常选用的打印介质有彩喷照片相纸和彩喷胶片。

1. 彩喷照片相纸 包括膨润型相纸、铸涂型相纸、RC 相纸。

2. 彩喷胶片 常见有白基胶片（透明胶片）和蓝基胶片。不仅可以打印彩色，而且机械强度大，几何尺寸稳定，打印后不发生化学反应，保存时间长，环保无污染。观察图像时不仅适合正视（反射效果），同时也适合透视（透射效果）。

三、喷墨打印机

(一) 分类

分类依据	类型
用途	普通喷墨打印机、数码照片打印机（专业照片/胶片打印机）
打印幅面	A4 喷墨打印机、A3 喷墨打印机、A2 喷墨打印机

续表

分类依据	类型
墨水形态	固体喷墨打印机、液体喷墨打印机（常用）
喷墨方式	连续喷墨式打印机、随机喷墨式打印机

1. 连续喷墨式打印机

（1）优点：不同的打印介质皆可获得高质量的打印结果，还易于实现彩色打印。

（2）缺点：喷墨打印机结构复杂，打印效率不高，打印图像不精确。

2. 随机喷墨式打印机　又称按需式喷墨。结构简单，成本低，可靠性高。

（二）构造

包括机壳部分、字车（墨盒匣）机构、主/副电机、进出纸机构、感应器、供墨机构、控制电路。

第五节　照片自助打印设备

患者在完成影像检查后，需要快速获取结果，自助打印机将胶片和诊断报告打印集成起来，消除时空障碍，实时按需打印，可让患者快速地在任意时间任意服务地点获取结果，给患者就诊带来极大方便。

一、打印机构造及其性能

自助打印机整合了胶片打印机、报告打印机功能，在本地计算机控制下工作，用特殊材料包装起来，形成一个整体，主要包含以下几个部分：

1. 存储服务器　可使用 PACS 服务器，也可单独设立服务器，用以存储电子胶片信息和打印数据库信息。

2. 胶片打印机　为医用胶片打印机，干式打印。

3. 报告打印机　普通激光或喷墨打印机。

4. 读卡器或扫描枪　读取患者就诊卡或检查信息条码。

5. 本地计算机　控制硬件设备，包括胶片打印机、报告打印机、读卡器等。

二、自助打印机工作原理

1. 接受电子胶片打印信息 首先建立一个虚拟胶片集中打印服务器，用来接收从不同检查设备发送来的经过排版调窗等后处理操作的待打印胶片，生成"电子胶片"，其中收到的 DICOM 打印信息仅含胶片打印信息和胶片内容，DICOM 胶片打印信息以数据库形式存放。

2. 电子胶片信息与患者检查匹配 对接收到的"电子胶片"进行 OCR 文本识别，将电子胶片中的患者身份信息，如 ID 号、检查号、Accession 号等信息识别出来，并从 RIS 系统中获取患者检查信息，软件自动或人工比较，建立关联关系。

3. 电子胶片上传 通过接口从 RIS 中对识别出的关键字段检索匹配，提取对应患者的检查信息，将其与"电子胶片"合成新的 DICOM 图像并发送到 PACS 服务器储存。

4. 电子胶片取回 待患者前来取结果时，在自助取片机上读取患者电子就诊卡，打印服务器将对应该条码的检查结果（胶片和报告）取回至本地磁盘。

5. 结果打印 发送指令至胶片打印机和报告进行实物打印。

高频考点速记

1. 湿式激光胶片结构包括：保护层、乳剂层（也称感光层）、结合层（又称底层）、片基层、防光晕层。

2. 红外激光打印机的特点：电注入、抗震性能好、体积小、波长 670 ~ 820nm。

3. 干式激光打印机一般采用：红外激光器。

4. 干式热敏专用胶片的结构包括：保护层、感热层、支持层、吸收层、背层。

5. 湿式激光打印机的构造包括：激光扫描系统、胶片传输系统、信息传输与存储系统、控制系统、洗片机。

第十章　X线对比剂

用人工的方法将高密度或低密度物质通过某种途径引入体内，使某器官或组织的图像与其周围结构或组织的图像产生密度差别，以显示成像区域内组织器官的形态和功能，这种被引入的物质称为"X线对比剂"。

理想的对比剂应具备以下条件：

（1）与人体组织的密度对比相差较大，显影效果良好。

（2）无味、无毒性及刺激性和不良反应小，具有水溶性。

（3）黏稠度低，无生物活性，易于排泄。

（4）理化性能稳定，久贮不变质。

（5）价廉且使用方便。

一、对比剂的分类及其理化特性

（一）根据对比效果的差异分类

鉴别要点	阴性对比剂	阳性对比剂
特点	密度低、原子序数低、吸收X线量少，比重小，能起反衬效果	密度高、原子序数高、吸收X线量多、比重大，能使组织本身密度升高
X线照片影像	密度低或呈黑色	密度高或呈白色
举例	如空气、氧气、二氧化碳、水等	常用的有钡剂、碘剂

（二）根据使用途径分类

1. 胃肠道使用对比剂　X线胃肠道检查用的阳性对比剂主要是钡剂，可口服，亦可自肛门注入灌肠。CT则主要是标记胃肠道，把胃肠道与其他组织和病变组织区分开来。CT扫描充盈胃肠道可用阳性对比剂，也可用阴性对比剂。

2. 血管内注射对比剂　为水溶性含碘制剂，利用碘的高X线吸收的特点，提高组织的对比度。主要是静脉注射用，也可直接用于动脉注射。是常用于 CT 的增强的对比剂。

3. 椎管内注射对比剂　穿刺后注入蛛网膜下腔，可由此做椎管及脑池造影。

4. 腔内注射对比剂　如膀胱造影、胸膜腔造影等。

5. 胆系对比剂　碘制剂经过胆系排泄的对比剂，可使胆管内呈高密度。一种间接显影对比剂，经静脉用，排泄到胆管系统（胆管与胆囊），也可经口服，排泄到胆管系统（胆管与胆囊）使其成为高密度易于识别；还可直接应用，即经 PTC 后直接将对比剂注入胆管。

（三）根据水溶性含碘对比剂的分子结构分类

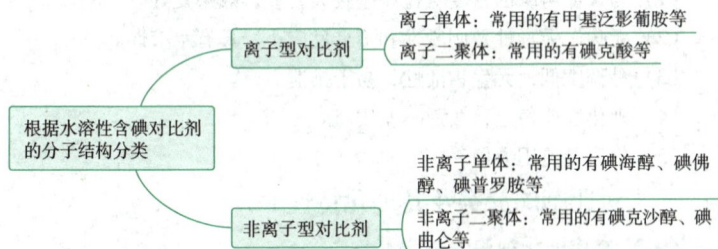

根据水溶性含碘对比剂的分子结构分类
- 离子型对比剂
  - 离子单体：常用的有甲基泛影葡胺等
  - 离子二聚体：常用的有碘克酸等
- 非离子型对比剂
  - 非离子单体：常用的有碘海醇、碘佛醇、碘普罗胺等
  - 非离子二聚体：常用的有碘克沙醇、碘曲仑等

（四）按渗透压的不同分类

类型	主要对比剂	特点
高渗对比剂	是离子单体对比剂	早期的对比剂基本上浓度都在 300mgI/ml，渗透压在 1500mOsm/L 以上
低渗对比剂	非离子单体对比剂和离子二聚体对比剂	当浓度为 300mgI/ml 时，渗透压在 500～700mOsm/L
等渗对比剂	非离子二聚体对比剂	渗透压在 300mOsm/L 左右

二、对比剂引入途径

（一）直接引入方法

直接引入方法是通过人体自然孔道或体表穿刺或病理通道等途径，直接将对比剂引入需要显示的组织或器官。

口服法 —— 如口服医用硫酸钡消化道造影

直接引入对比
剂的一般途径 —— 灌注法 —— 如钡气双重对比灌肠造影、子宫输卵管造影等

穿刺注入法 —— 如关节腔造影、血管造影与介入性放射学治疗等

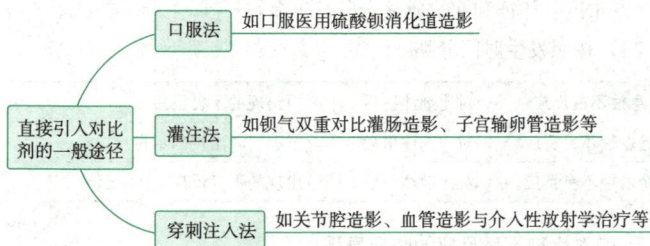

（二）间接引入法

间接引入法是将对比剂通过口服或静脉、动脉给药，经过吸收，利用某些器官的排泄功能，使对比剂有选择地聚集到需要显示的部位而形成对比。

1. 静脉注药 可分为静脉推注、静脉滴注、高压注射器注入。

2. 动脉给药 指将导管经股动脉插入抵达靶血管，经导管注入对比剂。

三、碘对比剂毒性反应及其防治

（一）碘对比剂不良反应

在造影检查中，患者因注射碘对比剂后可能出现碘过敏或其他原因引起的不良反应，检查人员必须熟练掌握碘对比剂不良反应的症状及处理方法：一旦患者出现不良反应，应立即停止注药。轻者待症状缓解后可继续进行检查；重者应立即终止检查，并迅速采取相应的急救措施。

1. 碘对比剂不良反应的分类

（1）按照发生机制分类

1）特异性/过敏样反应。

2）非特异性/类生理反应：与碘对比剂的剂量、注入方式、速度和理化性质相关，一般表现为对比剂对器官或系统所产生的反应，最常累及的器官或系统为肾、心血管系统、神经系统。

（2）按照严重程度分类

1）轻度：体征和症状具有自限性且无进展依据。

2）中度：体征和症状更明显。

3）重度：体征和症状通常会危及生命。

（3）按照发生时间分类

急性不良反应	对比剂注射后 1 小时内出现的不良反应
迟发性不良反应	对比剂注射后 1 小时至 1 周内出现的不良反应
晚发性不良反应	对比剂注射后 1 周后出现的不良反应

2. 碘对比剂不良反应的临床表现

（1）轻度反应：主要表现为皮肤发红、荨麻疹、恶心、头晕、喉咙发热发痒、打喷嚏等。

（2）中度反应：主要表现为全身大量荨麻疹、轻微喉头水肿、血压一过性下降等。

（3）重度反应：很少见，发生率仅为 0.01% ~ 0.05%，主要表现为血压明显下降、休克、严重的气管、支气管水肿痉挛，严重的喉头水肿，甚至可能引起死亡。

（二）碘对比剂不良反应的预防

1. 一般性预防：

（1）建议使用非离子型碘对比剂。

（2）对比剂使用前加温至 37℃。

（3）科学地选择对比剂的注射方式、速率及最佳剂量。

（4）患者注射对比剂后需留观 30 分钟才能离开检查室。

2. 碘对比剂使用签署知情同意书，在使用碘对比剂前应与患者或监护人签署知情同意书，之前需要了解患者有无碘过敏史、甲状腺功能亢进、肾功能不全者以及心、肝、肺功能的异常等状况，以便及早发现高危患者，采取必要措施。

3. 原则上不推荐进行碘对比剂过敏试验。因为碘对比剂过敏试验结果呈阴性的患者也可能发生过敏样反应甚至严重过敏样反应，相反，结果呈阳性的患者也不一定会发生过敏样反应，甚至其本身也可以导致严重的不良反应发生。

4. 正确掌握各种碘对比剂的适应证。同时让患者和家属了解整个造影检查程序，做好解释工作，消除患者紧张情绪，必要时术前半小时肌注地西泮或苯巴比妥，使受检者精神安定、松弛。

5. 检查室内必须装备必要的各种抢救药品，如肾上腺素、阿托品、苯海拉明、生理盐水等以备随时取用，同时要配备供氧装置和氧气面罩，吸引器、除颤器、鼻/口腔导气管和/或呼吸保护膜、静脉输液套管、注射器和针头等急救设备。如遇严重反应，在自己抢救的同时要尽快通知有关科室医师前来协助抢救。

6. 注入对比剂后一定要随时注意观察患者的反应。但当注入大剂量对比剂后可能会突然发生严重不良反应，要随时有所准备，以免措手不及。

7. 建议建立与急诊室或其他临床相关科室针对碘对比剂不良反应抢救的应急快速增援机制，建立抢救应急通道，确保不良反应发生后，临床医师能够及时赶到抢救现场进行抢救。

（三）碘对比剂不良反应的处理措施

1. 轻度不良反应 需要进行严密观察 20～30 分钟（如有必要需延长时间），监测患者的生命体征，确保患者临床状态稳定或恢复正常。

2. 中度不良反应 对患者进行积极的对症药物治疗，严密监测患者生命体征，直至这些反应完全消退。建立固定静脉通路，给予高流量面罩吸氧。

3. 重度不良反应 大多数重度不良反应都需要肾上腺素治疗，而合理的治疗取决于每种特定反应的临床表现。

高频考点速记

1. X线胃肠道检查用的阳性对比剂主要是：钡剂。

2. 等渗对比剂主要是：非离子二聚体对比剂。

3. 碘对比剂中度反应不良反应的临床表现包括：全身大量荨麻疹、轻微喉头水肿、血压一过性下降等。

4. 常用的离子单体碘对比剂有：甲基泛影葡胺。

5. 常用的非离子单体碘对比剂有：碘克沙醇、碘曲仑。

6. 对比记忆

（1）阳性对比剂的特点：密度高、原子序数高、吸收 X 线量多、比重大，能使组织本身密度升高。

（2）阴性对比剂的特点：密度低、原子序数低、吸收 X 线量少，比重小，能起反衬效果。

第四篇　专业实践能力

第十一章　常规 X 线检查技术

✎ **必备考点精编**

第一节　常见 X 线摄影体位及其标准影像所见

一、头颅

（一）头颅后前位

1. 体位要点

（1）被检者俯卧于摄影床上，正中矢状面垂直于床面，并重合探测器中线。

（2）下颌内收，额部及鼻尖紧贴床面，听眦线垂直于床面。

2. 中心线　中心线自枕外隆凸经眉间垂直射入探测器。

3. 标准影像

（1）显示头颅正位影像，照片包括全部颅骨及下颌骨升支。

（2）矢状缝及鼻中隔影像居中，眼眶、上颌窦、筛窦等左右对称显示。

（3）顶骨及两侧颞骨的影像对称，距照片边缘等距离。

（4）颞骨岩部上缘位于眼眶内正中，或内听道显示于眼眶正中。内听道显示清楚，两侧无名线距颅板等距离。

（5）颅骨骨板及骨质结构显示清晰。

（二）头颅侧位

1. 体位要点

（1）被检者俯卧于摄影床上，身体长轴与床面中线平行。

（2）头部侧转，被检侧靠近床面，矢状面与床面平行，瞳间线与床面垂直。

（3）被检侧上肢内旋置于身旁，下肢伸直，对侧上肢曲肘握拳垫于额下，下肢屈曲以支撑身体。

（4）下颌内收，额鼻线（前额与鼻尖间的连线）与探测器中线平行。

2. 中心线　中心线对准外耳孔前、上各 2.5cm 处垂直射入探测器。

3. 标准影像

（1）显示头颅侧位影像，照片包括全部颅骨及下颌骨升支。

（2）照片的上缘包括顶骨，前缘包括额骨、鼻骨，后缘包括枕外隆凸。

（3）蝶鞍位于照片正中略偏前，蝶鞍各缘呈单线的半月状阴影，无双边影。

（4）前颅窝底线重叠为单线，两侧乳突外耳孔、下颌骨小头基本重叠。

（5）听眶线与照片长轴平行。

（6）颅骨内、外板和板障及颅缝影显示清晰。

（三）头颅前后半轴位

1. 体位要点

（1）仰卧正位、站立位或坐位均可。

（2）头颅正中矢状面垂直于台面中线，两外耳孔与台面等距。下颌稍内收。

2. 中心线　中心线向足侧倾斜 25°～30°角，对准眉间上方 8～10cm 处经枕外隆凸射入探测器。

3. 标准影像

（1）显示顶枕部、枕骨、岩骨及枕骨大孔后 1/2 区域。

（2）矢状缝位于照片正中，左右岩椎部基本对称。

（3）枕大孔内显示出鞍背。

（4）枕骨骨纹理、人字缝清晰。

（四）鼻骨侧位

1. 体位要点

（1）受检者俯卧于台面，头侧转，被检侧贴靠台面，头部正中矢状面平行台面，下颌内收，瞳间线与台面垂直。

（2）对侧肩部、前胸抬起，肘部弯曲，下肢屈膝共同支撑身体并保持体位稳定。

2. 中心线　中心线经鼻根下 1cm 处垂直射入探测器。

3. 标准影像

（1）包括眼眶区，鼻根部和整个鼻部软组织。

（2）双眼眶下缘、后缘重叠良好。

（3）鼻骨纹理清晰、骨皮质锐利，软组织可见。

（五）鼻旁窦华氏位

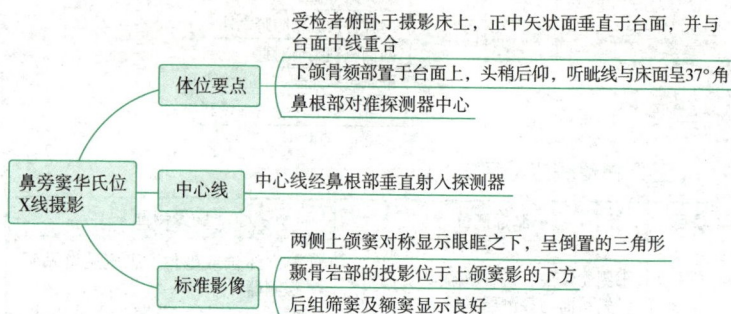

鼻旁窦华氏位 X 线摄影

- 体位要点
  - 受检者俯卧于摄影床上，正中矢状面垂直于台面，并与台面中线重合
  - 下颌骨颏部置于台面上，头稍后仰，听眦线与床面呈 37° 角
  - 鼻根部对准探测器中心
- 中心线
  - 中心线经鼻根部垂直射入探测器
- 标准影像
  - 两侧上颌窦对称显示眼眶之下，呈倒置的三角形
  - 颞骨岩部的投影位于上颌窦影的下方
  - 后组筛窦及额窦显示良好

（六）鼻旁窦柯氏位

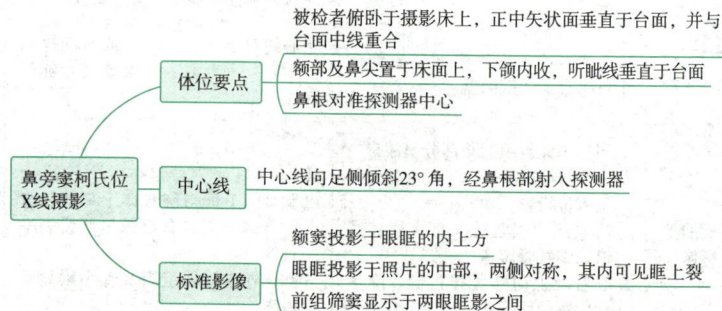

鼻旁窦柯氏位 X 线摄影

- 体位要点
  - 被检者俯卧于摄影床上，正中矢状面垂直于台面，并与台面中线重合
  - 额部及鼻尖置于床面上，下颌内收，听眦线垂直于台面
  - 鼻根对准探测器中心
- 中心线
  - 中心线向足侧倾斜 23° 角，经鼻根部射入探测器
- 标准影像
  - 额窦投影于眼眶的内上方
  - 眼眶投影于照片的中部，两侧对称，其内可见眶上裂
  - 前组筛窦显示于两眼眶影之间

二、胸部

（一）胸部后前位

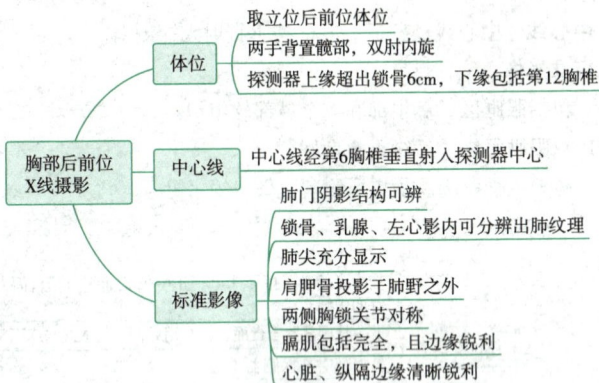

胸部后前位X线摄影
- 体位
  - 取立位后前位体位
  - 两手背置髋部，双肘内旋
  - 探测器上缘超出锁骨6cm，下缘包括第12胸椎
- 中心线
  - 中心线经第6胸椎垂直射入探测器中心
- 标准影像
  - 肺门阴影结构可辨
  - 锁骨、乳腺、左心影内可分辨出肺纹理
  - 肺尖充分显示
  - 肩胛骨投影于肺野之外
  - 两侧胸锁关节对称
  - 膈肌包括完全，且边缘锐利
  - 心脏、纵隔边缘清晰锐利

（二）胸部侧位和胸骨侧位

项目	胸部侧位	胸骨侧位
体位	①侧立体位，患侧胸壁贴近暗盒，矢状面与探测器平行 ②两臂上举，交叉抱头 ③探测器包括颈7～12胸椎高度，前、后胸壁与探测器边缘等距	①侧立体位或坐位，患侧胸壁贴近探测器 ②两前臂在背后交叉，两手相握，将两肩拉向后方 ③颏部略抬起，胸部前挺，身体矢状面与探测器平行
中心线	中心线平第6胸椎高度经侧胸壁中点垂直射入探测器	中心线对准胸骨中点（或对准探测器中心）垂直射入，深吸气后屏气曝光
标准影像	①照片中无组织遮盖部分呈漆黑 ②第4胸椎以下椎体清晰可见，并呈侧位投影 ③从颈部到气管分叉部，能连续追踪到气管影像 ④心脏、主动脉弓移行部、降主动脉影像明了 ⑤胸骨两侧缘重叠良好	①胸骨侧位影像显示在照片中央 ②胸骨柄下部与胸骨体上部肋软骨结合部要与胸骨后缘呈两锐利平行线 ③胸骨外皮肤软组织及骨小梁显示清晰

（三）胸骨后前斜位

1. 体位

（1）取立位后前位体位。

（2）俯身使胸骨置于探测器中心并贴近探测器。

（3）两臂内旋置于身旁，身体矢状面与探测器长轴垂直，冠状面与探测器平行。

2. 中心线 中心线从右侧肩胛骨下角向左侧倾斜（角度与人体前后径有关，一般 20°~30°），对准右侧肩胛骨内缘于第四胸椎水平射入探测器中心。

3. 标准影像

（1）此位显示胸骨正位影像。

（2）照片上缘包括颈静脉切迹、胸锁关节、下缘包括剑突。

（3）胸骨显示在照片正中，不与胸椎、心影重叠。

（4）胸骨边缘清晰，胸骨角清晰可见，肺纹理与肋骨模糊，肺与胸骨对比度良好。

（四）膈上肋骨前后位

1. 体位

（1）被检者背向摄影架站立，背部紧靠探测器，双足分开，使身体站稳。

（2）身体正中矢状面或胸骨正对探测器中线，头稍后仰，探测器上缘超出肩峰，下缘包括第十二胸椎。双手背放在髋部。

（3）双肘内旋，肩部下垂并内转，使锁骨成水平位，以免遮盖肋骨。

2. 中心线 对准第六胸椎高度垂直射入（或对准探测器中心），吸气后屏气曝光。

3. 标准影像

（1）两侧 1~7 前肋和 1~10 后肋正位影像显示在照片上，颈肋包括第六颈椎至第三胸椎。

（2）肋骨边缘及骨小梁显示清晰。

（3）肋膈角显示清晰完整。

（五）膈下肋骨前后位

1. 体位

（1）被检者背靠摄影架站立，紧靠探测器，双足分开，使身体站稳。

（2）身体正中矢状面或胸骨正对探测器中线，头稍前倾。

（3）探测器上缘包括腋窝，下缘包括髂前上棘，两侧缘包括右侧和左侧胸壁。

2. 中心线 双侧腋窝连线中点与双侧髂前上棘连线中点连线的中点（或对准探测器中心），深呼气后屏气曝光。

3. 标准影像

（1）两侧 6～7 前肋和 8～12 后肋的正位影像显示在照片上。

（2）膈上、下肺野影像对比差小，肋骨边缘及骨小梁显示清晰。

（3）肋膈角显示清晰完整。

三、腹部

（一）肾、输尿管及膀胱平片

1. 摄影要点

（1）被检者仰卧于摄影床上，身体正中矢状面与床面垂直，且重合于床中线。

（2）上臂上举或放于身旁，下肢伸直。

（3）暗盒置滤线器托盘中，暗盒上缘平剑突上 3cm，下缘包括耻骨联合下 3cm。

（4）中心线经剑突至耻骨联合连线中点垂直射入探测器。

2. 标准影像

（1）腹部全部包括在照片内。腰椎序列投影于照片正中并对称显示。

（2）两侧膈肌、腹壁软组织及骨盆腔均对称性的显示在照片内椎体棘突位于照片正中。

（3）肾、腰大肌、腹膜外脂肪线及骨盆影像显示清楚。

（二）前后立位腹部平片

1. 摄影要点

（1）被检者立于摄影架前，身体正中矢状面与探测器平面垂直，且重合于探测器长轴中线。

（2）上臂上举或放于身旁。

（3）中心线：根据摄影目的调整中心线位置。消化道穿孔者，照片上缘需包括膈肌，中心线适当上移；而肾位置异常者，照片下缘需包括耻骨联合。

2. 标准影像

（1）消化道穿孔者，照片上缘需包括膈肌；而肾位置异常者，照片下缘需包括耻骨联合。

（2）腰椎序列投影于照片正中并对称显示。

（3）两侧膈肌、腹壁软组织及骨盆腔均对称性地显示在照片内，椎体棘突位于照片正中。

（4）肾、腰大肌、腹膜外脂肪线及骨盆影像显示清楚。

（三）腹部倒立侧位

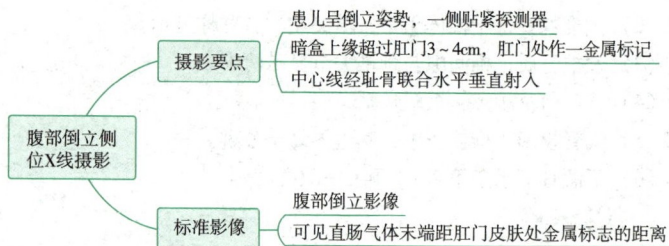

```
                        患儿呈倒立姿势，一侧贴紧探测器
              摄影要点 ── 暗盒上缘超过肛门3～4cm，肛门处作一金属标记
            ╱          中心线经耻骨联合水平垂直射入
腹部倒立侧
位X线摄影
            ╲
              标准影像 ── 腹部倒立影像
                        可见直肠气体末端距肛门皮肤处金属标志的距离
```

四、脊柱与骨盆

（一）第1、2颈椎张口位

1. 体位

（1）被检者仰卧于摄影台上，双上肢放于身旁，头颅正中矢状面垂直台面并与台面中线重合。

（2）头后仰，使上颌门齿咬面至乳突尖的连线垂直于台面。

（3）曝光时嘱被检者口张大或令被检者发"啊……"声。

2. 中心线　通过两嘴角连线中点，垂直射入探测器中心。

3. 标准影像

（1）第1、2颈椎于上、下齿列之间显示，第2颈椎位于其正中。

（2）上、中切牙牙冠与枕骨底部相重，第 2 颈椎齿突不与枕骨重叠，单独清晰显示。

（3）齿突与第 1 颈椎两侧块间隙对称，寰枕关节呈切线状显示。

（二）颈椎前后位

1. 体位

（1）被检者仰卧于摄影床上或立于摄影架前。

（2）身体正中矢状面垂直探测器并重合于探测器中线。

（3）两臂置于身旁，头稍上仰，听鼻线垂直于探测器。

（4）胶片上缘平外耳孔，下缘平胸骨颈静脉切迹。

2. 中心线 向头端倾斜 10°~15°角，经甲状软骨射入探测器。

3. 标准影像

（1）显示第 3~7 颈椎正位影像，第 3~7 颈椎与第 1 胸椎显示于照片正中。

（2）颈椎棘突位于椎体正中，横突左、右对称显示。

（3）颈椎骨质、椎间隙与颈椎关节显示清晰。

（4）第 1 肋及颈旁软组织包括在照片内。

（5）气管投影于椎体正中，其边界易于分辨。

（6）下颌骨显示于第 2、3 颈椎间隙高度。

（三）颈椎侧位

1. 体位

（1）被检者侧立于摄影架前，颈椎长轴及矢状面与探测器平行。

（2）被检者两肩尽量下垂，近探测器侧肩部抵探测器下缘。

（3）头稍后仰，使听鼻线与探测器短轴平行，以免下颌骨与上部颈椎重叠。

（4）探测器上缘平外耳孔，下缘包括第 1 胸椎，颈部软组织前后缘与探测器前后缘等距离。

2. 中心线 经甲状软骨平面、颈部前后缘连线中点，垂直射入探测器。

3. 标准影像

（1）显示全部颈椎侧位影像，第 1~7 颈椎显示于照片正中。

（2）各椎体前后缘均无双缘现象。

（3）椎体骨质、各椎间隙及椎间关节显示清晰。

（4）下颌骨不与椎体重叠。

（5）气管、颈部软组织层次清楚。

（四）颈椎后前斜位

1. 体位

（1）被检者俯卧于摄影台上，右前斜位向左侧旋转，左侧身体抬高使冠状面垂直台面呈 45°角，左前斜位相反。

（2）两肩下垂，抬高侧上、下肢屈曲，以支撑身体。

（3）也可以采用坐位摄影。

2. 中心线 向足侧倾斜 10°角，经甲状软骨平面颈部中点射入探测器。

3. 标准影像

（1）第 1 至第 7 颈椎显示于照片正中。

（2）椎间孔呈卵圆形，边缘锐利。

（3）椎体骨小梁清晰显示。

（五）胸椎正位

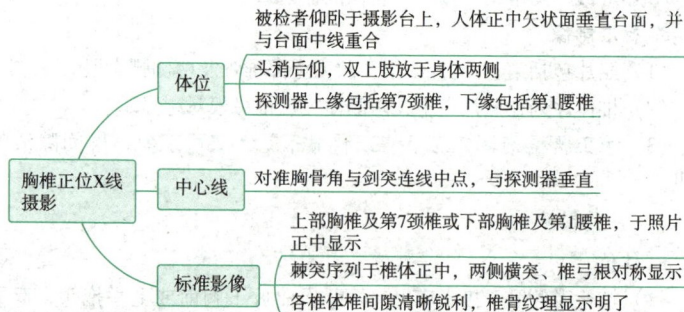

胸椎正位X线摄影

体位
- 被检者仰卧于摄影台上，人体正中矢状面垂直台面，并与台面中线重合
- 头稍后仰，双上肢放于身体两侧
- 探测器上缘包括第7颈椎，下缘包括第1腰椎

中心线
- 对准胸骨角与剑突连线中点，与探测器垂直

标准影像
- 上部胸椎及第7颈椎或下部胸椎及第1腰椎，于照片正中显示
- 棘突序列于椎体正中，两侧横突、椎弓根对称显示
- 各椎体椎间隙清晰锐利，椎骨纹理显示明了

（六）胸椎侧位

1. 体位

（1）被检者侧卧于摄影台上，双侧上肢尽量上举抱头，双下肢屈曲，

膝部上移。

（2）腰部垫以棉垫，使胸椎序列平行于台面，并置于台面中线。

（3）探测器上缘包括第 7 颈椎，下缘包括第 1 腰椎。

2. 中心线 对准胸 7 椎体，垂直射入探测器。

3. 标准影像

（1）第 3～12 胸椎呈侧位显示于照片正中，略有后突弯曲，不与肱骨重叠。

（2）椎体各缘呈切线状显示，无双边现象，椎间隙清晰明确。

（3）肺野部分密度均匀与椎体对比调和。

（4）各椎体及其附件结构易于分辨，骨纹理清晰显示。

（七）腰椎前后位

1. 体位

（1）被检者仰卧于摄影床上，身体正中矢状面垂直床面并与床面中线重合。

（2）两臂置身旁或胸前。

（3）两髋、膝屈曲，双足踏床面，使腰部贴近床面，减少生理弯曲度。

（4）探测器上缘平第 12 胸椎，下缘包括部分骶骨。

2. 中心线 对准第 3 腰椎垂直探测器射入。

3. 标准影像

（1）照片包括第 11 胸椎至第 2 骶椎全部椎骨及两侧腰大肌。

（2）椎体序列在照片正中，两侧横突、椎弓根对称显示。

（3）第 3 腰椎椎体各缘呈切线状显示，无双边现象，椎间隙清晰可见。

（八）腰椎侧位

1. 体位

（1）被检者侧卧于摄影床上，两臂屈曲放于胸前或上举抱头，双下肢并拢，髋、膝屈曲支撑身体。

（2）身体冠状面与床面垂直。

（3）腰细臀宽者，需在腰下放棉垫，使脊柱与床面平行。

（4）棘突后缘置于探测器中线外约 5cm 处（或棘突垂线在探测器边

缘内 2~3cm)。

（5）探测器上缘平第 12 胸椎，下缘包括部分骶骨。

2. 中心线　对准第 3 腰椎平面，垂直探测器射入。臀部较宽，腰部未放棉垫时，中心线向足端倾斜一定角度。

3. 标准影像

（1）照片包括第 11 胸椎至第 2 骶椎椎骨。

（2）腰椎椎体各缘无双边现象，尤其是第 3 腰椎。

（3）椎体骨皮质和骨小梁结构清晰可见。

（4）椎弓根、椎间孔和邻近软组织可见。

（5）椎间关节、腰骶关节及棘突可见。

（九）骶尾椎正位

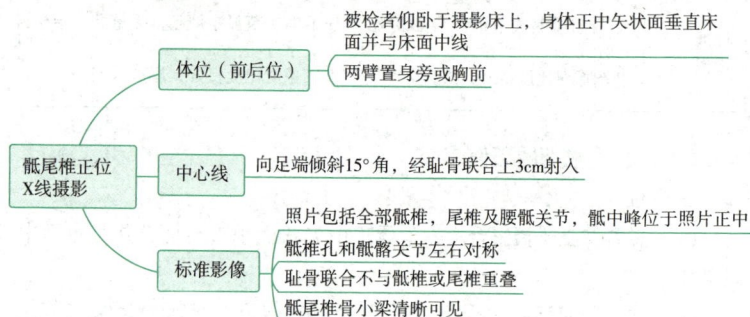

骶尾椎正位 X 线摄影
- 体位（前后位）
  - 被检者仰卧于摄影床上，身体正中矢状面垂直床面并与床面中线
  - 两臂置身旁或胸前
- 中心线
  - 向足端倾斜15°角，经耻骨联合上3cm射入
- 标准影像
  - 照片包括全部骶椎，尾椎及腰骶关节，骶中峰位于照片正中
  - 骶椎孔和骶髂关节左右对称
  - 耻骨联合不与骶椎或尾椎重叠
  - 骶尾椎骨小梁清晰可见

（十）骶尾椎侧位

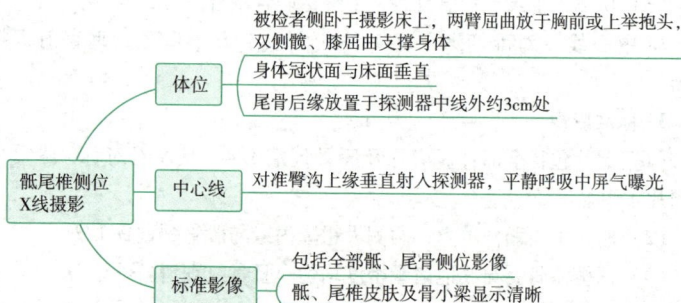

骶尾椎侧位 X 线摄影
- 体位
  - 被检者侧卧于摄影床上，两臂屈曲放于胸前或上举抱头，双侧髋、膝屈曲支撑身体
  - 身体冠状面与床面垂直
  - 尾骨后缘放置于探测器中线外约3cm处
- 中心线
  - 对准臀沟上缘垂直射入探测器，平静呼吸中屏气曝光
- 标准影像
  - 包括全部骶、尾骨侧位影像
  - 骶、尾椎皮肤及骨小梁显示清晰

（十一）骶髂关节前后位、前后斜位

项目	骶髂关节前后位	骶髂关节前后斜位
体位	①被检者仰卧于摄影床上，身体正中矢状面垂直床面并与床面中线重合 ②两臂置身旁或胸前 ③两下肢并拢，探测器上缘超出髂骨上缘，下缘包括耻骨联合	①被检者仰卧于摄影床上，被检侧腰部与臀部抬高 ②膝关节屈曲100°～120°角，使身体正中冠状面与床面成20°～30°角 ③被检侧髂前上棘与骶中线连线中点对准探测器中线 ④两髂前上棘连线对准探测器中线
中心线	向头侧倾斜20°～25°角，对准两髂前上棘连线中点射入探测器	对准被检侧髂前上棘与脐连线中点，垂直射入准探测器中心
标准影像	①两侧骶髂关节的正位影像显示清晰 ②图像对比度良好，层次分明	①骶髂关节显示清晰，无重叠，结构关系分明 ②图像对比度良好，层次分明

（十二）骨盆前后正位

1. 体位

（1）患者仰卧于摄影台上，人体正中矢状面垂直台面，并与台面中线重合。

（2）两下肢伸直，双足轻度外展、内旋（10°～15°角），趾末节靠拢。两侧髂前上棘至台面的距离相等。

（3）探测器上缘包括髂骨嵴，下缘达耻骨联合下方3cm。

2. 中心线 对准两髂前上棘连线中点下方3cm处，垂直射入探测器。

3. 标准影像

（1）照片包括全部骨盆诸骨及股骨近端1/4，且左右对称，骨盆位于照片正中显示。

（2）耻骨不与骶椎重叠，两侧大粗隆内缘与股骨颈重叠1/2。

（3）两侧髂骨翼与其他诸骨密度均匀，且骨纹理清晰可见。

五、四肢与关节

（一）手掌后前位

1. 体位

（1）被检者侧坐于摄影床旁。

（2）被检侧手掌向下平放于探测器上，5 指伸直略分开。

（3）第 3 掌骨头置于探测器中心。

2. 中心线 对准第 3 掌骨头垂直探测器射入，若同时摄取双手影像，中心线经两手间的中点射入探测器中心。

3. 标准影像

（1）全部掌指骨及腕关节包括在照片内，第 3 掌指关节位于照片正中。

（2）5 个指骨以适当间隔呈分离状显示。

（3）第 2 ~ 5 掌指骨呈正位，拇指呈斜位投影。

（4）掌骨至指骨远端，骨纹理清晰可见，并能呈现出软组织层次。

（二）掌下斜位

掌下斜位X线摄影

体位
- 被检侧小指及第5掌骨靠紧探测器外缘
- 手内旋，使手掌与探测器成45°角
- 各手指均分开并将指尖触探测器上

中心线
- 对准第五掌骨头，垂直射入探测器中心

标准影像
- 全部掌指骨及腕关节包括在照片内，第二、三掌骨清晰显示在照片正中
- 骨纹理清晰可见，并能呈现出软组织层次

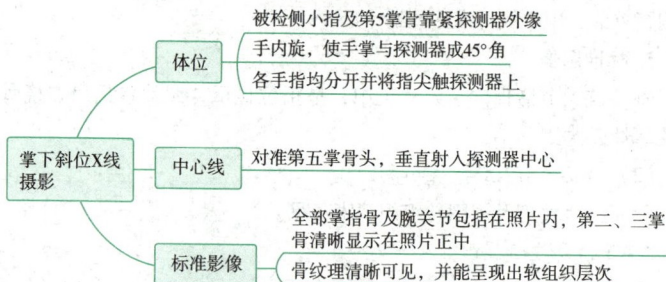

（三）拇指正位、侧位

项目	拇指正位	拇指侧位
体位	①被检者侧坐于摄影床旁，面对摄影床 ②被检侧前臂伸直，手和前臂极度内旋，使拇指背侧紧贴探测器 ③其他四指伸直，也可以用对侧手指将四指固定，被迫过伸位，避免与拇指重叠	①被检者侧坐于摄影床旁，面对摄影床 ②被检侧前臂伸直，第 2 ~ 5 指伸直，手背向上 ③拇指外侧紧贴探测器，使拇指背面与探测器垂直

续表

项目	拇指正位	拇指侧位
中心线	对准拇指掌指关节垂直射入探测器	经拇指掌指关节垂直射入探测器
标准影像	①全部拇指骨包括在照片内，拇指位于照片正中 ②拇指呈正位投影 ③骨纹理清晰可见，并能呈现出软组织层次	①全部拇指骨包括在照片内，拇指位于照片正中 ②拇指呈侧位投影 ③骨纹理清晰可见，并能呈现出软组织层次

（四）腕关节后前位

1. 体位

（1）被检者侧坐于摄影床旁。

（2）被检侧手呈半握拳或伸直，掌面向下。

（3）尺、桡骨茎突连线中点置于探测器中心。

2. 中心线　对准尺、桡骨茎突连线中点垂直射入探测器，若同时摄双侧腕关节，中心线对准探测器中心。

3. 标准影像

（1）腕关节诸骨位于照片正中，呈正位显示，照片包括尺、桡骨远端及掌骨近端。

（2）掌腕关节及桡腕关节间隙显示清晰。

（3）诸骨纹理及周围软组织清晰可见。

（五）腕关节侧位

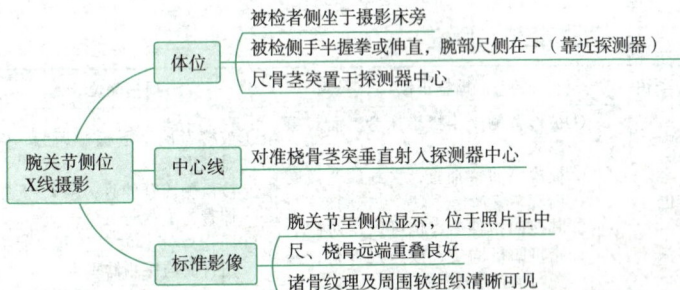

腕关节侧位 X 线摄影
- 体位
  - 被检者侧坐于摄影床旁
  - 被检侧手半握拳或伸直，腕部尺侧在下（靠近探测器）
  - 尺骨茎突置于探测器中心
- 中心线
  - 对准桡骨茎突垂直射入探测器中心
- 标准影像
  - 腕关节呈侧位显示，位于照片正中
  - 尺、桡骨远端重叠良好
  - 诸骨纹理及周围软组织清晰可见

（六）腕关节外展位

1. 体位

（1）被检者坐于摄影床旁，肘部弯曲。

（2）掌面向下紧贴床面。

（3）五指并拢朝尺侧偏转呈外展。

2. 中心线 对准桡骨茎突与第一掌骨近端连线中点垂直射入（或对准探测器中心）。

3. 标准影像

（1）舟骨呈正位显示，位于照片正中。

（2）腕关节诸骨显示在照片上，呈正位显示。照片包括尺、桡骨远端及掌骨近端。

（3）掌腕关节及桡腕关节间隙显示清晰。

（4）诸骨纹理及周围软组织清晰可见。

（七）前臂正位、侧位

项目	前臂正位	前臂侧位
体位	①被检者坐于摄影床旁，被检侧前臂伸直，掌面向上，平放于床面上，腕部稍外旋 ②尺桡骨中点放于探测器中心 ③探测器上缘包括肘关节，下缘包括腕关节（若病变局限于一端，可只包括邻近端关节）	①被检者坐于摄影床旁，被检侧肘部弯曲，前臂尺侧紧贴床面成90°角 ②尺桡骨中点放于探测器中心 ③探测器上缘包括肘关节，下缘包括腕关节（若病变局限于一端，可只包括邻近端的关节）
中心线	对准前臂中点垂直射入（或对准探测器中心）	对准前臂中点垂直射入（或对准探测器中心）
标准影像	①照片包括尺、桡骨全部，两骨互不重叠并列显示在照片中央 ②上缘包括肘关节，下缘包括腕关节 ③尺桡骨纹理及周围软组织清晰可见	①照片包括尺、桡骨全部，尺桡骨远端重叠显示在照片中央 ②上缘包括肘关节，下缘包括腕关节 ③尺桡骨骨小梁及周围软组织清晰可见

（八）肘关节正位

1. 体位

（1）被检者侧坐于摄影床旁。

（2）被检侧肘关节伸直，背侧在下。

（3）尺骨鹰嘴置于探测器中心。

2. 中心线 对准肱骨内、外上髁连线中点垂直射入探测器中心。

3. 标准影像

（1）图像包括肱骨远端及尺桡骨近端，其关节间隙显示在图像正中。

（2）肘关节面呈切线位显示，明确锐利。

（3）鹰嘴窝位于肱骨内外髁正中偏尺侧。

（4）肘关节各骨小梁及周围软组织清晰可见，影像对比良好。

（九）肘关节侧位

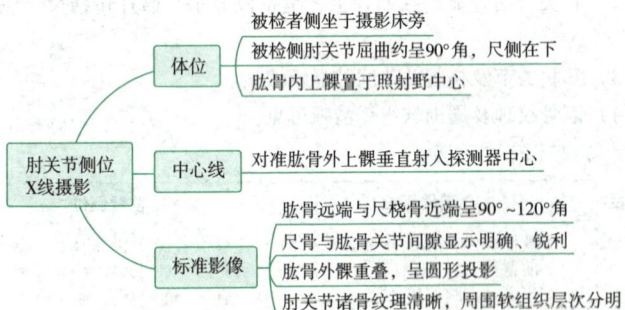

肘关节侧位X线摄影

- 体位
  - 被检者侧坐于摄影床旁
  - 被检侧肘关节屈曲约呈90°角，尺侧在下
  - 肱骨内上髁置于照射野中心
- 中心线
  - 对准肱骨外上髁垂直射入探测器中心
- 标准影像
  - 肱骨远端与尺桡骨远端呈90°~120°角
  - 尺骨与肱骨关节间隙显示明确、锐利
  - 肱骨外髁重叠，呈圆形投影
  - 肘关节诸骨纹理清晰，周围软组织层次分明

（十）肱骨前后位

1. 体位

（1）被检者仰卧于摄影床上，被检侧手臂伸直稍外展，手掌向上。

（2）肱骨中点放于探测器中心。

（3）探测器上缘包括肩关节，下缘包括肘关节（若病变局限于一端，可只包括邻近端关节）。

2. 中心线 对准肱骨中点垂直射入（或对准探测器中心）。

3. 标准影像

（1）照片包括肱骨全部并显示在照片中央。

（2）肱骨大结节向外突出呈切线位，小结节与肱骨重叠，肱骨头向内上方突出于肩胛骨关节盂。

（3）皮肤软组织及骨小梁结构显示清晰。

（4）照片上缘包括肩关节，下缘包括肘关节。

（十一）肱骨侧位

1. 体位

（1）被检者仰卧于摄影床上，被检侧手臂屈肘 90°角，前臂内旋置于腹前。

（2）肱骨中点放于探测器中心。

（3）探测器上缘包括肩关节，下缘包括肘关节（若病变局限于一端，可只包括邻近端关节）。

2. 中心线 对准肱骨中点垂直射入（或对准探测器中心）。

3. 标准影像

（1）全部肱骨显示在照片中央。

（2）肱骨结节相重叠，远端显示肘关节侧位像。

（3）皮肤软组织及骨小梁结构显示清晰。

（4）照片上缘包括肩关节。

（十二）肩关节前后正位、穿胸侧位

项目	肩关节前后正位	肩关节穿胸侧位
体位	①被检者站立于摄影架前 ②被检侧上肢稍外旋且与躯干分开，肩部背侧紧贴探测器，探测器上缘超出肩部软组织 3cm ③肩胛骨喙突置于中心	①被检者侧立于探测器前，被检侧上臂外侧紧贴探测器，肱骨外科颈放于探测器中心 ②对侧上肢上举抱头 ③对侧肩关节上抬，使肱骨头高于被检侧
中心线	对准肩胛骨喙突垂直射入探测器中心	对准对侧腋下垂直射入（或对准探测器中心）
标准影像	①照片包括肩关节诸骨，其关节位于照片正中或稍偏外显示 ②肩关节盂前后重合，呈切线位显示，不与肱骨头重叠，关节间隙显示清晰明了 ③肱骨小结位于肱骨头外 1/3 处显示 ④肱骨头、肩峰及锁骨纹理显示清晰，周围软组织层次清晰可辨	①肱骨头位于胸腔内显示 ②前面不与胸骨重叠，后不与胸椎重叠 ③影像对比良好，层次分明

（十三）锁骨后前正位

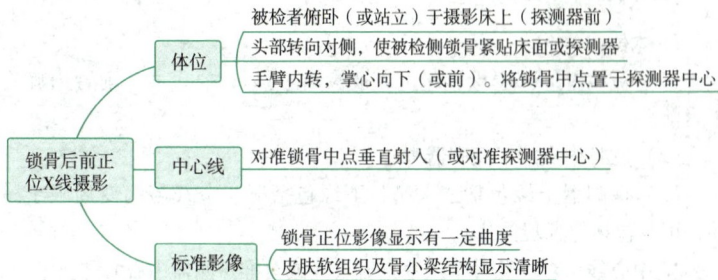

锁骨后前正位X线摄影
- 体位
  - 被检者俯卧（或站立）于摄影床上（探测器前）
  - 头部转向对侧，使被检侧锁骨紧贴床面或探测器
  - 手臂内转，掌心向下（或前）。将锁骨中点置于探测器中心
- 中心线
  - 对准锁骨中点垂直射入（或对准探测器中心）
- 标准影像
  - 锁骨正位影像显示有一定曲度
  - 皮肤软组织及骨小梁结构显示清晰

（十四）肩锁关节后前位

1. 体位

（1）被检者站立于探测器前，面向探测器，头部转向对侧，使被检侧肩锁关节紧贴探测器。

（2）掌心向前。

（3）探测器上缘超出肩部软组织，将肩胛骨喙突置于探测器中心。

2. 中心线　对准喙突垂直射入（或对准探测器中心）。

3. 标准影像

（1）肩锁关节显示于照片上。

（2）皮肤软组织及骨小梁结构显示清晰。

（十五）足前后正位

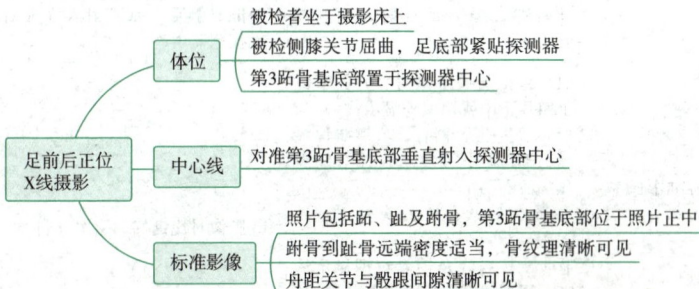

足前后正位X线摄影
- 体位
  - 被检者坐于摄影床上
  - 被检侧膝关节屈曲，足底部紧贴探测器
  - 第3跖骨基底部置于探测器中心
- 中心线
  - 对准第3跖骨基底部垂直射入探测器中心
- 标准影像
  - 照片包括跗、趾及跖骨，第3跖骨基底部位于照片正中
  - 跗骨到趾骨远端密度适当，骨纹理清晰可见
  - 舟距关节与骰跟间隙清晰可见

（十六）跟骨侧位

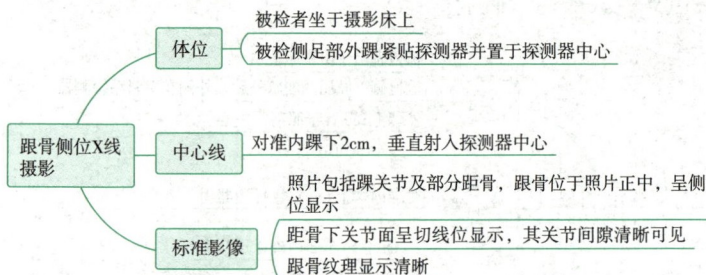

```
                    体位 ┬─ 被检者坐于摄影床上
                        └─ 被检侧足部外踝紧贴探测器并置于探测器中心
跟骨侧位X线 ┬─
摄影          ├─ 中心线 ── 对准内踝下2cm，垂直射入探测器中心
            │
            │              ┌─ 照片包括踝关节及部分距骨，跟骨位于照片正中，呈侧
            └─ 标准影像 ──┤    位显示
                          ├─ 距骨下关节面呈切线位显示，其关节间隙清晰可见
                          └─ 跟骨纹理显示清晰
```

（十七）跟骨轴位

1. 体位

（1）被检者坐于摄影床上，被检侧下肢伸直。

（2）足尖向上，足背极度背屈（可用布带牵拉）。

2. 中心线　向头侧倾斜35°~45°角，经跟骨中点射入（或对准探测器中心）。

3. 标准影像

（1）跟骨轴位影像，跟骨轴位标准片显示。

（2）跟骨位于照片正中，其纵径与图像正中长轴重合。

（3）跟骨纵径与横径投影比例恰当，约2∶1；从距下关节面到跟骨粗隆部，均应清晰显示，包括载距突。

（十八）踝关节前后位

1. 体位

（1）被检者坐于摄影床上。

（2）被检侧下肢伸直且稍内旋，足尖向上。

（3）内、外踝连线中点上1cm置于照射野中心。

2. 中心线　对准内、外踝连线中点上1cm，垂直射入探测器。

3. 标准影像

（1）踝关节位于照片中央显示，关节面呈切线位，其间隙清晰可见。

（2）胫腓联合间隙不超过0.5cm。

（3）踝关节诸骨纹理清晰锐利，周围软组织层次可见。

（十九）踝关节外侧位

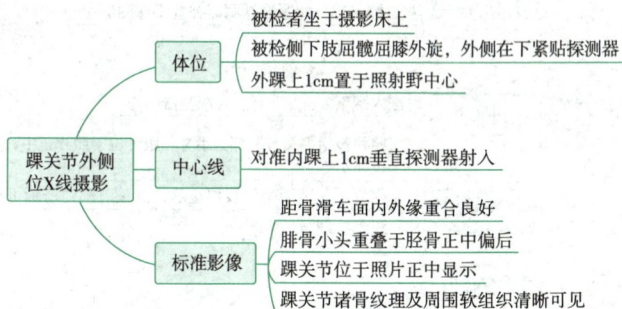

踝关节外侧位X线摄影

体位
- 被检者坐于摄影床上
- 被检侧下肢屈髋屈膝外旋，外侧在下紧贴探测器
- 外踝上1cm置于照射野中心

中心线
- 对准内踝上1cm垂直探测器射入

标准影像
- 距骨滑车面内外缘重合良好
- 腓骨小头重叠于胫骨正中偏后
- 踝关节位于照片正中显示
- 踝关节诸骨纹理及周围软组织清晰可见

（二十）胫腓骨前后位、侧位

项目	胫腓骨前后位	胫腓骨侧位
体位	①被检者仰卧于摄影床上，被检侧下肢伸直稍内旋，足尖向上 ②将被检侧胫腓骨中点放于探测器中心 ③探测器上缘包括膝关节，下缘包括踝关节（若病变局限于一端，可只包括邻近关节）	①被检者侧卧于摄影床上，被检侧下肢伸直，外侧在下紧靠床面 ②将胫腓骨中点放于探测器中心 ③探测器上缘包括膝关节，下缘包括踝关节（若病变局限于一端，可只包括邻近端关节）
中心线	对准胫腓骨中点垂直射入（或对准探测器中心）	对准胫腓骨中点垂直射入（或对准探测器中心）
标准影像	①包括一侧关节，骨质及关节间隙清晰可见 ②皮肤软组织及骨小梁结构显示清晰	①包括一侧关节，胫骨在前腓骨在后 ②上胫腓关节重叠较少，下胫腓关节重叠较多 ③皮肤软组织及骨小梁结构显示清晰

（二十一）膝关节前后正位

1. 体位

（1）被检者仰卧或坐于摄影床上。

（2）被检侧下肢伸直且稍内旋，足尖向上，腘窝靠近探测器。

（3）髌骨下缘置于照射野中心。

2. 中心线　对准髌骨下缘垂直射入探测器。

3. 标准影像

（1）照片包括股骨两髁，胫骨两髁及腓骨小头，其关节面位于照片正中。

（2）腓骨小头与胫骨仅有少许重叠。

（3）膝关节诸骨纹理清晰可见，周围软组织层次可见。

（二十二）膝关节侧位

1. 体位

（1）被检者侧卧于摄影床上。

（2）被检侧下肢屈膝约呈 135°角，外侧靠近探测器。

（3）髌骨下缘与腘窝皮肤皱褶连线中点置于照射野中心。

2. 中心线　对准髌骨下后缘垂直射入探测器。

3. 标准影像

（1）膝关节间隙位于照片正中，股骨内外髁重叠良好。

（2）髌骨呈侧位显示，其与股骨间隙分离明确，关节面边界锐利，无双边。

（3）股骨与胫骨平台重叠极小。

（4）膝关节诸骨纹理清晰可见，周围软组织可以辨认。

（二十三）髌骨轴位

1. 体位

（1）被检者俯卧于摄影床上，被检侧膝部尽量屈曲（被检者用手或用布带拉住踝部），对侧下肢伸直。

（2）股骨长轴与探测器长轴平行。

2. 中心线　对准髌骨下缘、经髌骨后缘垂直射入探测器。

3. 标准影像

（1）髌骨呈三角形，髁间窝显示在照片正中。

（2）髌骨内侧缘呈切线位，无双边影，与股骨间隙呈倒人字形显示。

（3）髌骨小梁清晰可见。

（二十四）股骨前后正位

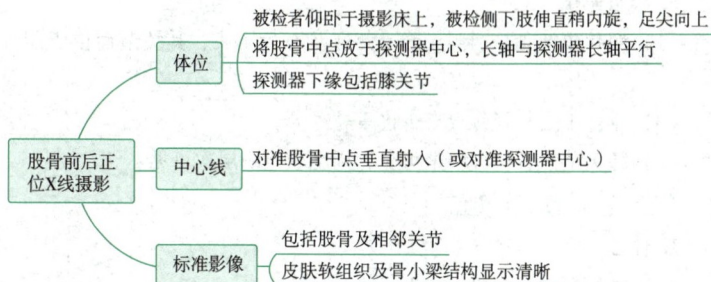

```
                    ┌─ 体位 ─── 被检者仰卧于摄影床上，被检侧下肢伸直稍内旋，足尖向上
                    │           将股骨中点放于探测器中心，长轴与探测器长轴平行
                    │           探测器下缘包括膝关节
  股骨前后正 ────────┼─ 中心线 ── 对准股骨中点垂直射入（或对准探测器中心）
  位X线摄影          │
                    └─ 标准影像 ── 包括股骨及相邻关节
                                  皮肤软组织及骨小梁结构显示清晰
```

（二十五）股骨侧位

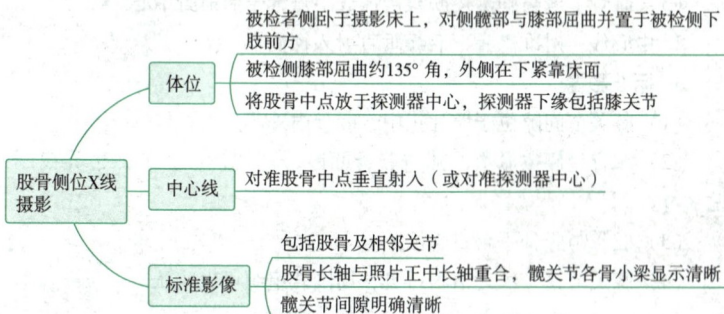

```
                    ┌─ 体位 ─── 被检者侧卧于摄影床上，对侧髋部与膝部屈曲并置于被检侧下
                    │           肢前方
                    │           被检侧膝部屈曲约135°角，外侧在下紧靠床面
                    │           将股骨中点放于探测器中心，探测器下缘包括膝关节
  股骨侧位X线 ───────┼─ 中心线 ── 对准股骨中点垂直射入（或对准探测器中心）
  摄影              │
                    └─ 标准影像 ── 包括股骨及相邻关节
                                  股骨长轴与照片正中长轴重合，髋关节各骨小梁显示清晰
                                  髋关节间隙明确清晰
```

（二十六）髋关节正位

1. 体位

（1）被检者仰卧于摄影床上。

（2）双下肢伸直且稍内旋，足尖向上，使两趾接触。

（3）被检侧髂前上棘与耻骨联合上缘连线中点向外下作垂线5cm处为髋关节正位摄影的定位点，此点对准探测器中心。

2. 中心线　对准定位点垂直射入探测器（如同时摄取双侧髋关节前后位影像时，摄影要点同骨盆正位）。

3. 标准影像

（1）照片包括髋关节、股骨近端 1/3，同侧耻骨、坐骨及部分髂骨翼。

（2）股骨头大体位于照片正中，或位于照片上 1/3 正中，大粗隆内缘与股骨颈重叠 1/2，股骨颈显示充分。

（3）股骨颈及闭孔无投影变形，申顿线光滑锐利，曲度正常。

（4）髋关节诸骨纹理清晰锐利，坐骨棘明显显示，周围软组织也可辨认。

（二十七）髋关节水平侧位

1. 体位

（1）被检者仰卧于摄影床上或推床上，被检侧臀部垫高。

（2）对侧髋部与膝部屈曲成直角，尽量抬高，并置于被检侧下肢上方。

（3）被检侧下肢伸直，足尖稍内旋，大腿外侧缘紧靠探测器（或呈 45°角），将股骨颈放于探测器中心。

2. 中心线 向头侧倾斜 25°～30°角，经被检侧股骨大粗隆射入（或对准探测器中心）。

3. 标准影像

（1）股骨颈及关节面显示清晰，无臀部干扰影。

（2）皮肤软组织及骨小梁结构显示清晰。

第二节 X 线造影检查

一、泌尿系统造影

（一）静脉肾盂造影

1. 概述 静脉肾盂造影又叫静脉尿路造影，是将对比剂注入静脉后经肾脏排泄至尿路而显影。静脉肾盂造影简单易行，痛苦小，危险性小，可观察整个泌尿系统的解剖结构、分泌功能以及各种尿路病变，是临床上最常用的一种泌尿系 X 线检查方法。

2. 适应证与禁忌证

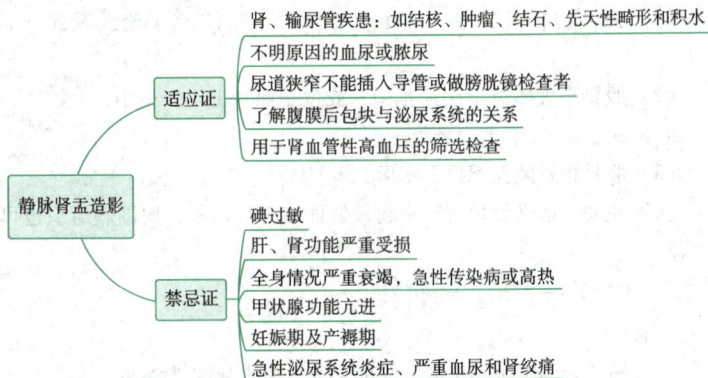

静脉肾盂造影

适应证
- 肾、输尿管疾患：如结核、肿瘤、结石、先天性畸形和积水
- 不明原因的血尿或脓尿
- 尿道狭窄不能插入导管或做膀胱镜检查者
- 了解腹膜后包块与泌尿系统的关系
- 用于肾血管性高血压的筛选检查

禁忌证
- 碘过敏
- 肝、肾功能严重受损
- 全身情况严重衰竭，急性传染病或高热
- 甲状腺功能亢进
- 妊娠期及产褥期
- 急性泌尿系统炎症、严重血尿和肾绞痛

3. 造影注意事项和患者术前准备

（1）向患者讲清造影前的准备事项、造影中可能发生的情况及造影加压的反应，让患者有充分思想准备，做好配合工作。

（2）造影前 2～3 天不吃易产气和多渣的食物，并禁服碘剂以及含钙的药物。

（3）检查前 1 天下午服缓泻剂。

1）如番泻叶 6～9g，用开水冲泡后服 2～3 次；或服蓖麻油 20～30ml，便于肠内容物的排出。

2）对老年长期卧床、习惯性便秘者，可提前 2～3 天每晚服轻泻剂。

（4）检查前 12 小时内禁食、水（夏季炎热时可禁水 6 小时）。

（5）造影前排尿使膀胱空虚，行腹部透视，如腹内有较多气体，可注射垂体加压素 0.5ml。待腹腔清洁后可行造影检查。

（6）造影前常规摄全腹部平片。

（7）严格观察碘过敏试验情况。为"阴性"者方可进行造影。

4. 对比剂

（1）目前经肾脏排泄的常用有机碘溶液：60%～76% 泛影葡胺离子型、300mgI/100ml 和 350mgI/100ml 非离子型对比剂。

（2）用量：成人一般用量 20～40ml，儿童因不能压迫输尿管，且肾浓缩功能不如成人，用量可按每千克体重 1～1.5ml 计算。

5. 造影方法

（1）加压

1）患者仰卧平躺于检查床上，将两个椭圆形压迫器呈倒"八"字形置于肚脐下两侧，相当于输尿管经过两侧骶髂关节处。

2）用连以血压计的气袋覆盖其上。

3）再用多头腹带束紧绑好，充气后可压迫两侧输尿管，防止对比剂流入膀胱。

4）儿童或因腹部病变不宜加压时，可采取头低位，即骨盆抬高约15°。

（2）注药：由肘静脉注入对比剂 20～40ml，即行气袋充气，加压至患者能耐受程度为止，一般为 80～100mmHg，以能压迫输尿管使对比剂停留于肾盂、肾盏内。

（3）摄影时间

1）一般于注射对比剂后7分钟摄第一片，即刻冲洗胶片，以观察摄影位置、条件以及肾盂、肾盏显影情况。

2）15分钟摄取第二片，30分钟摄取第三片。

3）如一侧肾盂、肾盏显影不佳，应延长摄片时间。

4）在肾盂积水，按常规时间摄片不显影者，可在数小时后再摄片。

（4）双侧肾盂、肾盏显影后，则除去腹压带，输尿管和膀胱充盈，并摄全尿路片。如疑有肾下垂或游走肾，应加摄立位片。

6. 摄影体位选择

摄影体位	双侧肾区及全腹部正位，常规标准位
摄影要求	双侧肾区体位时，患者取仰卧位，身体正中矢状面对床面中线并垂直，两臂放于身旁，剑突到肚脐连线中点对胶片中心，中心线经剑突到肚脐连线中点垂直射入胶片中心。患者平静呼吸、屏气曝光
全尿路体位	解除腹部压迫带后，摄取全腹部正位，患者保持原体位，胶片上缘平剑突，下缘齐耻骨联合下方。中心线经剑突至耻骨联合连线中点垂直射入胶片中心。患者平静呼吸、屏气曝光

（二）逆行肾盂造影

1. 概述　逆行肾盂造影系在膀胱镜的观察下，将特制的导管经尿道和膀胱插入输尿管并注入对比剂，使肾盂、肾盏、输尿管和膀胱显影的检查方法。

（1）常用以观察全尿路情况。

（2）此方法不受肾脏分泌功能的影响，显影清晰。

（3）由于插入膀胱镜可给患者带来一定痛苦及不能了解肾脏分泌功能的改变，通常多用作静脉肾盂造影不能或显影不清晰的患者。

2. 适应证与禁忌证

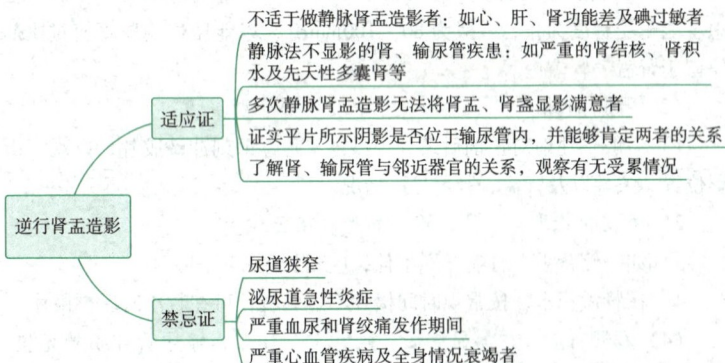

```
                     ┌─ 不适于做静脉肾盂造影者：如心、肝、肾功能差及碘过敏者
                     ├─ 静脉法不显影的肾、输尿管疾患：如严重的肾结核、肾积
             适应证 ──┤   水及先天性多囊肾等
                     ├─ 多次静脉肾盂造影无法将肾盂、肾盏显影满意者
                     ├─ 证实平片所示阴影是否位于输尿管内，并能够肯定两者的关系
                     └─ 了解肾、输尿管与邻近器官的关系，观察有无受累情况
逆行肾盂造影 ─┤
                     ┌─ 尿道狭窄
                     ├─ 泌尿道急性炎症
             禁忌证 ──┤ 严重血尿和肾绞痛发作期间
                     └─ 严重心血管疾病及全身情况衰竭者
```

3. 造影前注意事项和患者术前准备　与静脉肾盂造影相同，但不需禁水。

4. 对比剂　常用 12.5% 碘化钠溶液或 10% ~ 15% 有机碘溶液，通常每侧肾一次性注射量为 8 ~ 15ml，或以患者有胀感为标准。

5. 造影方法

（1）由泌尿科医师在膀胱镜窥视下，将导管插入输尿管，然后透视观察导管位置，导管头一般在肾盂下方一个椎体为宜。

（2）透视下将对比剂注入体内，速度不宜过快，压力不能过高，一般用 15 秒注完 8 ~ 15ml。

（3）患者仰卧于摄影床上，脊柱对准台面中线，待肾盂、肾盏充盈满意立即摄片。如需观察肾盂、肾盏的排空，可在注入对比剂后 2 分钟再摄片，必要时可加摄侧位和斜位片。

（4）若观察肾盂、输尿管交界处，须先把导管抽至输尿管上 1/2 处，然后注入对比剂并摄片。每次摄片可根据显影情况酌情增减剂量。

（5）对于肾盂积水的患者，造影的目的在于了解梗阻病变的位置和性质，切忌在扩大的肾盂内再注入大量对比剂，否则会因突然增加肾脏内的压力，导致输尿管完全梗阻。

（6）肾盂、肾盏充盈满意后抽出导管，终止检查。

6. 摄影体位　选择性摄取肾区或全腹部片，摄影方法同肾盂造影。

二、子宫输卵管造影

1. 概述　子宫输卵管造影是利用专用器械从子宫颈口注入对比剂，以显示子宫腔及两侧输卵管的位置、形态、大小及通畅与否的方法。目前仍为妇科所常用。

2. 适应证与禁忌证

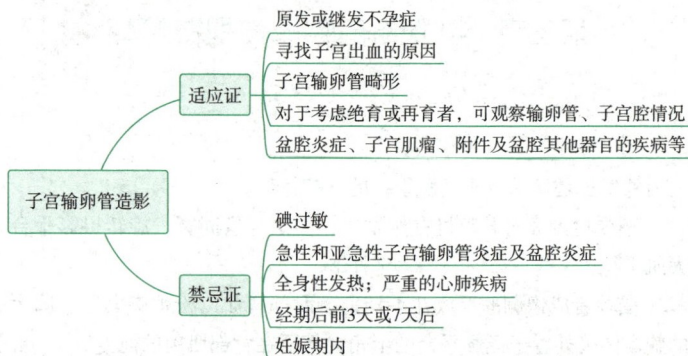

```
                         原发或继发不孕症
                         寻找子宫出血的原因
                适应证   子宫输卵管畸形
                         对于考虑绝育或再育者，可观察输卵管、子宫腔情况
                         盆腔炎症、子宫肌瘤、附件及盆腔其他器官的疾病等
子宫输卵管造影
                         碘过敏
                         急性和亚急性子宫输卵管炎症及盆腔炎症
                禁忌证   全身性发热；严重的心肺疾病
                         经期后前3天或7天后
                         妊娠期内
```

3. 造影方法

（1）造影前：做碘过敏试验，给予适量的镇静剂。

（2）操作

1）患者取仰卧位，两腿抬高固定在托架上，对会阴部消毒后，将导管插入子宫颈管内，注气于导管的气囊内以免对比剂外漏。

2）抽取对比剂 5～7ml，常用 40% 碘化油或 60% 复方泛影葡胺，注入子宫腔内。注射前先将气泡排除以免形成假充盈缺损，误诊为息肉或肌瘤。

3）在透视观察下注射对比剂，患者有胀感时停止，即刻摄第一张照片，为子宫腔充盈像；等输卵管充盈后摄第二张照片。用碘化油 24 小时或用泛影葡胺 30 分钟后摄第三张照片，了解对比剂是否进入腹腔。

（3）术后处理 检查后如下腹及腰部疼痛，应休息 1 小时后才离开。术后须休息 1 周，给予抗生素预防感染。

4. 摄影技术

（1）在透视下观察对比剂将子宫腔和输卵管的充盈情况，显示满意即刻摄片。

（2）摄影位置是盆腔平片位置，即患者仰卧位，其正中矢状面对准检查床中线，用 10×12 或 8×10 规格的胶片，上缘包髂前上棘，下缘包耻骨联合，中心线对准暗盒中心射入，屏气时曝光。

第三节 乳腺与口腔 X 线摄影检查

一、乳腺摄影体位

（一）内外斜位（MLO）

内外斜位是显示单侧乳腺组织的最佳体位。

1. 嘱受检者面对乳腺机自然站立，两足与肩同宽，旋转摄影平台与胸大肌平行，X 线束方向自内上至外下。

2. 受检者成像侧的手放在手柄上，肘部弯曲以松弛胸大肌。胸大肌后的腋窝凹陷处置于摄影平台的上角，但要在背部肌肉的前方。

3. 运用可移动组织向固定组织运动原理，提升乳腺。然后向前、向内移动乳腺组织和胸大肌；向上向外牵拉乳腺，离开胸壁以避免组织相互重叠。

4. 踏压迫器加压并用手承托乳腺，连续旋转受检者至乳腺呈切线位，直至有足够压力能保持乳腺不致下垂。

5. 向下牵拉腹部组织打开乳腺下皱褶。

6. 非检侧乳腺对检查有影响时，让受检者用手向外侧推压。嘱受检者保持身体不动，曝光。

（二）头尾位（CC）

头尾位应确保在内外斜位中可能漏掉的内侧组织显示出来，同时应尽可能多的包含外侧组织。

1. 嘱受检者面对乳腺机自然站立，两足与肩同宽，技师应站在受检者的健侧。受检者头部向前伸向球管侧，这样受检者的身体可以向前，使前面的乳腺组织摆在影像接收器上。

2. 提升乳腺可动性组织向固定组织移动，升起摄影台与提升的乳腺下缘接触。

3. 技师的双手分别于乳腺上下，轻轻将乳腺组织牵拉远离胸壁，且将乳头放在摄影平台的中心。最大限度地使乳腺组织呈现出来。

4. 技师用乳腺上方的手，经过摄影平台胸壁缘，将乳腺后外侧缘提升到摄影平台上，这应在受检者无旋转下完成，此步操作将会提高后外侧组织的可显示性，并将乳腺固定在此位置上。

5. 技师下方的手抽出放在被检侧的肩上，以松弛受检者肩部，同时用肘部轻推受检者后背，以防止受检者从乳腺摄影设备中脱离出来。用手指牵拉锁骨上皮肤，以缓解在最后加压过程中受检者皮肤的牵拉感。

6. 受检者胸骨紧靠平台的胸壁缘，将对侧乳腺放在摄影平台的内角上。

7. 压迫时，固定乳腺的手向乳头方向移动，并使腺体组织伸展，从前方抽出。

8. 嘱受检者未被成像侧手臂向前抓住手柄；受检者成像一侧的手臂下垂，肱骨外旋。

9. 用手指在压迫装置外侧缘滑动碾平外侧的皮肤皱褶。

10. 嘱咐受检者保持身体不动，曝光。

（三）追加体位

项目	定点压迫位（S）	放大位（M）
概述	定点或锥形压迫是一个应用较多而且简单的技术，特别有助于密集组织区域的模糊或不明确的发现物	对于放大乳腺摄影，十分关键的是由于采用空气间隙和微焦点技术，会导致对受检者的曝光时间相对延长而增加辐射剂量
特点	①与整体乳腺压迫相比，定点压迫能使感兴趣区厚度有更大幅度减小，提高乳腺组织的分离 ②对感兴趣区域内组织结构正常与异常的校准可产生更高的对比和对发现物更精确的评估 ③定点压迫位通常结合小焦点放大摄影来提高乳腺细节的分辨力	①放大位对钙化点的数目、分布和形态具有更好的显示 ②有或没有定点压迫的放大位，均有助于通过对病灶密度或团块的边缘和其他结构特征更加精确地评估，有利于对良恶性病变进行区分 ③还可以扩展在常规体位中不明显的意外发现物

放大位的设备：所用 X 线管焦点的测量尺寸一般采用 0.1mm，以消除物体到成像板距离增加而导致的几何模糊的影响。同时还需要一个放大平台使被压乳腺和摄影平台分离，其放大率为 1.5~2 倍。

二、乳腺导管造影技术

（一）适应证与禁忌证

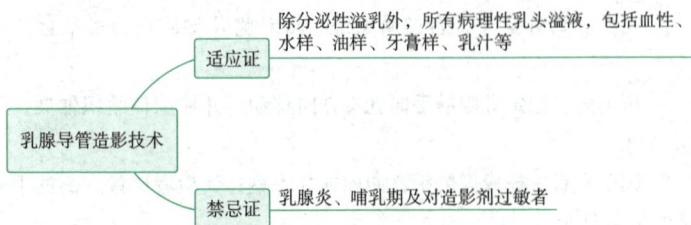

乳腺导管造影技术
- 适应证：除分泌性溢乳外，所有病理性乳头溢液，包括血性、水样、油样、牙膏样、乳汁等
- 禁忌证：乳腺炎、哺乳期及对造影剂过敏者

（二）受检者临床表现

自溢性或挤压性、双侧或单侧、多孔或单孔、溢液时间、溢液的颜色等。

（三）术前准备

1. 受检者准备　向受检者介绍造影流程、穿着对开式上衣并检查溢液情况。

2. 器械与备品

（1）检查床、聚光灯。

（2）皮肤消毒用品：碘伏、棉棒等。

（3）无菌手套，无菌纱布、棉球。

（4）特制乳管针（30G）：可将针头磨钝或眼科用泪道针头，将针头稍折约为 120°。

（5）5ml（10ml）空针管。

（6）显影剂（每次用量约 1ml）。

（7）其他备品：载玻片、放大镜等。

（四）造影步骤

1. 术前过敏试验　一般采用静推 1ml 或眼角滴入试验，确认阴性方可行造影检查。

2. 依序将卫生用材置于无菌手术巾上。

3. 采用坐位或仰卧位，以乳头为中心消毒两次，消毒半径约 5cm。

4. 术者戴无菌手套，轻轻挤压乳头，确认溢液孔后，将针自溢液导管插入，以适当的压力缓慢注入造影剂 0.2～0.4ml。

5. 当患者感觉乳腺胀痛时，停止注入显影剂。如有剧痛应立即停止注射（提示造影剂可能外溢）。

6. 可用皮筋轻轻扎住乳头，防止造影剂外溢。

7. 头尾位和侧位摄影，压迫须适当，需要时可追加放大摄影。

（五）注意事项

1. 拍摄过程要迅速，如时间过长，造影剂已被吸收以致造影失败。

2. 检查结束后用湿纱布擦拭干净乳头的溢出液。

3. 告知受检者显影剂会自行吸收，如有不适，随时回访。

4. 乳腺导管造影是间接影像，有重叠或假象，不易发现微小的病变，阴性结果不能除外肿瘤的存在，且操作不当时不易成功。若造影失败，需另行安排造影时间。

三、口腔 X 线摄影

（一）局部摄影

1. 根尖片　主要用于龋病，牙髓钙化，牙内吸收，根尖周病变，牙发育异常，牙周炎，牙外伤，牙根折裂，修复体，种植体及某些系统性疾病累及牙槽骨等的检查。

（1）受检者坐在专用口腔治疗椅上，椅座呈水平位，背托呈垂直位，调节椅子高度，使受检者口角与操作者腋部相平。受检者呈直立坐姿，头部靠在头托上，矢状面与地面垂直。

项目	要求
投照上颌后牙	听鼻线与地面平行
投照上颌前牙	头稍低，使前牙的唇侧面与地面平行
投照下颌前牙	头稍后仰，使前牙的唇侧与地面垂直

（2）探测器在口内与被检牙冠相靠贴，但未与长轴平行，球管的放置（X 片中心线）需倾斜一定角度，使其与牙长轴和探测器交角的分角线垂直。

项目	要求
上颌切牙	球管足向倾斜 42°；尖牙 45°；双尖牙及第一磨牙 30°；第二、三磨牙 28°
下颌切牙	头向倾斜 −15°；尖牙 −18°～20°；双尖牙及第一磨牙 −10°；第二、三磨牙 −5°

同时根据上腭及口底深浅改变角度，保持垂直，以获得准确的图像。

（3）探测器放入口内应使探测器感光面紧靠被检牙的舌侧面。

项目	要求
投照前牙	探测器竖放，投照 12 时，应以 1 的切缘为标准
投照后牙	探测器横放。探测器放好后，嘱被检者用手指固定或用持片夹固定

（4）中心线：使 X 线中心线与被检牙的长轴和探测器之间的分角线**垂直**。为了精确显示每个牙根的长度，应对每个牙根的情况采用不同的 X 线中心线投照角度。

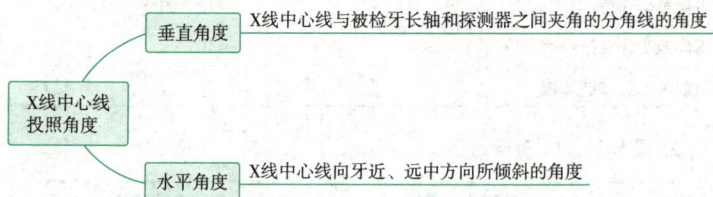

```
                    ┌─ 垂直角度 ── X线中心线与被检牙长轴和探测器之间夹角的分角线的角度
X线中心线            │
投照角度 ───────────┤
                    └─ 水平角度 ── X线中心线向牙近、远中方向所倾斜的角度
```

1）X 线中心线位置

①投照根尖片时，X 线中心线需要通过被检查牙根的中部。

②投照上颌牙时，听鼻线为假象线，X 线中心线通过部位分别为投照上中切牙通过鼻尖。

③投照上单侧中切牙及侧牙通过鼻尖与投照侧鼻翼连线中点。

④投照上单尖牙时，通过投照侧鼻翼。

⑤投照上前磨牙及第一磨牙时，通过投照侧自瞳孔向下的垂直线与听鼻线的交点。

⑥投照第二磨牙和第三磨牙时，通过投照侧自外眦向下的垂线与听鼻线的交点，及颧骨下缘。

⑦投照下颌骨时，X 线中心线均沿下颌骨下缘上 1cm 的假象连线上，然后对准被检查牙的部位射入。

2）投照上、下颌牙齿时 X 线倾斜平均角度（垂直角度）

部位	X 线倾斜方向	X 线倾斜角度
上颌切牙位		42°
上颌单尖牙位	向足侧倾斜	45°
上颌双尖牙及第一磨牙位		30°
上颌第二、三磨牙位		28°

续表

部位	X线倾斜方向	X线倾斜角度
下颌切牙位		-15°
下颌单尖牙位	向头侧倾斜	-18~20°
下颌双尖牙及第一磨牙位		-10°
下颌第二、三磨牙位		-5°

2. 咬翼片、咬合片拍摄

项目	咬翼片拍摄	咬合片拍摄
适应证	主要用于检查邻面龋、髓石、牙髓腔、邻面龋与髓室是否穿通及穿通程度、充填物边缘密合情况、牙槽嵴顶病变等	用于摄取范围较大的病变和上下颌的情况，如上颌脓肿，下颌骨骨折，阻生牙和赘生牙的位置等；有时也用以测定异物及唾液腺结石的位置
拍摄方法	①调整受检者头靠，使咬合面平行地面，将胶片放患者口中，咬翼朝向颊侧，横过咬合面，胶片则在牙齿舌侧，胶片中心放在所要照的牙齿 ②请受检者轻轻合上嘴，并将咬翼咬住，使胶片尽可能平行贴牙齿，不要弯曲 ③调整X光机头垂直角8°~10°之间，让主射线通过所要照的牙齿其对准线在咬合平面上 ④调整水平角，使主射线垂直于下颌骨的颊面投照	①上颌照法：头摆正，调整头位，使上颌牙弓与地平成水平；胶片凸点向上，直放入患者口中，请患者轻轻将胶片咬住；中心线向足端倾斜65°，水平角度与被检查侧前磨牙邻面平行，对准被检侧眶下孔的外侧射入 ②下颌照法：头摆正，调整头靠向后，让下巴抬高；胶片凸点向下直放入患者口中，让患者轻轻咬胶片；中心线以0°角对准头矢状面，由颏部射入

咬翼片拍摄材料：咬翼片为普通胶片，是在中间装一突出的纸板，在投照时作咬合之用。专用于齿冠部摄影，能使上下颌牙齿的齿冠部包括在同一张照片上，但齿根不能包括在内。

（二）全景曲面体层摄影

1. 全景曲面体层摄影通过专门设计的口腔曲面全景摄影X线机，将上颌骨、下颌骨、颞颌关节、上颌窦、鼻腔及全口牙齿的影像同时显示在1张体层照片上的摄影技术。全景曲面体层摄影能为牙科病，牙齿矫形以及牙槽骨，颞颌关节的骨折骨病等多种疾病提供重要的信息。

2. 拍摄方法

（1）去掉受检者头部、颈部装饰物，投照时受检者取立位或坐位，颈椎呈垂直状态或稍前倾斜。

（2）下颌颏部置于颏托正中，双手握住扶手以保持身体稳定，用前牙切缘咬在咬合块槽内，头矢状面与地面垂直，调整机架高度使听眶线与听鼻线的分角线与地面平行，用额托和头夹将头固定。

（3）层面选择在颏托标尺零位。选择适当的管电压、管电流，嘱受检者保持身体静止，按下曝光钮完成曝光。

第四节　数字摄影技术

一、CR 操作技术

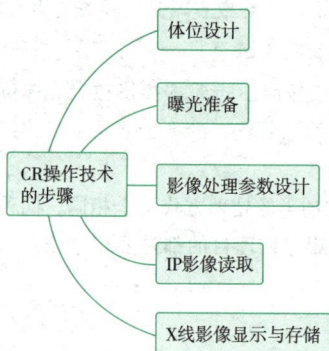

（一）体位设计

1. CR 摄影的体位设计原则与常规 X 线摄影相同。

2. 应将被照体的感兴趣解剖部位放在 IP 中心，尽量缩小照射野以减少无组织遮盖区投射到 IP 的原发 X 线，并且使照射野边缘尽量与暗盒的同向边缘平行。

3. 每张 IP 上应仅采集一个摄影部位和体位的影像。

4. 使用小尺寸 IP 比使用大尺寸 IP 所获取的影像空间分辨率高，因此，应根据 X 线摄影部位或摄影范围大小合理选择 IP。

（二）曝光准备

1. 准备　包括调整管电压、管电流、曝光时间，开启或关闭自动曝光控制方式，以及选择性地使用滤线栅。

2. 曝光条件　尽管 CR 系统对曝光量的响应范围宽，曝光量对影像密度和对比度的影响不易显现，但从尽量降低患者受辐射剂量和确保影像质量两方面考虑，CR 摄影时仍应严格设置曝光条件。

曝光量过高	会增加受辐射剂量，对改善影像质量作用不大
曝光量过低	可得到密度和对比度合适的影像，但影像中噪声增加，细节成分显示受影响

3. 使用和不使用滤线栅时，直方图分析会产生不同结果。每英寸103 线的滤线栅呈现出 2LP/mm 的周期信号，与 35cm×43cm 影像接收器的采样频率接近，因而容易导致衰减铅条和条纹状混叠伪影。

（三）影像处理参数设计

1. 在 CR 系统中有按照不同 X 线摄影位置和体位以及显示要求预置的成像采集菜单，IP 读取后获取的原始数据可以按照预先设置的影像处理方式重建出影像。

2. 不同设备公司的影像处理方式不全相同，同种类型影像处理技术的名称也不一样。但影像处理目的都是要调整照片密度、对比度、锐利度以及降低噪声。

（四）IP 影像读取

1. 在 CR 设备控制台上登记患者的基本信息，并与待读取的 CR 影像整合。如果 CR 设备已经联入 PACS 和 RIS，则可以通过网络的 work list 功能调取和确认患者信息。

2. 选择检查部位、图像扫描方式、图像预览、图像预处理等功能。

3. 将装有 IP 的暗盒放在 CR 系统阅读器区，CR 设备机械装置从暗盒中取出带有潜影的 IP，并自动将 IP 送入激光扫描区，潜影经过激光扫描被激励后，图像显示在 CR 显示器上。

4. 从 CR 设备上取回经擦除灯消除了潜影 IP。

（五）X 线影像显示与存储

在 CR 主机或工作站的显示器上调整图像亮度、灰度，对图像进行标注，之后将图像传送至照片打印机。使用光盘刻录装置存储图像，或将图像传送至 PACS。

二、DR 操作技术

（一）操作前准备

DR 为高精度计算机摄影设备，其平板探测器在整洁和适当的环境条件（温度、适度）才能发挥最佳性能。因此，DR 摄影室应清洁防尘，温度应保持在 18~22℃，湿度不超过 70%~80%。每次开机后，应按要求预热。

（二）注意事项

1. 有些 DR 设备具有自动跟踪功能，X 线中心能够自动追踪、对准平板探测器中心，其技术核心为高精度电子跟踪仪。有些 DR 设备，当 X 线倾斜一定角度时无法使用自动跟踪功能。

2. DR 摄影时不需要根据摄影部位大小选择不同的平板探测器，但仍需要根据被 X 线摄影部位大小适度调整照射野。

（三）操作步骤

1. DR 操作较传统增感屏/胶片摄影简便、快捷，可以直接在计算机上输入患者信息，或从网络上直接调取，也可以通过扫描条形码将患者信息输入到 DR 设备中。

2. 曝光条件根据不同的 X 线摄影部位和体位都有内置菜单，用户可以按照实际工作需要修稿、增减。

3. DR 的影像处理参数比 CR 丰富，尽管不同公司的 DR 采用的影像处理方法不全相同，但基本上都包括动态范围压缩、灰度处理、频率处理、降噪处理。

📖 高频考点速记

1. 显示单侧乳腺组织的最佳体位是：内外斜位。

2. 拟诊上颌窦癌合并骨质侵犯的患者应首选的摄影位置是：俯卧瓦

氏位。

　　3. 关于骶尾椎正位摄影的中心线的叙述，正确的是：向足侧倾斜15°，经耻骨联合上3cm射入。

　　4. 心脏左前斜位，冠状面与胶片的夹角是：55°~65°。

　　5.（对比记忆）

　　（1）拇指正位摄影，中心线应对准：拇指掌指关节。

　　（2）拇指侧位摄影，中心线应对准：拇指掌指关节。

第十二章 CT 检查技术

✏️ **必备考点精编**

第一节 基本概念和术语

一、基本概念

（一）CT 分辨力

CT 分辨力是指 CT 图像对被检物体的分辨能力，包括空间分辨力、密度分辨力和时间分辨力，是评价 CT 性能说明图像质量的重要指标。

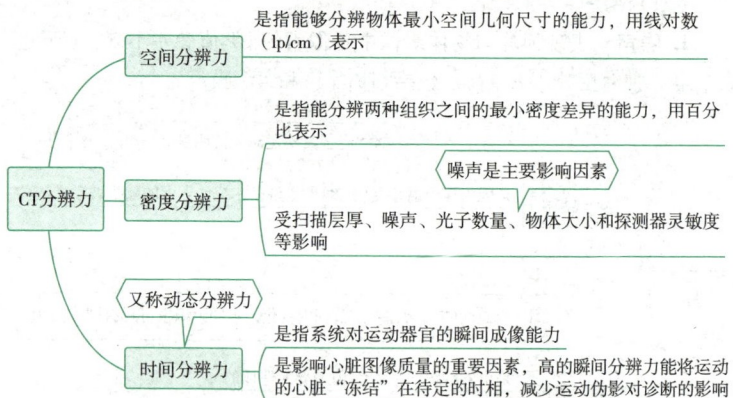

```
                      ┌─ 空间分辨力 ─── 是指能够分辨物体最小空间几何尺寸的能力，用线对数（lp/cm）表示
                      │
                      │                ┌─ 是指能分辨两种组织之间的最小密度差异的能力，用百分比表示
                      │                │
  CT分辨力 ───────────┼─ 密度分辨力 ──┤   ┌─ 噪声是主要影响因素
                      │                │   │
                      │                └─ 受扫描层厚、噪声、光子数量、物体大小和探测器灵敏度等影响
                      │
                      │             ┌─ 又称动态分辨力
                      │             │
                      └─ 时间分辨力 ─┤ 是指系统对运动器官的瞬间成像能力
                                    │
                                    └─ 是影响心脏图像质量的重要因素，高的瞬间分辨能力将运动的心脏"冻结"在特定的时相，减少运动伪影对诊断的影响
```

（二）CT 值

CT 图像除了用不同的黑白灰度来表示组织器官的密度高低外，还可利用 X 线的吸收系数表示密度高低，这样就有了一个量化指标。在实际工作中把吸收系数换算成 CT 值，因此组织器官的密度可以直接用 CT 值表示，单位为亨氏单位（HU）。

（三）部分容积效应

CT 图像上各个像素的 CT 值代表的是相应单位容积（体素）的平

均 CT 值，故当同一扫描层面内有两种或两种以上不同密度的组织相互重叠时，所测得的 CT 值不能如实反映该层面单位容积内任何一种组织的真实 CT 值，而是这些组织的平均 CT 值，这种现象称为部分容积效应。

（四）窗宽和窗位

为了使 CT 值差别小的两种组织能被分辨，必须采用窗技术，即不同的窗宽和窗位。

1. 窗宽　是指图像上 16 个灰阶内所包括的 CT 值范围，在此 CT 值范围内的组织均以不同的模拟灰度显示。

2. 窗位　是窗的中心位置，同样的窗宽，由于窗位不同，其所包括的 CT 值范围不同。

（五）噪声与信噪比

1. 噪声　表现为均匀物体影像中各像素的 CT 值参差不齐，图像呈颗粒状，使密度分辨力下降。包括扫描噪声和组织噪声。

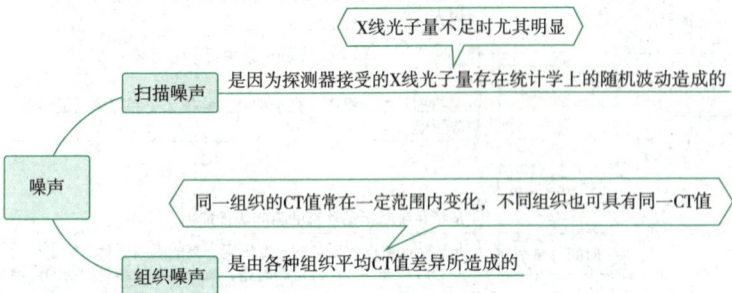

```
                    ┌─ X线光子量不足时尤其明显
        ┌─ 扫描噪声 ─┤
        │           └─ 是因为探测器接受的X线光子量存在统计学上的随机波动造成的
噪声 ───┤
        │           ┌─ 同一组织的CT值常在一定范围内变化，不同组织也可具有同一CT值
        └─ 组织噪声 ─┤
                    └─ 是由各种组织平均CT值差异所造成的
```

2. 信噪比　指组织的 CT 值与噪声的比值，是客观评价图像的指标之一。

（六）伪影

1. 概念　伪影是指在扫描过程中由于设备或患者的原因而产生的一些与被扫描的组织结构无关的异常影像。

2. 产生原因

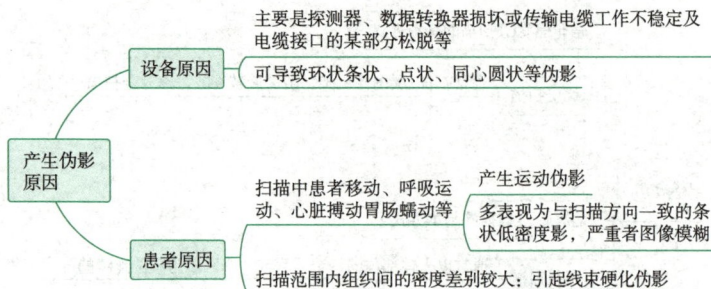

产生伪影原因

设备原因
- 主要是探测器、数据转换器损坏或传输电缆工作不稳定及电缆接口的某部分松脱等
- 可导致环状条状、点状、同心圆状等伪影

患者原因
- 扫描中患者移动、呼吸运动、心脏搏动胃肠蠕动等
  - 产生运动伪影
  - 多表现为与扫描方向一致的条状低密度影，严重者图像模糊
- 扫描范围内组织间的密度差别较大；引起线束硬化伪影

二、常用术语

（一）矩阵

矩阵是像素以二维方式排列的阵列，与重建后图像的质量有关。目前常用的矩阵为 256×256，512×512，1024×1024。

（二）体素与像素

体素	即体积单位。在 CT 扫描中，根据体层设置的厚度、矩阵的大小，能被 CT 扫描的最小体积单位
像素	又称像元，是构成 CT 图像最小的单位。它与体素相对应，体素的大小在 CT 图像上的表现，即为像素

（三）原始数据和显示数据

原始数据	是 CT 扫描后由探测器接收到的信号，经模数转换后传送给计算机，期间已转换成数字信号经预处理后，尚未重建成横断面图像的这部分数据
显示数据	通常指原始数据经由重建系统处理形成的图像

（四）扫描方式

```
扫描方式
├─ 逐层扫描
│   ├─ 是非螺旋CT扫描的基本方式
│   └─ 通常扫描1层图像机架一般需旋转360°，称为全扫描
└─ 容积扫描
    ├─ 是螺旋CT扫描的基本方式
    └─ 通常以人体部位的一个器官或一个区段为单位连续的容积采集
```

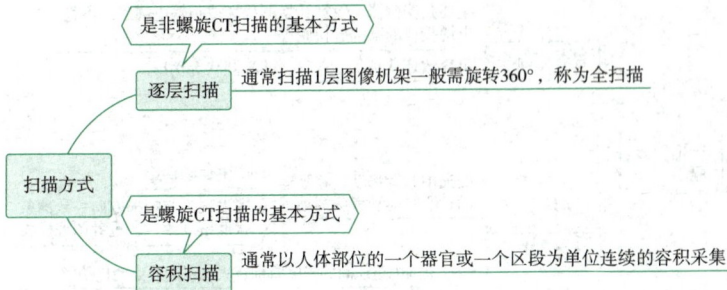

（五）阵列处理机

由许多微处理器组成，并按一定顺序并行工作，互不干扰，每一个微处理器都有自己的运算器、指令存储器和数据存储器等，并按照同样的工作原则，完成图像重建的一部分工作，再通过重建控制器将各部分总和在一起构成完整的重建结果，并将结果统一存入图像存储器中。

（六）重建和重组

重建	是指利用原始数据得到横断面图像
重组	是指利用横断面图像得到多平面和三维的图像

（七）间距

间距是指被重建图像长轴方向的距离，通过采用不同的重建增量，可确定螺旋扫描被重建图像层面的重叠程度，也称重建间距。

第二节 检查方法

一、普通扫描（靶扫描、薄层扫描、高分辨力扫描等）

类型	别称	含义	应用
普通扫描	平扫或非增强扫描	指血管内不注射对比剂的CT扫描	常用横断面扫描，也可做冠状面扫描，普通扫描的层厚和重建间隔一般采用10mm，也可采用5mm或3mm甚至1mm层厚的扫描、重建

续表

类型	别称	含义	应用
目标扫描	靶扫描或放大扫描	是对兴趣区进行扫描的一种方法,使兴趣区组织器官图像放大,图像空间分辨率提高	常用于组织结构小的器官或病灶,如垂体、内耳、肾上腺和肺内的孤立结节等。在高档CT机中,已较少使用
薄层扫描	/	指扫描层厚小于5mm的扫描,一般采用1~5mm	可减少部分容积效应,观察病变内部细节以及小病灶
高分辨力扫描	/	指通过薄层或超薄层、高的输出量、足够大的矩阵、骨算法和小视野图像重建,获得良好的组织细微结构及高的图像空间分辨率的扫描方法	主要用于小病灶内部结构的细微变化,例如观察骨的细微结构(内耳耳蜗和中耳听小骨等)、观察肺内的细微结构及微小的病灶。在高档CT机中,已较少使用

二、增强扫描(常规增强扫描和动态增强扫描)

(一)常规增强扫描

1. 概述 经静脉内注入对比剂后的CT扫描,称为增强扫描。目的是使血管增强和增加组织与病灶间的影像对比度。

2. 特点 增强扫描能动态观察不同脏器或病灶中对比剂的分布与排泄情况,发现平扫难以发现的小病灶、等密度病灶或显示不清的病灶,以及观察血管性病变。

3. 剂量

(1)对比剂用量一般按1.5~2.0ml/kg计算,儿童用量酌减。

(2)CT血管造影用量为100~120ml,流速3.0~5.0ml/s。

4. 注射方法

常规增强扫描的常用注射方法
- 团注法
  - 方法:以2.0~5.0ml/s的流速将80~100ml的对比剂快速注入,注射过程中或注射完后开始行增强扫描
  - 特点:血管增强效果明显,常用于螺旋CT的多期扫描
- 静脉快速滴注法
  - 方法:以1.5~2.0ml/s的流速将100~120ml的对比剂快速滴注,注入一半左右时开始扫描
  - 特点:血管对比剂浓度维持时间长,但强化效果差,不利于时相的选择和微小病变的显示

（二）动态增强扫描

1. 动态增强扫描　指静脉团注法注射对比剂后在短时间内对感兴趣区进行快速连续扫描。

2. 根据不同的检查目的和 CT 机性能分类

（1）进床式动态扫描：扫描范围包括整个被检查器官，以发现病灶为重要目的。

（2）同层动态扫描：是对同一感兴趣层面连续进行多次扫描，获取时间密度曲线。

3. "两快""一长"增强扫描　是动态增强扫描的一种特殊形式。

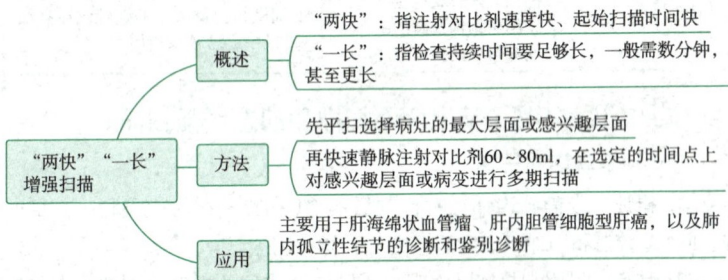

	概述	"两快"：指注射对比剂速度快、起始扫描时间快
		"一长"：指检查持续时间要足够长，一般需数分钟，甚至更长
"两快""一长"增强扫描	方法	先平扫选择病灶的最大层面或感兴趣层面
		再快速静脉注射对比剂60~80ml，在选定的时间点上对感兴趣层面或病变进行多期扫描
	应用	主要用于肝海绵状血管瘤、肝内胆管细胞型肝癌，以及肺内孤立性结节的诊断和鉴别诊断

三、低剂量扫描

1. 概念　低剂量扫描指在保证诊断要求的前提下，降低螺旋 CT 的扫描参数。

2. 作用　既降低了 X 线管的消耗、患者的 X 线的剂量，又满足了临床诊断的需求。

3. 应用　主要用于肺癌高危人群的普查和肺部肿瘤治疗后复查，也可用于骨性组织部位和 CT 血管造影的检查中。

四、灌注成像、血管成像

CT 灌注成像	原理是经静脉团注对比剂后，在对比剂首次通过受检组织的过程中对选定层面进行快速、连续扫描，而后利用灌注软件测量所获得图像像素值的密度变化，并采用灰度或色彩在图像上表示，最终得到人体器官的灌注图像

续表

血管成像	指经周围静脉快速注入水溶性有机碘对比剂，在靶血管对比充盈的高峰期，用螺旋 CT 对其进行快速容积数据采集，由此获得的容积数据再经计算机后处理，即利用 3D 成像技术对血管进行重组，常用 MIP、SSD 和 VR，重组成 3D 血管影像，为血管性疾病的诊断提供依据

1. CTA 实质也是一种增强扫描，主要不同点是在靶血管对比剂充盈的高峰期扫描并采用了 3D 成像技术。

2. CTA 是一种微创性血管造影术，可清楚显示较大血管的主干和分支的形态；清晰地显示血管与肿瘤的关系；从不同角度观察动脉瘤的形态、大小、位置、蒂部和血栓等情况，血管的 3D 重组图像立体结构清楚。

3. CTA 具有操作方便、经济、有效和微创等优点，但单层螺旋 CT 因受扫描速度和扫描覆盖范围的限制，一次注射对比剂只能进行局部的大血管 CTA 检查，例如胸主动脉和腹主动脉等。

4. MSCT 尤其是 64 层及以上螺旋 CT 设备，Z 轴空间分辨力明显提高，图像后处理功能更强大，扫描速度明显加快，使 CTA 图像质量更好，血管的立体观察效果更逼真，临床应用范围得到进一步扩大，优势更明显，并可进行大范围的 CTA 检查。

五、能谱成像

1. 能谱或能量成像　是利用物质在不同 X 射线能量下，产生的不同的衰减系数来提供比常规 CT 更多的影像信息。

2. 发展历史　能谱或能量成像是 CT 发展的一个历史趋势。

（1）能谱或能量成像的概念在 20 世纪 70 年代 CT 诞生时就被提出。

（2）从 70 年代到 80 年代能谱或能量成像的物理基础得到很好的研究。

（3）在 80 年代就已有早期双能减影的临床研究报道。近十几年来随着 CT 技术在硬件和软件上整体发展和临床需求的增加，能谱或能量成像重新成为研究的热点。

（4）2000 年中期出现的双能减影使得 CT 能够实现基本的物质分离。

（5）2005 年第一代双源 CT 出现。

（6）2008 年能谱 CT 成像的出现为物质分离提供了定量分析、单能量成像和能谱曲线分析的功能，为临床应用和研究提供了更为先进的手段和工具。

3. 发展阶段

```
                        ┌─ 双能成像 ── 图像空间处理
能量CT成像 ──┤
的发展阶段            └─ 能谱成像 ── 原始数据空间
```

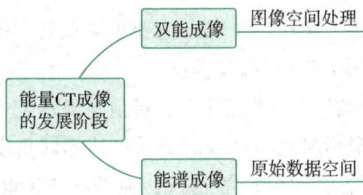

4. 根据成像方法分类

类别	成像实现效果
单球管高低电压两次扫描	双能减影（双扫描）
双球管高低电压不同向扫描	双能减影（双球管）
单球管双能瞬时切换	能量成像
相同管电压，双层探测器	能量成像

5. 作用

（1）能谱或能量成像通过进行高能量与低能量两组数据的瞬时同时采样，能够完全冻结患者的运动。

（2）通过双能采集获得的双能数据实现数据空间能量解析，能够消除硬化伪影带来的 CT 值"漂移"。

（3）能够根据 X 射线在物质中的衰减系数转变为相应的图像，有利于特异性的组织鉴别。高能和低能采集的剂量均在美国放射学会（ACR）推荐的剂量安全范围内，保证患者能够在最低的剂量下完成扫描。

（4）能量 CT 可以提供多参数成像，包括常规的混合能量图像、基物质图像、单能量图像及有效原子序数等能量图像。为临床医生提供许多可视化的分析工具，为进一步准确定性，快速诊断提供更多的信息。

六、CT 导向活检与治疗

1. 在常规 CT 扫描基础上，确定出病灶位置，然后在病灶区所对应的体表表面，标记进针的体表定位标志，并在此区域选定适当的层厚和重建间隔平扫几层，找出病灶的中心层面所对应的体表标志的进针点。

2. 根据 CT 图像的长度标尺，确定进针的深度和角度，随后按此深度和角度进针，进针完毕后，还需在进针点再扫描 1～2 层，以观察针尖是否到位，最终完成穿刺活检。

第三节 检查前准备

一、设备准备

1. 检查开始前半小时先对球管进行预热，检查机器并保证机器的正常运转。

2. 检查增强所用高压注射器是否正常。

3. 检查机房内供设施是否正常。

4. 备齐防辐射物品。

二、患者准备

检查目的/对象	准备内容
一般检查	要去除相应部位存在的金属物品，如头部的发卡、耳环等
腹部检查	要进行肠道的准备，胸腹部检查要训练患者屏气
心脏检查	患者要进行屏气训练
儿童或不能合作的患者	需采用镇静或麻醉方法后方能开始检查，对于危重患者需临床相关科室人员陪同，对病情的变化进行实时监护和处理

三、对比剂及急救物品的准备

1. 准备增强的患者，首先要了解是否有碘过敏史，了解患者肾功能情况。对无增强扫描禁忌证者，应请患者签署增强扫描知情同意书。

2. 建立静脉通道，必要时对患者做碘过敏试验，碘过敏试验结果需要患者及其家属签字。

3. 保持碘对比剂温度等于或接近于 37℃。

4. 对于泌尿系统增强检查，碘过敏试验最好提前 1 天进行或平扫后再作碘过敏试验。

5. CT 机房内要准备抢救车，以防碘过敏的发生，抢救车内必须包含肾上腺素、地塞米松、除颤仪等。

四、操作者准备

1. 认真核对患者检查申请单的基本资料，主要包括患者姓名、性别、年龄和 CT 检查号等一般情况，确认检查患者无误。

2. 阅读现病史、主要症状、体征、既往史，实验室和其他影像检查结果和资料，临床诊断、检查部位和目的等。如发现填写不清楚时，应与临床医生联系了解清楚后再行检查。

3. 根据临床要求制订扫描计划，向患者解释检查过程并取得其合作，并告知检查出现异常情况时如何通过对讲系统与操作人员联系。

4. 摆位时对非检查部位的重要器官如甲状腺和性腺用专用防护用品遮盖，尤其应注意对儿童和女性患者性腺区的保护，减少不必要的辐射。

第四节　人体各部位 CT 检查技术

一、颅脑

(一)适应证

CT 最早用于颅脑检查，对颅脑疾病具有很高诊断价值。适用于颅脑外伤、脑血管意外、脑肿瘤、新生儿缺氧缺血性脑病、颅内炎症、脑实质变性、脑萎缩、术后和放疗后复查以及先天性颅脑畸形等。

(二)相关准备

1. CT 增强受检者应严格掌握适应证。

2. 对比剂依据受检者情况及说明书应用。

3. 受检者应去除佩戴的金属饰物，必要时给予药物镇静。

4. 操作者向受检者交代检查须知。做好解释工作，消除受检者紧张情绪病取得其配合。

5. 受检者体位保持不动。

（三）扫描技术

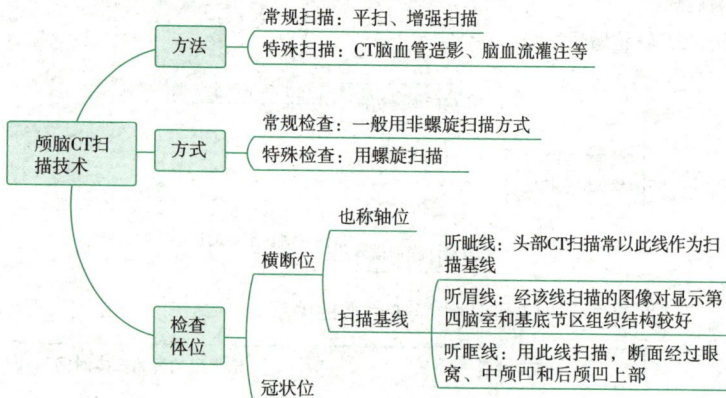

方法 ── 常规扫描：平扫、增强扫描
　　　── 特殊扫描：CT脑血管造影、脑血流灌注等

方式 ── 常规检查：一般用非螺旋扫描方式
　　　── 特殊检查：用螺旋扫描

颅脑CT扫描技术

检查体位 ── 横断位 ── 也称轴位
　　　　　　　　　　── 扫描基线 ── 听眦线：头部CT扫描常以此线作为扫描基线
　　　　　　　　　　　　　　　　── 听眉线：经该线扫描的图像对显示第四脑室和基底节区组织结构较好
　　　　　　　　　　　　　　　　── 听眶线：用此线扫描，断面经过眼窝、中颅凹和后颅凹上部
　　　　　── 冠状位

1. CT 平扫

（1）横断位扫描

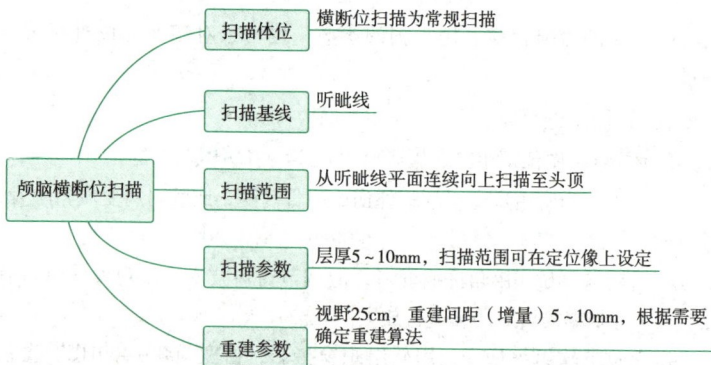

扫描体位 ── 横断位扫描为常规扫描

扫描基线 ── 听眦线

扫描范围 ── 从听眦线平面连续向上扫描至头顶

扫描参数 ── 层厚5~10mm，扫描范围可在定位像上设定

重建参数 ── 视野25cm，重建间距（增量）5~10mm，根据需要确定重建算法

颅脑横断位扫描

（2）冠状位扫描

1）患者体位：有颏顶位和顶颏位。

2）X线与被检部位垂直，扫描范围包全被检部位，层厚与重建间隔，视被检部位情况选择2~5mm。

3）头皮下软组织病变，首选冠状位扫描。

4）病变较小时，可在病变处用胶布固定一小橡皮用于定位，避免遗漏病灶。

2. 颅脑增强扫描

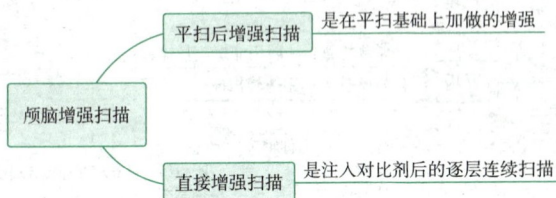

```
                    ┌─ 平扫后增强扫描 ─── 是在平扫基础上加做的增强
        颅脑增强扫描 ─┤
                    └─ 直接增强扫描 ──── 是注入对比剂后的逐层连续扫描
```

（1）增强后的扫描时间与病变性质的关系

病变性质	增强后的开始扫描时间
与血管有关的病变（脑血管畸形、动脉瘤等）	注射对比剂 50ml 时开始
颅内感染、囊肿等	注射对比剂 60 秒后开始
颅内转移瘤、脑膜瘤等	注射对比剂 6~8 分钟后开始

（2）头部增强扫描可用平扫的参数，也可只对病变部位进行薄层扫描。

（四）后处理技术

1. 颅脑 CT 图像常用脑窗摄影。窗宽 80~100HU，窗位 35HU 左右。

2. 颅底、内听道病变；颅脑外伤；颅骨病变，或颅内病变侵犯颅骨，必须加摄骨窗。骨窗的窗宽 1000~1400HU，窗位 300~500HU。

3. 耳鸣及疑桥小脑角区病变者，应调节窗口技术，以观察内听道有无扩大，并根据需要对局部进行放大。

4. 头皮下软组织病变，用软组织窗摄影，窗宽 300~400HU，窗位 35~45HU。

二、鞍区

（一）适应证

1. 普通 X 线检查发现鞍区形态发生改变，需进一步定位和定性诊断者，如鞍区骨质破坏、钙化、蝶鞍扩大等。

2. 临床怀疑垂体肿瘤或与垂体内分泌失调有关的疾病，如垂体泌乳素微腺瘤等。

3. 垂体瘤术后复查。

4. 鞍区其他肿瘤，如颅咽管瘤、脑膜瘤等。

（二）相关准备

参见颅脑部位 CT 检查。

（三）扫描技术

1. 横断位扫描 鞍区 CT 检查一般需作增强扫描。

（1）静脉注射对比剂 60～100ml，流速 2.5～3ml/s，扫描延迟时间 20～25 秒。

（2）患者体位同颅脑轴位，扫描基线可用听眦线，扫描层厚与重建间距可用 3～5mm，扫描范围从听眦线至鞍区上缘。疑颅内肿瘤侵入鞍区时，须加作常规头部扫描。

2. 冠状位扫描 可用颅脑颏顶位或顶颏位。先摄取头颅侧位定位像，扫描层面尽可能与鞍背平行或与鞍底垂直，层厚和重建间距视蝶鞍大小选择 2～3mm，扫描范围包括整个鞍区。

3. 垂体微腺瘤放大动态扫描 能清楚地观察微腺瘤及其与周围组织结构的关系。

（1）在增强扫描的早期阶段，增强的垂体组织内微腺瘤呈局限性低密度影，边界多数清楚。

（2）在晚期阶段，微腺瘤可呈等密度或高密度病灶。

（四）后处理技术

鞍区 CT 图像常用软组织窗和骨窗，软组织窗宽 350～400HU，窗位 35～40HU。

三、眼部

（一）适应证

眼及眼眶 CT 检查主要用于眼球突出的病因诊断。对诊断球内和眶内肿瘤、炎性假瘤和血管性疾病有特殊价值，对诊断眼外伤、眶内异物及先天性疾病具有较高临床意义。

（二）相关准备

参见颅脑部位 CT 检查。

（三）扫描技术

1. 横断位扫描

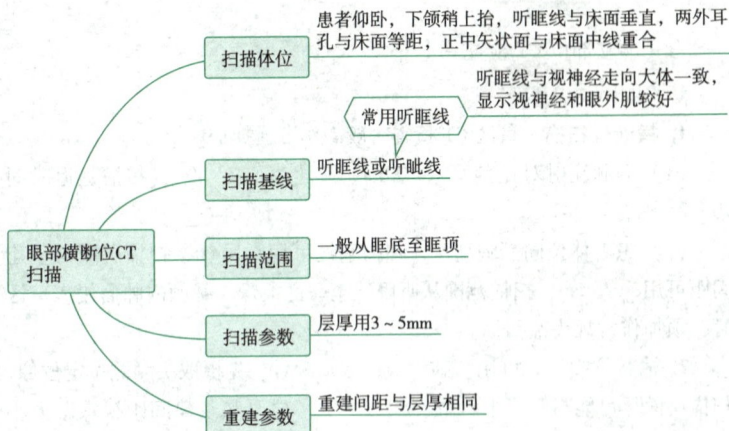

2. 冠状位扫描

特点	可清晰显示病变与眼部各解剖结构的关系
扫描体位	可用颏顶位或顶颏位，听眶线与床面平行
扫描范围	从眼球前部至海绵窦。层厚与重建间距用 3mm

3. 增强扫描

（1）应用：怀疑眶内肿瘤、炎症、血管性病变及眶内肿瘤向眶外侵犯时，需作增强扫描，可使血管、肌肉和有血供的病变清楚显示，利于对病变的定性。

（2）对比剂使用同颅脑增强。延迟扫描时间为 50 秒。

（3）临床怀疑血管性病变者，还可用动静脉双期扫描。对比剂用量 60～100ml，流速 2.5～3ml/s，扫描延迟时间为动脉期 20 秒，静脉期 50 秒。

（4）扫描参数同平扫。

（四）后处理技术

一般进行放大摄影。但放大的 CT 图像应包括完整的眼部解剖结构和适当的邻近组织，避免病变定位困难而失去诊断价值。眼眶图像的显示和摄影常用软组织窗，但眼部外伤、钙化或病变侵犯眶壁时，则需增加骨算法重建。

四、耳部

（一）适应证

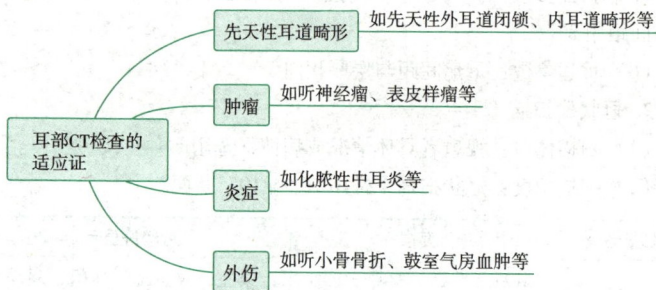

耳部CT检查的适应证
- 先天性耳道畸形 —— 如先天性外耳道闭锁、内耳道畸形等
- 肿瘤 —— 如听神经瘤、表皮样瘤等
- 炎症 —— 如化脓性中耳炎等
- 外伤 —— 如听小骨骨折、鼓室气房血肿等

（二）相关准备

参见颅脑部位 CT 检查。

（三）扫描技术

耳部重要结构大都隐藏在颞骨内，其结构细微复杂，在行 CT 扫描前应详细了解临床资料和检查要求，选择合适的扫描角度、程序和参数。

1. 横断位扫描

（1）扫描体位：患者仰卧于扫描床中间，两外耳孔与床面等距，使患者的体位成标准的头颅前后位。

（2）扫描基线与 X 线入射角度

颞骨横断位扫描	体位	扫描基线	断面图像显示
0°轴位扫描	头稍仰，使听眶线与床面垂直	听眶线	对锤骨和砧骨关系、鼓窦入口、舌下神经管、耳蜗、前庭、半规管、咽鼓管、颈动脉管和颈静脉孔等重要结构显示较好

续表

颞骨横断位扫描	体位	扫描基线	断面图像显示
30°轴位扫描	头稍前曲，使听眉线与床面垂直	听眉线（与听眶线夹角呈30°）	对锤砧关节、面神经管水平段和膝部、鼓窦、外半规管、前庭窗、圆窗和前庭导水管等显示较好

（3）扫描范围：从外耳道下缘至岩骨上缘。

（4）扫描方式：螺旋或非螺旋扫描。

（5）扫描参数：中内耳结构的层厚与间距用 1 ~ 2mm，内听道的层厚与间距用 3 ~ 5mm。

（6）重建参数：重建间距与层厚相同。

2. 冠状位扫描

（1）扫描体位：视患者具体情况或病情，选用颏顶位或顶颏位。

（2）扫描角度：冠状扫描，常用 70°与 105°断面。

扫描角度	要求	可较好显示
70°冠状位扫描	其断面平行于枕骨下坡长轴方向，X线与听眶线夹角呈70°	上鼓室、鼓室盖、耳蜗、颈动脉管、颈静脉孔、面神经水平段等结构
105°冠状扫描	其断面平行于上颌窦后缘或垂直于蝶骨平板。扫描平面与听眶线夹角呈105°	面神经鼓室段、垂直段、前庭窗与镫骨的关系、锥隆起、鼓室窦及耳蜗神经等结构

（3）扫描范围：从下颌髁状突后缘至岩锥后外侧，包括颞颌关节后缘至乙状窦，也可根据病变大小适当调整扫描范围。

（4）扫描参数：层厚 1mm，间距 1mm。小儿扫描剂量为 120kV，40 ~ 60mAs。

（5）重建参数：重建间距与层厚相同。

3. 增强扫描　仅观察中内耳骨性结构，平扫即可。临床疑有听神经瘤或血管病变时，须做增强扫描。

（四）后处理技术

1. 耳部图像需单侧局部放大或重建放大后摄影。外耳道闭锁的放大图像，应包括全耳部皮肤。

2. 增强扫描图像用软组织窗摄影；HRCT 图像用特殊的窗口技术，窗宽 3000 ~ 4000HU，窗位 350 ~ 450U。

3. 观察听骨链和内耳情况，使用仿真内镜及 3D 重建软件，对螺旋扫描图像进行处理。

五、鼻与鼻窦

（一）适应证

鼻和鼻窦 CT 检查，适用于鼻窦占位病变、炎症及外伤等。

（二）相关准备

参见颅脑部位 CT 检查。

（三）扫描技术

1. 横断位扫描　患者仰卧，先扫头颅侧位定位像，扫描层面与硬腭平行，扫描范围从硬腭至额窦。扫描层厚 5mm，重建间距 5mm。

2. 冠状位扫描　鼻窦冠状位图像，能整体观察鼻腔、鼻窦及其周围的详细结构，能清晰显示鼻窦病变的上下关系。

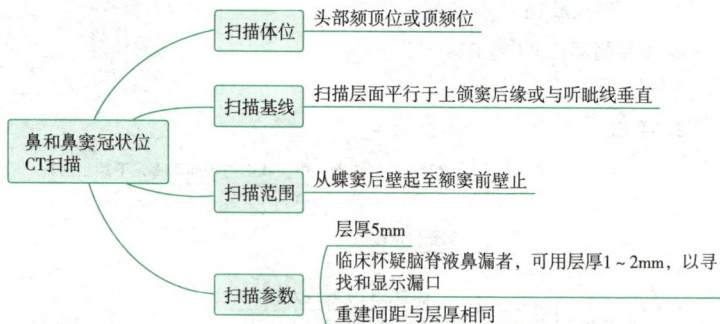

```
                        ┌──────────┐  头部颏顶位或顶颏位
                        │ 扫描体位 │
                        └──────────┘

                        ┌──────────┐  扫描层面平行于上颌窦后缘或与听眦线垂直
                        │ 扫描基线 │
   ┌────────────┐       └──────────┘
   │ 鼻和鼻窦冠状位 │
   │   CT扫描     │      ┌──────────┐  从蝶窦后壁起至额窦前壁止
   └────────────┘       │ 扫描范围 │
                        └──────────┘

                                     层厚5mm
                        ┌──────────┐  临床怀疑脑脊液鼻漏者，可用层厚1~2mm，以寻
                        │ 扫描参数 │  找和显示漏口
                        └──────────┘  重建间距与层厚相同
```

3. 螺旋扫描

（1）鼻与鼻窦 CT 常规检查，用非螺旋扫描方式即可。但若要使用仿真内镜观察鼻腔及各鼻窦内情况时，必须采用螺旋扫描。

（2）患者体位与扫描范围同横断位扫描，单螺旋 CT 扫描层厚 1mm，间距 1mm，螺距为 1；多层螺旋 CT 的准直器宽度为 0.5 ~ 0.75mm，层厚 1mm，间距 0.7 ~ 1mm。

（四）后处理技术

1. 鼻窦图像可放大摄影，窗技术用软组织窗。外伤或肿瘤累及骨组织时，须加摄骨窗像。观察蝶窦、筛板及额窦有无分隔时，图像窗宽2000~3000HU，窗位-200~100HU。

2. 螺旋扫描图像可在图像工作站上利用仿真内镜软件进行处理。

六、口腔颌面部

（一）适应证

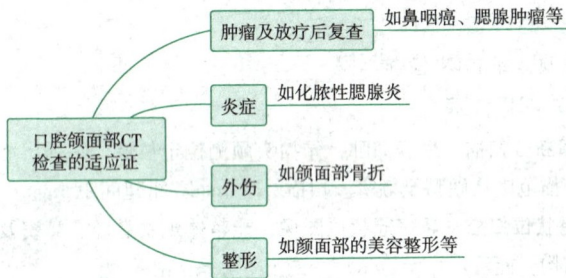

口腔颌面部CT检查的适应证
- 肿瘤及放疗后复查 —— 如鼻咽癌、腮腺肿瘤等
- 炎症 —— 如化脓性腮腺炎
- 外伤 —— 如颌面部骨折
- 整形 —— 如颜面部的美容整形等

（二）相关准备

参见颅脑部位 CT 检查。

（三）扫描技术

1. 平扫

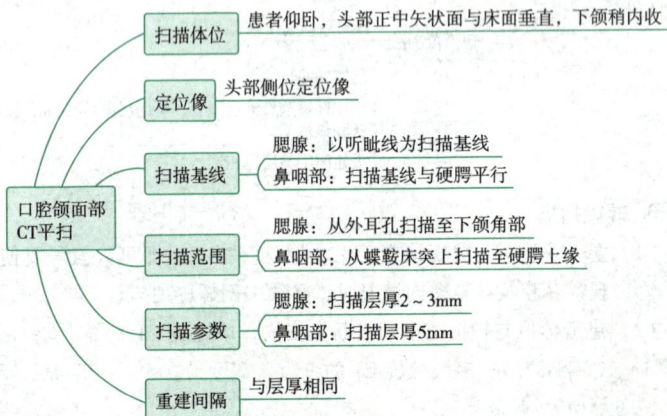

口腔颌面部CT平扫
- 扫描体位 —— 患者仰卧，头部正中矢状面与床面垂直，下颌稍内收
- 定位像 —— 头部侧位定位像
- 扫描基线 —— 腮腺：以听眦线为扫描基线 / 鼻咽部：扫描基线与硬腭平行
- 扫描范围 —— 腮腺：从外耳孔扫描至下颌角部 / 鼻咽部：从蝶鞍床突上扫描至硬腭上缘
- 扫描参数 —— 腮腺：扫描层厚2~3mm / 鼻咽部：扫描层厚5mm
- 重建间隔 —— 与层厚相同

2. 增强扫描　颌面部血管病变、肿瘤，以及了解有无转移时，需作增强扫描。

（1）颌面部血管病变、肿瘤，以及了解有无转移时，需作增强扫描。

（2）静脉注射对比剂 60～100ml，流速 2.5～3ml/s，扫描延迟时间20～25秒。

（3）扫描范围、层厚及重建间隔同颌面部平扫。

（4）扫描方式可用连续扫描或螺距为1的螺旋扫描。

（四）后处理技术

1. 面部图像的显示和摄影，常用软组织窗，窗宽 350～400HU，窗位35～40HU。鼻咽部图像的显示和摄影，需加摄骨窗，以观察颅底有无骨质破坏。

2. 3D 重建在工作站上进行，并旋转 3D 图像，进行多角度观察。牙齿三维重建，可适当调节阈值，并去除牙齿以外的骨组织。

七、咽喉部

（一）适应证

咽喉部 CT 检查适用于咽喉部肿瘤、外伤等。

（二）相关准备

检查时嘱咐患者禁止做吞咽动作。其余参见颅脑部位 CT 检查。

（三）扫描技术

1. 平扫

体位	患者仰卧，身体置于床面中间，头稍后仰，使颈部与床面平行，两外耳孔与床面等距
定位像	咽喉部侧位定位像
方式	咽喉部常规检查，一般采用横断位
参数	层厚用 5mm，小病灶可用 2～3mm。重建间距与层厚相同
范围	咽部检查从口咽下 1cm 向上至颅底。喉部从舌骨平面至环状软骨下缘，若发现肿瘤可扫描至颈根部，以了解淋巴结受累情况
基线	扫描层面分别与咽部或喉室垂直。平静呼吸下扫描

2. 增强扫描　咽喉部肿瘤或血管性病变需作增强扫描，对比剂用量
60～100ml，静脉注射的流速 2.5～3ml/s，扫描延迟时间 20～25 秒。

（四）后处理技术

咽喉部图像的显示和摄影一般用软组织窗，外伤患者须加摄骨窗。
占位病变应测量其增强前后 CT 值的变化。

八、颈部

（一）适应证

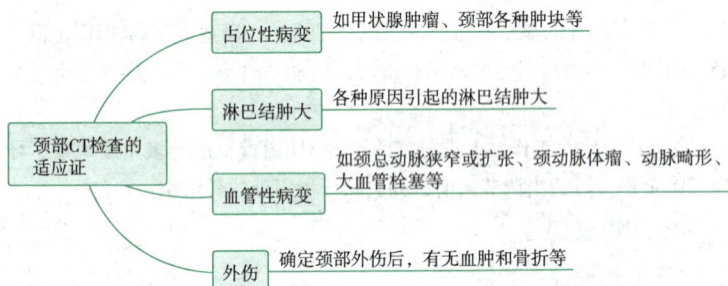

（二）相关准备

参见颅脑部位 CT 检查。

（三）扫描技术

1. 平扫

体位	患者仰卧，身体置于床面上，头稍后仰，使颈部与床面平行，两外耳孔与床面等距
范围	摄取颈部侧位定位像，在定位像上选择从胸腔入口至下颌角区域进行扫描；甲状腺扫描范围从第 5 颈椎下缘至第 1 胸椎
参数	颈部扫描层厚5mm；甲状腺的扫描层厚可用5mm，重建间距与层厚相同
方式	螺旋或非螺旋均可

2. 增强扫描

（1）颈部检查一般需作增强扫描，增强扫描可区别颈部淋巴结与丰

富的颈部血管，了解病变的侵犯范围，协助对占位性病变的定位和定性。

（2）选择层厚 3～5mm，重建间距 3～5mm 的薄层扫描。

（3）对比剂用量 60～100ml，静脉注射的流速 2.5～3ml/s，延迟扫描时间 20～25 秒。

3. 颈部血管造影

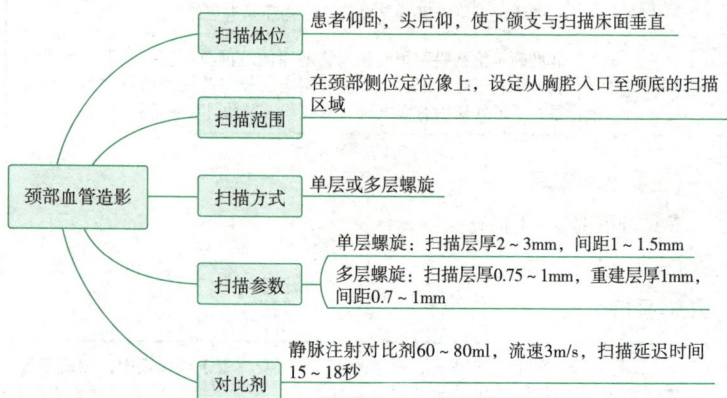

颈部血管造影	扫描体位	患者仰卧，头后仰，使下颌支与扫描床面垂直
	扫描范围	在颈部侧位定位像上，设定从胸腔入口至颅底的扫描区域
	扫描方式	单层或多层螺旋
	扫描参数	单层螺旋：扫描层厚2～3mm，间距1～1.5mm 多层螺旋：扫描层厚0.75～1mm，重建层厚1mm，间距0.7～1mm
	对比剂	静脉注射对比剂60～80ml，流速3m/s，扫描延迟时间15～18秒

4. 甲状腺 CT 灌注

平扫定位	层厚与重建间距为 5mm，扫描范围只包括甲状腺有无病变
灌注扫描	对比剂 50ml，流速≥6ml/s，扫描层厚 5mm，注射对比剂后立即扫描
常规增强扫描	扫描范围包括全颈部，层厚与重建间距可用 5～8mm

（四）后处理技术

1. 颈部图像，常用软组织窗显示和摄影，若病变侵犯骨组织时，须加摄骨窗像。

2. 甲状腺 CT 灌注图像须用特殊的灌注软件进行处理，方法同头部 CT 灌注图像的处理。

九、胸部

（一）适应证

纵隔肿瘤	能准确地显示病变的性质、大小及范围。可发现有无淋巴结的肿大，显示病变与周围结构的关系
肺脏	肺内的良恶性肿瘤、结核、炎症间质性、弥漫性病变等。对肺门的增大，可以区分是血管性结构还是淋巴结肿大
胸膜和胸壁	能准确定位胸膜腔积液和胸膜增厚的范围与程度，鉴别包裹性气胸与胸膜下肺大疱，了解胸壁疾病的侵犯范围及肋骨和胸膜的关系，了解外伤后有无气胸、胸腔积液及肋骨骨折等情况

（二）相关准备

参见颅脑部位 CT 检查。

（三）扫描技术

1. 平扫

体位	患者仰卧、头先进，两臂上举抱头，身体置于床面正中，侧面定位线对准人体正中冠状面。有时为了区别少量胸腔积液与胸膜肥厚，可以改为俯卧位，驼背患者或不宜仰卧者也可改为俯卧位
定位像	常规扫描一个胸部前后正位像，既可作为定位扫描用，又能给诊断提供参考
基线	从肺尖开始
范围	从肺尖开始，一直扫描到肺底
参数	常规胸部 CT 扫描采用螺旋扫描，层厚 5～10mm，重建间距 5～10mm

2. 增强扫描

（1）当需要对肺门血管与淋巴结相鉴别，或为观察纵隔病变时，可行胸部增强扫描。

（2）可静脉团注对比剂 60～100ml，流速 2～2.5ml/s，扫描延迟时间 30～35 秒。

（3）扫描范围和扫描参数同平扫。

3. 高分辨率扫描　可用于肺的弥漫性、间质性病变，特别是怀疑支

气管扩张时可采用高分辨率扫描模式，常规将层厚和间隔均设为 2mm，采用高分辨率算法重建。

（四）后处理技术

胸部图像的显示和摄影常规用双窗技术，即肺窗和纵隔窗。

名称	窗宽	窗位
纵隔窗	300 ~ 500HU	30 ~ 50HU
肺窗	800 ~ 1500HU	− 800 ~ − 600HU

对于外伤患者，应观察和摄影骨窗。对肺部的片状影、块状影及结节病灶，可由肺窗向纵隔窗慢慢调节，选择最佳的中间窗观察和摄影。

十、冠状动脉 CTA

（一）适应证

1. CTA 检查应严格掌握适应证。

2. 根据临床症状，可疑冠状动脉狭窄及血流动力学异常者。

3. 可疑冠心病，但运动试验结果不确定者。可疑冠状动脉存在解剖变异者。

4. 长期不明原因胸痛，其他检查无异常者，可行主动脉、肺动脉、冠状动脉联合 CTA 检查。

5. 药物治疗后或 PCI 术前斑块、冠状动脉管径、距离等分析测量，以及冠状动脉搭桥、支架术后再狭窄的评价。

（二）相关准备

1. 检查患者应严格掌握适应证。

2. 嘱患者检查前至少禁食 4 小时，扫描前 12 小时不饮用含咖啡类物品，如茶、咖啡等。

3. 患者至少提前半小时达到检查室，静坐以稳定心率。

4. 检查时患者心率最好降至 65 次以下，如果患者心率过快可给予 β 受体阻滞剂，对于心率较低且相对稳定的患者，可在检查前 1 ~ 2 分钟予以舌下含服硝酸甘油以扩张冠状动脉，达到最好的检查效果。

5. 放置心电监护电极前，患者双臂应举至头部两端，将电极放置在清洁、干燥的皮肤处，保证电极与皮肤连接处的导电胶没有失效。

6. 导联电极连接后，应对患者进行超过 15 秒的屏气训练，并在此期间注意观察患者的心率变化。如其心率变化在 10 秒内超过 5 次，可予 2～4L/min 纯氧。

（三）扫描技术

1. 平扫

扫描体位	常规为患者仰卧，足先进，两臂上举抱头，身体尽量置于床面正中间，体位舒适
定位像	为确定扫描基线和扫描范围应摄取正位和侧位定位像
扫描基线	在定位像上设定，以胸锁关节为扫描基线
扫描范围	由支气管分叉到心脏膈面
扫描参数	采用标准或软组织模式，用螺旋扫描，采用 0.75mm 层厚，0.5mm 间距

2. 冠状动脉 CTA

（1）通常在平扫后进行，便于发现病变并做出定性诊断。包括前门控（前瞻性）和后门控（回顾性）两种。

前瞻性门控螺旋扫描技术	时间较短，是通过对前三个 R-R 间期时间的算术平均值作为扫描时的 R-R 间期，在心率较低时，通常在舒张期进行图像采集，预设 60% 作为起始层面进行扫描，Flash 模式要求患者的心律一定要整齐，否则预设的触发时相将会变动导致检查失败
回顾性门控扫描技术	通过心电图和 CT 扫描装置联合同步采集技术，获得连续的螺旋扫描数据和心脏运动的同步资料，扫描完成以后根据同步记录的心电图选择心动周期中所需的 R-R 间期任意时相进行重建，因此当心率过高，心律不齐时可以通过回顾性门控重建更多的信息，它的可重复性大于前瞻性门控扫描

（2）对比剂注射方法均采用静脉内团注法，对比剂用量 60～80ml，流速 5.0ml/s。然后以 5.0ml/s 的速度注入 30ml 生理盐水。

1）在主动脉根部层面选取感兴趣区，间隔 1 秒扫描 1 次，当感兴趣区的 CT 值 > 120HU 时，延迟 5 秒后自动开始扫描。

2）选择舒张中期（75% R – R 间期时相）的图像用于观察，若该时相图像不佳，则按照 10% 的间隔重建，再选出能满足诊断要求的最佳时相的图像。

（四）后处理技术

冠状动脉 CTA 图像的显示，根据疾病诊断的需要，灵活选用窗宽、窗位，观察横断面、多平面重组、最大密度投影及容积再现图像。

十一、腹部

（一）腹部 CT 检查的部位及适应证

肝脏、胆囊	包括肝肿瘤、肝囊肿、肝脓肿、脂肪肝、肝硬化、胆道占位、胆管扩张、胆囊炎和胆石症等
脾脏	CT 能确定脾脏的大小、形态、内部结构和先天变异等，并能区分肿瘤、炎症及外伤引起的出血等
胰腺	①可显示胰腺炎症渗出的范围以及有无假性囊肿形成和并发症，为外科治疗提供依据 ②对慢性胰腺炎可显示微小的钙化、结石，为内科保守治疗或手术后作随访观察 ③能确定有无肿瘤，肿瘤的来源、部位和范围
肾和肾上腺	①确定肾脏有无良恶性肿瘤及其大小、范围，有无淋巴结转移等 ②确定有无肾脏的炎症、脓肿及结石的大小和位置 ③肾动脉 CT 血管造影可显示有无血管狭窄及其他肾血管病变。显示外伤后有无肾损伤及出血情况 ④确定肾上腺有无良、恶性肿瘤的存在
腹部及腹膜后腔	观察有无腹部肿瘤及腹膜后腔的淋巴结转移、炎症和血肿等

（二）相关准备

1. 检查前应尽可能食用少渣饮食，特别不能服用含有金属的药品，或进行消化道钡剂造影等。检查当日空腹。

2. 患者应携带其他影像学资料及其他临床相关检查资料。

3. CT 增强患者应严格掌握适应证，并做好碘过敏试验。

4. 将对比剂加入温开水中配制成 1%～2% 的浓度给患者口服。

（1）检查肝脏、胰腺及脾脏时，扫描前 15 分钟口服该浓度对比剂 500ml，使胃及十二指肠壶腹部充盈，形成良好对比。临检查前再口服 300～500ml，使胃充盈，使扫描图像能更好地将胃及其他相邻脏器区别开来。若观察肾及肾上腺则要提前 20～30 分钟口服与上述相似浓度的对比剂。

（2）对于腹膜后腔检查则应提前 2 小时口服 1%～2% 浓度的对比剂 800～1000ml 以便于充盈整个肠道系统。

（三）扫描技术

1. 平扫

（1）扫描体位：常规为患者仰卧，头先进，两臂上举抱头，身体尽量置于床面正中间，侧面定位线对准人体正中冠状面。有时也可根据需要采用侧卧位或俯卧位。

（2）定位像：为确定扫描基线和扫描范围应摄取一个正位定位像。

（3）扫描基线：在定位像上设定。

（4）扫描范围和参数：腹部扫描采用标准或软组织模式，用螺旋扫描。

名称	扫描基线	扫描范围	扫描参数
肝脏、脾脏	膈顶	从膈顶扫描至肝右下角	5～10mm 层厚，5～10mm 间距
胆囊、胰腺	肝门	从肝门直至胰腺扫描完整	3mm 层厚，3mm 间距
肾	肾上极	从肾上极扫描到肾下极	5mm 层厚，5mm 间距
肾上腺	肾上极	从起始扫描到肾脏中部	3mm 层厚，3mm 间距
腹膜后腔	肝门	从肝门扫描到髂前上棘	5～10mm 层厚，5～10mm 间距

2. 增强扫描

（1）腹部脏器的 CT 检查，一般均应做增强扫描。增强扫描通常在平扫后进行，便于发现病变并做出定性诊断。

（2）腹部增强扫描的对比剂注射方法均采用静脉内团注法，对比剂用量 60~100ml，流速 2~3ml/s。

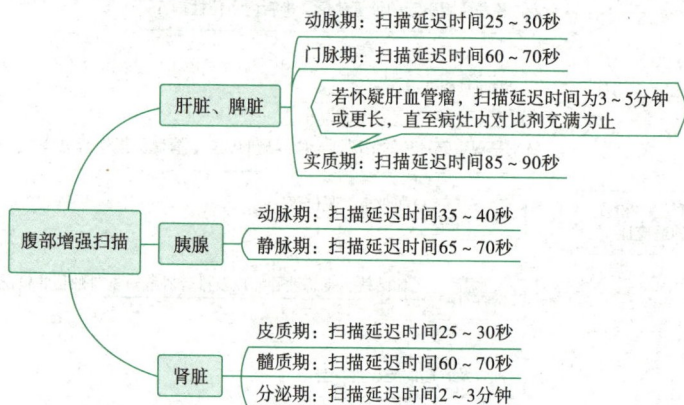

```
腹部增强扫描 ┬ 肝脏、脾脏 ┬ 动脉期：扫描延迟时间25~30秒
            │           ├ 门脉期：扫描延迟时间60~70秒
            │           ├ 若怀疑肝血管瘤，扫描延迟时间为3~5分钟
            │           │  或更长，直至病灶内对比剂充满为止
            │           └ 实质期：扫描延迟时间85~90秒
            │
            ├ 胰腺 ┬ 动脉期：扫描延迟时间35~40秒
            │      └ 静脉期：扫描延迟时间65~70秒
            │
            └ 肾脏 ┬ 皮质期：扫描延迟时间25~30秒
                   ├ 髓质期：扫描延迟时间60~70秒
                   └ 分泌期：扫描延迟时间2~3分钟
```

3. 腹部血管造影

（1）腹部 CT 血管造影通常用于腹主动脉及其大分支的血管成像，可用于诊断腹主动脉夹层、腹主动脉瘤、肝血管异常及肾动脉狭窄等。

（2）检查前不宜口服对比剂，以免干扰血管的显影。

（3）对比剂总量 80~100ml，流速 3~4ml/s，扫描延迟时间通常为 15~20 秒，层厚 1~2mm，间距 1~2mm。

（四）后处理技术

1. 腹部 CT 图像的显示和摄影，一般用腹窗和软组织窗，同时根据观察脏器和病变情况，适当调节窗宽和窗位，以便更好显示图像。

2. 肝胆、胰、脾、肾及腹膜后腔的扫描图像，一般用腹窗，窗宽 100~200HU，窗位 30~50HU。

3. 肾上腺一般用软组织窗，窗宽 200~300HU，窗位 30~50HU。

十二、脊柱

（一）适应证

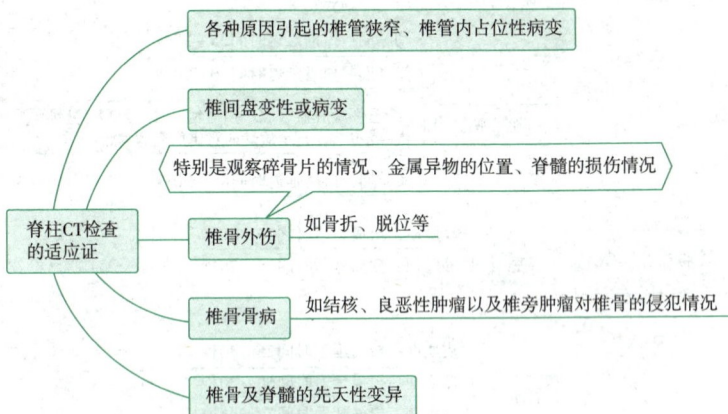

脊柱CT检查的适应证
- 各种原因引起的椎管狭窄、椎管内占位性病变
- 椎间盘变性或病变
- 椎骨外伤 —— 如骨折、脱位等 —— 特别是观察碎骨片的情况、金属异物的位置、脊髓的损伤情况
- 椎骨骨病 —— 如结核、良恶性肿瘤以及椎旁肿瘤对椎骨的侵犯情况
- 椎骨及脊髓的先天性变异

（二）相关准备

参见颅脑部位 CT 检查。

（三）扫描技术

1. 平扫

（1）扫描体位：患者仰卧于检查床上，身体置于检查床中间。

颈椎	患者头部略垫高，使椎体尽可能与床面平行，双臂置于身体两侧，并尽量往下沉肩
胸椎	患者双手抱头
腰椎	最好用一专用腿垫，把患者的双腿抬高，使腰椎的生理弧度尽可能与床面平行

（2）定位像：颈椎和腰椎常规扫描侧位定位像，便于设计扫描角度，胸椎可以根据具体情况扫描正位或侧位定位像。

（3）扫描基线

1）以观察椎体和椎旁组织为主：扫描基线应平行于椎体。

2）以观察椎间盘为主：扫描基线应平行相应的椎间盘。

（4）扫描范围和参数：层厚和重建间距以扫描椎体的大小而定。均采用非螺旋扫描，标准扫描模式。

扫描部位	扫描范围	扫描层厚	重建间距
颈椎椎体扫描	全部颈椎	5mm	5mm
颈椎椎间盘扫描	所有椎间盘	2mm	2mm
胸椎扫描	全部椎体及椎间盘	5~10mm	5~10mm
腰椎椎间盘扫描	常规扫描 L_{2-3}、L_{3-4}、L_{4-5}、$L_5 \sim S_1$ 四个椎间盘	3mm	3mm
腰椎及骶尾椎椎体扫描	所包含的椎体	5mm	5mm

2. 增强扫描

（1）脊柱常规不作增强扫描，若平扫发现占位性病变，可行增强扫描以确定病变性质、范围、大小以及与周围结构的关系和血供情况。

（2）对比剂用量 60~100ml，流速 2~2.5ml/s，扫描延迟时间 25~30 秒。

（四）后处理技术

脊柱的显示和摄影需同时采用软组织窗和骨窗。

项目	窗宽	窗位
软组织窗	200~350HU	35~45HU
骨窗	800~1500HU	200~400HU

十三、盆腔

（一）适应证

1. 在男性可观察有无膀胱、前列腺和睾丸的良、恶性肿瘤以及前列腺增生等；在女性可观察有无膀胱、子宫和卵巢的良、恶性病变及其他病变。

2. 在外伤情况下，可观察有无骨折，泌尿生殖器官的损伤和出血等。

（二）相关准备

参见颅脑部位 CT 检查。

（三）扫描技术

1. 平扫

体位	患者仰卧，头先进，两臂上举抱头，身体置于床面正中间，侧面定位线平人体正中冠状面
定位像	盆腔正位定位像
范围	从髂前上棘扫描至耻骨联合下缘
参数	①采用标准或软组织模式，用螺旋扫描 ②主要扫描膀胱和前列腺时，采用 5mm 层厚，5mm 间距 ③扫描整个盆腔观察肿块大小时，可采用 5～10mm 层厚，5～10mm 间距

2. 增强扫描

（1）对盆腔占位病变进行定性，并确定其部位、大小和范围，以及是否引起盆腔淋巴结转移等，必须作增强扫描。

（2）常规用静脉内团注法，对比剂总量 60～100ml，流速 2～2.5ml/s，扫描延迟时间 30～35 秒。

（四）后处理技术

盆腔图像的显示和摄影，一般用软组织窗，窗宽 200～300HU，窗位 30～50HU。若脏器或病变密度相对较低时，可适当调低窗位显示。

十四、四肢骨关节及软组织

（一）适应证

骨折	CT 扫描对骨折可以显示碎片及移位情况，同时还能显示出血、血肿、异物以及相邻器官的有关情况
骨肿瘤	CT 平扫及增强可观察和显示肿瘤病变的部位、形态、大小、范围及血供等情况，有助于对肿瘤进行定性诊断
其他骨病	如骨髓炎、骨结核、骨缺血性坏死等
半月板的损伤	膝关节 CT 扫描可显示半月板的形态、密度等，有助于对半月板损伤的诊断

（二）相关准备

参见颅脑部位 CT 检查。

（三）扫描技术

扫描部位	体位	要求
双手及腕关节	俯卧位	头先进，双臂上举平伸，双手间隔 5cm，手指并拢，手心向下，两中指末端连线与检查床中轴线垂直
双肩关节、胸锁关节及锁骨、肘关节及上肢长骨	仰卧位	头先进，双上臂自然平伸置于身体两侧，双手手心向上，身体置于床面正中
双髋关节及股骨上段	仰卧位	头先进，双足跟略分开而足尖向内侧旋转并拢。双上臂抱头，身体躺平
双膝关节、踝关节和下肢长骨	仰卧位	足先进，双下肢伸直并拢，足尖向上，双足跟连线与检查床中轴线垂直，双上臂抱头
双足	仰卧	足先进，双下肢弯曲，双足平踏于检查床面，双足纵轴相互平行且均平行于检查床纵轴，双足间隔约 5cm，双足跟连线垂直于检查床中轴线

2. 定位像　四肢关节的扫描均需扫描定位像，定位像应包含关节及相邻长骨。

3. 扫描范围　在定位像上设定扫描范围。各关节的扫描不仅要将关节扫描完，而且还应包含相邻长骨的一部位；各长骨的扫描也应包含相邻的关节。

4. 扫描参数　以下关节常规为螺旋扫描方式，标准算法。

部位	扫描参数
双手、腕关节	2～3mm 层厚，2～3mm 间距
肘关节	2～3mm 层厚，2～3mm 间距
肩关节、髋关节	5mm 层厚，5mm 间距
膝关节	5mm 层厚，5mm 间距
半月板	1mm 层厚，1mm 间距
踝关节、双足	2mm 层厚，2mm 间距

5. 增强扫描

（1）骨关节及软组织的增强扫描，主要是为了了解肿瘤病变的血供情况以及周围血管动脉瘤的位置和形态。此外，还可以显示骨骼、肌肉内肿块与邻近动静脉血管的关系。

（2）常规用静脉内团注法，对比剂总量 60～100ml，流速 2～2.5ml/s，扫描延迟时间 25～30 秒。

（四）后处理技术

四肢骨关节的显示和摄影须同时采用骨窗和软组织窗。根据扫描的部位不同和病变的情况选择合适的窗宽、窗位。图像摄影时应双侧同时摄影，以便对比。

项目	窗宽	窗位
软组织窗	200～400HU	40～50HU
骨窗	1000～1500HU	300～400HU

高频考点速记

1. CT 窗宽是指：图像上 16 个灰阶内所包括的 CT 值的范围。

2. 眶下缘与外耳道的连线是：听眶线。

3. 颌面部 CT 扫描的适应证包括：腮腺肿瘤、颌面部骨折、美容整形、化脓性腮腺炎。

4. 胸部 CT 扫描的适应证包括：肋骨骨折、包裹性气胸、间质性肺炎、结核。

5. 疑颅内肿瘤侵入鞍区时，CT 进一步扫描技术是：常规头部扫描。

6. （对比记忆）

（1）胰腺增强扫描动脉期扫描延迟时间为：35～40 秒。

（2）胰腺增强扫描静脉期扫描延迟时间为：65～70 秒。

（3）肾脏增强扫描髓质期扫描延迟时间为：60～70 秒。

（4）肾脏增强扫描分泌期扫描延迟时间为：2～3 分钟。

7. （对比记忆）

（1）脾 CT 扫描范围为：从膈顶扫描至肝右下角。

（2）肾上腺 CT 扫描范围为：从起始扫描到肾脏中部。

（3）腹膜后腔 CT 扫描范围为：从肝门到髂前上棘。

（4）胆囊 CT 扫描范围为：从肝门至胰腺扫描完整。

模拟试卷

基础知识

一、单选题：以下每道考题有五个备选答案，请从中选择一个最佳答案。

1. 具有传送营养物质和代谢产物功能的结缔组织是
   - A. 疏松结缔组织
   - B. 网状结缔组织
   - C. 致密结缔组织
   - D. 黏液性结缔组织
   - E. 脂肪组织

2. 图像后处理的方法不包括
   - A. 灰阶处理
   - B. 曲面重组
   - C. 数模转换
   - D. 平滑处理
   - E. 边缘切割

3. 下列属于 CT 图像后处理技术的是
   - A. 标示扫描方位
   - B. 多平面重组
   - C. 改变射线角度
   - D. 缩短扫描时间
   - E. 减少 X 线剂量

4. 高分辨率 CT 成像的必备条件不包括
   - A. 薄层扫描
   - B. 高分辨率骨重建算法
   - C. 高扫描条件，使用较小的扫描野
   - D. 使用 3600 扫描仪
   - E. 必须使用螺旋 CT 机

5. 胸锁关节的构成包括
   - A. 肩峰
   - B. 喙突
   - C. 肩关节
   - D. 肩锁关节
   - E. 锁骨内侧端

6. 椎间盘位于相邻椎骨的
   - A. 椎体之间
   - B. 横突之间
   - C. 棘突之间
   - D. 椎弓根之间
   - E. 椎弓板之间

7. 在影像诊断的情况下，对 CT 检查中的最优化不包括
   - A. 能不增强的就不增强
   - B. 扫描中尽量缩小扫描野
   - C. 能厚扫的不要薄扫
   - D. 能少扫的不要多扫
   - E. 尽量做增强扫描

8. 根据窗口技术的原理，CT 值最小的像素，在图像上表现为
   - A. 白色
   - B. 灰白
   - C. 灰
   - D. 深灰
   - E. 黑色

9. 圆孔内通过的结构为

A. 下颌神经

B. 上颌神经

C. 视神经

D. 脑膜中动脉

E. 颈内动脉

10. 用辐射的权重因子修正后的吸收剂量是

  A. 有效剂量　　B. 当量剂量

  C. 照射量　　　D. 比释动能

  E. 半值层

11. 产生 X 线应具备的条件中，无关的是

  A. 电子源　　　B. 高真空

  C. 阳极靶　　　D. 高速电子流

  E. 滤线器

12. 脑回生理性压迹最明显的时期为

  A. 新生儿　　　B. 20 岁以后

  C. 40 岁以后　D. 2 岁以后

  E. 老年人

13. 通过眶上裂的结构不包括

  A. 眼神经　　　B. 视神经

  C. 动眼神经　　D. 上眼静脉

  E. 展神经

14. 医疗机构从业人员既要遵守本文件所列_____规范，又要遵守与_____相对应的分类行为规范

  A. 基本行为、职业

  B. 职务、行业

C. 行业、职务

D. 职业、基本行为

E. 道德、伦理

15. 与 X 线谱的最大光子能量有关的是

  A. 管电压　　　B. 管电流

  C. 滤过板　　　D. 靶物质

  E. 高压波形

16. 膝关节的组成，不包括

  A. 髌骨

  B. 距骨滑车

  C. 胫骨上端

  D. 髁间隆起

  E. 股骨内、外髁

17. 横突上有孔的椎骨属于

  A. 颈椎　　　　B. 胸椎

  C. 腰椎　　　　D. 骶骨

  E. 尾骨

18. 借助骨缝或软骨坚实连接的是

  A. 胸部　　　　B. 脊柱

  C. 四肢　　　　D. 头颅

  E. 骨盆

19. 被称为"散射效应"的是

  A. 相干散射

  B. 光电效应

  C. 康普顿效应

  D. 电子对效应

  E. 光核反应

20. 中枢神经系统中，脑位于颅腔内，被分为六部分，对其描述

正确的是

A. 端脑、间脑、小脑、脑干、
延髓

B. 端脑、间脑、小脑、中脑、
脑干、延髓

C. 端脑、间脑、小脑、中脑、
脑桥、延髓

D. 端脑、大脑、小脑、中脑、
脑桥、延髓

E. 端脑、间脑、小脑、中脑、
脑桥、脑干

21. 在诊断 X 线能量范围内，使患
者接受照射量最多的是

A. 相干散射

B. 光电效应

C. 光核反应

D. 电子对效应

E. 康普顿效应

22. 下列肋骨中可称为假肋的是

A. 第 5 肋　　　B. 第 7 肋

C. 第 9 肋　　　D. 第 11 肋

E. 第 12 肋

23. 与影响辐射损伤无关的因素是

A. X 线剂量　　B. 健康情况

C. 照射方式　　D. 照射部位

E. 球管散热方式

24. 肾蒂中没有的结构是

A. 神经　　　　B. 淋巴管

C. 肾动脉　　　D. 肾静脉

E. 肾大盏

25. 男性盆部和会阴的上界在

A. 第 11 胸椎间盘平面

B. 第 12 胸椎间盘平面

C. 第 1 腰椎间盘平面

D. 第 4 腰椎间盘平面

E. 第 5 腰椎间盘平面

26. 空间分辨率又称为

A. 空间响应函数

B. 对比分辨率

C. 调制传递函数

D. 点分布函数

E. 高对比度分辨率

27. 输精管道不包括

A. 精囊腺排泄管

B. 尿道

C. 射精管

D. 输精管

E. 附睾

28. 中、后纵隔的分界线是

A. 心包的前缘

B. 心包

C. 气管前方

D. 胸主动脉前方

E. 第 4 胸椎前缘

29. 医患关系是一种

A. 主从关系

B. 信托关系

C. 商品关系

D. 单纯的技术关系

E. 陌生人关系

30. 胸膜腔位于

   A. 胸壁和膈之间

   B. 胸膜和肺之间

   C. 胸壁和纵隔之间

   D. 肋胸膜和纵隔胸膜之间

   E. 脏层胸膜和壁层胸膜之间

31. 定影液的作用不包括

   A. 防止灰雾

   B. 停止显影

   C. 中和碱性显影液

   D. 使乳剂膜收缩

   E. 有坚膜效果

32. 关于肝脏的作用，不正确的是

   A. 排泄作用

   B. 代谢作用

   C. 解毒作用

   D. 造血作用

   E. 将维生素 A 转化为凝血
      酶原

33. 十二指肠乳头位于十二指肠的

   A. 上部   B. 降部

   C. 水平部   D. 升部

   E. 十二指肠球部

34. 不属于内脏的系统是

   A. 泌尿系统

   B. 脉管系统

   C. 生殖系统

   D. 呼吸系统

   E. 消化系统

35. 与胃的排空因素无关的是

   A. 胃张力   B. 蠕动

   C. 睡眠状态   D. 体位

   E. 幽门功能

36. 左心室的解剖结构及其与邻近
    结构的关系，错误的是

   A. 左室流入道

   B. 左室流出道

   C. 左室壁最厚

   D. 左房室口，通过房室口与
      左心房相连

   E. 与肺动脉连接

37. 光电效应是指 X 线与物质原子
    的_____作用发生的

   A. 中子   B. 质子

   C. 光电子   D. 自由电子

   E. 内壳层电子

38. 产生连续 X 线，是由于高速电
    子作用于

   A. 原子核，使之分裂

   B. 原子内层轨道电子，使之
      脱出

   C. 原子外层轨道电子，使之
      脱出

   D. 作用于原子的核电场，损
      失能量而减速

   E. 靶物质中的自由电子，使
      之改变方向

39. 毛细淋巴管起自

   A. 小静脉   B. 毛细血管

   C. 组织间隙   D. 淋巴结

E. 小动脉

40. 构成潜影的是

　　A. 感光中心　　B. 显影中心

　　C. X 线光子　　D. 电子空穴

　　E. 银离子

41. 纹状体是指

　　A. 豆状核和屏状核

　　B. 屏状核和尾状核

　　C. 屏状核和杏仁体

　　D. 豆状核和尾状核

　　E. 尾状核和屏状核

42. 不属于显影液空气氧化影响因素的是

　　A. 显影液耐氧化性能

　　B. 显影液温度

　　C. 显影液使用时间

　　D. 显影液与空气接触面积

　　E. 显影液与胶片特性的匹配关系

43. 影响 X 线产生的因素，不包括

　　A. 靶物质　　B. 管电流

　　C. 管电压　　D. 焦点面积

　　E. 高压波形

44. X 线胶片的基本结构不包括

　　A. 胶片片基

　　B. 乳剂膜

　　C. 荧光体层

　　D. 结合膜

　　E. 保护膜

45. X 线产生中，电子从阴极射向

阳极所获得的能量取决于

　　A. X 线管灯丝加热电压

　　B. 两极间的管电压

　　C. 靶物质的原子序数

　　D. 管电流

　　E. 阴极灯丝焦点大小

46. 影响水洗效率的因素不包括

　　A. 定影液浓度

　　B. 照片的黑化度

　　C. 水温

　　D. 水流速

　　E. 水中含盐

47. 体循环起始于

　　A. 左心房　　B. 右心房

　　C. 右心室　　D. 左心室

　　E. 冠状窦

48. 影响照片对比度因素中，属射线因素的是

　　A. 被照体　　B. 增感屏

　　C. 管电压　　D. 冲洗技术

　　E. 胶片 γ 值

49. 增加窗口滤过板的厚度，对 X 线质产生的影响是

　　A. 变软

　　B. 变硬

　　C. 能谱变宽

　　D. 平均能量减小

　　E. 无变化

50. 关于模拟信号与数字信号的叙述，不正确的是

A. 模拟信号可以转换成数字信号

B. 数字信号可以转换成模拟信号

C. 模数转换需要 ADC

D. 数模转换和模数转换是不可逆的

E. 同一幅图像既可用模拟信号也可用数字信号表示

51. 与散射线产生的量无关的因素是

A. 被照体厚度

B. 被照体密度

C. 被照体体积

D. 被照体颤动

E. 照射野面积

52. 潜影的组成物质是

A. 原有的感光中心

B. 各种卤化银 AgX

C. 银离子集团 nAg^+

D. 单个银离子 Ag^+

E. 银原子集团 nAg

53. 依被检体与摄影床位置关系命名的摄影体位是

A. 左侧卧位   B. 后前位

C. 左侧位   D. 前弓位

E. 额顶位

54. X 线具有的二象性系指

A. 穿透性、波动性

B. 微粒性、波动性

C. 穿透性、感光性

D. 波动性、感光性

E. 波动性、荧光作用

55. 维持显、定影液性能稳定的系统是

A. 输片系统   B. 循环系统

C. 补充系统   D. 干燥系统

E. 控制系统

56. 左颈总动脉起于

A. 主动脉弓

B. 头臂干

C. 主动脉升部

D. 主动脉胸部

E. 椎动脉

57. 分布于食管内面的上皮是

A. 单层立方上皮

B. 单层柱状上皮

C. 复层扁平上皮

D. 变移上皮

E. 假复层纤毛柱状上皮

58. 关节沿腹背轴运动称为

A. 屈伸运动   B. 旋转运动

C. 内收运动   D. 外展运动

E. 行走运动

59. 右肺下缘的体表投影在肩胛线处与

A. 第 10 肋相交

B. 第 8 肋相交

C. 第 6 肋相交

D. 第 7 肋相交

E. 第 4 肋相交

60. 髂骨的耳状关节面与骶骨组成的是
- A. 闭孔
- B. 髋关节
- C. 腰骶关节
- D. 骶髂关节
- E. 耻骨联合

61. 牙组织不包括
- A. 牙质
- B. 牙釉质
- C. 牙骨质
- D. 牙髓
- E. 牙周膜

62. 咽与食管的分界处平对
- A. 第 4 颈椎体的上缘
- B. 第 6 颈椎体上缘
- C. 第 6 颈椎体下缘
- D. 第 4 颈椎体下缘
- E. 第 5 颈椎体下缘

63. 血液与组织液之间进行物质交换的场所为
- A. 大动脉
- B. 中动脉
- C. 小动脉
- D. 静脉
- E. 毛细血管

64. 颈动脉小球位于
- A. 颈内动脉起始处的膨大处
- B. 颈总动脉分叉处的后方
- C. 颈外动脉起始处的后方
- D. 颈总动脉起始处的后方
- E. 颈血管鞘的内面

65. 基底核不包括
- A. 尾状核
- B. 豆状核
- C. 屏状核
- D. 杏仁核

E. 内囊

66. 拇指第一、二节之间的关节属于
- A. 掌指关节
- B. 腕掌关节
- C. 桡腕关节
- D. 腕骨间关节
- E. 手指间关节

67. 人体基本组织分成四类，不包括
- A. 骨组织
- B. 肌组织
- C. 结缔组织
- D. 神经组织
- E. 上皮组织

68. 冠状窦注入
- A. 左心房
- B. 上腔静脉
- C. 右心房
- D. 下腔静脉
- E. 右心室

69. 出入肺门的气管段是
- A. 主气管
- B. 左右支气管
- C. 肺叶支气管
- D. 肺段支气管
- E. 亚段支气管

70. 不属于平滑肌的是
- A. 消化道管壁肌肉
- B. 心肌
- C. 皮肤竖毛肌
- D. 血管管壁肌肉
- E. 眼瞳孔括约肌

71. 最常见的膈疝是
- A. 食管裂孔疝
- B. 胸肋三角区裂孔疝合并腰

肋三角区裂孔疝

C. 外伤性膈疝

D. 胸腹膜裂孔疝

E. 胸骨旁裂孔疝

72. 肾的被膜，由内向外依次是

  A. 纤维囊、肾筋膜、脂肪囊

  B. 纤维囊、脂肪囊、肾筋膜

  C. 脂肪囊、纤维囊、肾筋膜

  D. 肾筋膜、脂肪囊、纤维囊

  E. 肾筋膜、纤维囊、脂肪囊

73. 不属于上皮组织的是

  A. 口腔黏膜　　B. 胃黏膜

  C. 生殖上皮　　D. 感觉上皮

  E. 横纹肌

74. 属于双轴滑膜关节的是

  A. 髋关节　　　B. 膝关节

  C. 掌指关节　　D. 腕关节

  E. 肩关节

75. 呼吸道中唯一完整的软骨环是

  A. 甲状软骨　　B. 环状软骨

  C. 会厌软骨　　D. 杓状软骨

  E. 气管软骨

76. 卵圆孔位于

  A. 额骨　　　　B. 颌骨

  C. 蝶骨　　　　D. 筛骨

  E. 上颌骨

77. 排尿反射的初级中枢位于

  A. 大脑皮质

  B. 下丘脑

  C. 延髓

  D. 腰骶段脊髓

  E. 骶段脊髓

78. 连接中耳和咽部的管道是

  A. 蜗管　　　　B. 咽鼓管

  C. 前庭阶　　　D. 鼓阶

  E. 鼓室

79. 屏-片系统调制传递函数的测试方法是

  A. 方波测试卡曝光，微密度计扫描法

  B. 狭缝曝光，微密度计扫描法

  C. 刃边曝光，微密度计扫描法

  D. 感光仪曝光，微密度计扫描法

  E. 时间阶段曝光法，微密度计扫描法

80. 不属于上肢自由骨的是

  A. 肱骨　　　　B. 尺骨

  C. 腕骨　　　　D. 指骨

  E. 肩胛骨

81. 肱骨上端与肱骨体交界处稍缩细的部分称

  A. 解剖颈

  B. 外科颈

  C. 肱骨头

  D. 大结节

  E. 小结节

82. 散射线主要产生于

A. 汤姆逊效应

B. 光电效应

C. 康普顿效应

D. 电子对效应

E. 光核效应

83. 属于物理学评价的指标是

　　A. 肺尖充分显示

　　B. 两侧胸锁关节对称

　　C. 肩胛骨投影肺野之外

　　D. 左心影内可分辨出肺纹理

　　E. 肺野第 2 前肋间最高密度
　　　　1.7±0.05

84. 不参与脊柱构成的是

　　A. 椎间盘

　　B. 前纵韧带

　　C. 后纵韧带

　　D. 黄韧带

　　E. 齿状韧带

85. 组成肌腱的主要组织是

　　A. 疏松结缔组织

　　B. 致密结缔组织

　　C. 网状组织

　　D. 脂肪组织

　　E. 肌组织

86. 平均动脉压约等于

　　A. 收缩压 +1/3 脉压

　　B. （收缩压 + 舒张压）/2

　　C. 收缩压 +1/3 舒张压

　　D. 1/3 收缩压 + 舒张压

　　E. 舒张压 +1/3 脉压

87. 建立 X 线防护外照射的基本方法是

　　A. 屏蔽防护

　　B. 个人剂量限制

　　C. 防护水平最优化

　　D. 合理降低个人受照剂量

　　E. 合理降低全民检查频率

88. 关于胫骨的正确描述是

　　A. 位于小腿外侧

　　B. 胫骨体呈三棱柱形

　　C. 上端膨大形成内、外侧髁

　　D. 两髁之间形成髁间凹

　　E. 下端膨大外侧面形成外踝

89. 原尿与血浆的区别在于

　　A. 原尿中蛋白质少

　　B. 原尿中糖少

　　C. 原尿中无机离子少

　　D. 原尿中含有血细胞

　　E. 原尿的 pH 较大

90. 某患者在踢足球时，急剧伸小腿，并作强力旋转时，右膝关节不慎受损，经体检后发现膝关节内有摩擦音，这提示损伤的结构是

　　A. 半月板

　　B. 前交叉韧带

　　C. 后交叉韧带

　　D. 翼状襞

　　E. 胫、腓侧副韧带

二、共用备选答案单选题：以下试题中，每组试题使用相同五个备选答案，请从中选择为每道试题选择一个最佳答案。每个备选答案可能被选择一次、多次或不被选择。

（91~93 题共用备选答案）

A. K 层　　B. L 层

C. M 层　　D. N 层

E. O 层

91. 对于给定的靶原子，各线系的最低激发电压最大的是

92. 轨道电子被激发所产生的 X 线波长较短的壳层是

93. 半径最小的壳层是

（94~97 题共用备选答案）

A. 盐皮质激素

B. 糖皮质激素

C. 性激素

D. 肾上腺素

E. 促激素

94. 肾上腺皮质网状带分泌

95. 肾上腺皮质球状带分泌

96. 肾上腺皮质束状带分泌

97. 肾上腺髓质分泌

（98~100 题共用备选答案）

A. 环转运动　　B. 内收和外展

C. 旋内和旋外　D. 屈和伸

E. 滑动

98. 关节沿矢状轴进行的运动是

99. 关节沿垂直轴进行的运动是

100. 关节沿冠状轴进行的运动是

相关专业知识

一、单选题：以下每道考题有五个备选答案，请从中选择一个最佳答案。

1. 不属于 X 线机保护接地的是

A. 机壳接地

B. 床体接地

C. 附件外壳接地

D. 高压变压器壳接地

E. 高压次级中心点接地

2. 肺部体层摄影，最佳的体层轨迹是

A. 圆形　　B. 椭圆形

C. 直线形　D. 涡卷形

E. 内圆摆线形

3. 将 PACS 各组成部分连成一体的是

A. 存储系统

B. 显示设备

C. 数据库系统

D. 通讯网络系统

E. 图像采集装置

4. 医用诊断 X 线装置按用途分类

不包括

 A. 钼靶乳腺机

 B. 心血管造影机

 C. 工频机

 D. 口腔全景 X 线机

 E. 体层摄影机

5. CT 探测器的作用是

 A. 接收 X 线并将其转换为电信号

 B. 探测患者位置是否准确

 C. 接收 X 线并检测有无散射线

 D. 将模拟信号转变为数字信号

 E. 探测扫描时有无散射线

6. 关于 DSA 高压注射器参数设置的主要目的，叙述不正确的是

 A. 选择注射时机

 B. 调节对比剂温度

 C. 调节对比剂总量

 D. 调节对比剂的注射压力

 E. 调节对比剂的注射流率

7. 后前位胸片上，左心缘见不到的是

 A. 主动脉结   B. 肺动脉段

 C. 升主动脉   D. 左心室

 E. 左心耳

8. 人体内天然对比度较好的部位是

 A. 上腹部   B. 头部

 C. 盆腔   D. 胸部

 E. 下腹部

9. 正常心脏大血管在右前斜位投影，其前缘自上而下依次为

 A. 升主动脉、右心室漏斗部、右心室

 B. 升主动脉、右心室、右心室漏斗部

 C. 右心室漏斗部、升主动脉、右心室

 D. 右心室漏斗部、右心室、升主动脉

 E. 右心室、升主动脉、右心室漏斗部

10. 有关脊柱结核的叙述，错误的是

 A. 好发于胸、腰椎

 B. 椎体骨质破坏

 C. 椎间隙狭窄

 D. 脊柱弧形后突

 E. 常有冷脓肿

11. 可造成纵隔向健侧移位的情况是

 A. 肺不张

 B. 一侧性肺切除

 C. 一侧肺纤维化

 D. 大量胸腔积液

 E. 胸膜粘连

12. 现在衡量阴极射线管及液晶板品质的重要参数为

 A. 密度分辨率

 B. 高亮度

C. 灰阶标准显示函数

D. 空间分辨率

E. 光通量

13. 医用 CRT 显示器中阴极射线管的主要组成部分为

A. 高压嘴　　B. 灯丝

C. 偏转装置　D. 荧光屏

E. 电子枪

14. 大叶性肺炎的好发年龄及部位是

A. 青壮年右上肺

B. 老年人右下肺

C. 少年左上肺

D. 婴幼儿左下肺

E. 少年右下肺

15. 原发性支气管肺癌中易形成空洞的常见组织类型为

A. 腺癌

B. 小细胞肺癌

C. 大细胞肺癌

D. 混合性癌

E. 鳞癌

16. 微机控制电动高压注射器的特点不包括

A. 精度更高

B. 性能更稳

C. 更加安全

D. 操作更方便

E. 操作更复杂

17. 细小玻璃碎片进入眼内，该异

物属于

A. 不透光异物

B. 半透光异物

C. 透光异物

D. 金属性异物

E. 磁性异物

18. 与常规 CT 扫描相比，螺旋 CT 扫描的最大优点是

A. 扫描速度快

B. 连续旋转

C. X 线管容量大

D. 容积扫描

E. 存储容量大

19. 液晶显示器的关键部件为

A. 阴极射线管

B. 液晶面板

C. 液晶分子

D. 背光光源

E. 偏转装置

20. 急腹症（气腹）摄影，胶片上缘应包括

A. 肝脏　　　B. 两侧横膈

C. 左侧横膈　D. 右侧横膈

E. 胃底

21. 诊断肠梗阻最有价值的是

A. 腹痛与腹胀

B. 出现板状腹

C. 血白细胞升高

D. 平片见气液平面

E. 黑色粪便

22. 在冠状层面上,脑底面的颞叶
与枕叶的分界标志为
A. 侧脑室下角
B. 舌回
C. 海马旁回
D. 胼胝体压部
E. 距状沟前部

23. 对 X 线机供电电源的波动要
求是
A. 小于1% B. 小于2%
C. 小于5% D. 小于10%
E. 小于15%

24. CE – MRA 使用高压注射器注
射对比剂的速率不能超过
A. 2ml/s B. 1ml/s
C. 3ml/s D. 5ml/s
E. 2.5ml/s

25. 颅脑正中矢状面上不出现的脑
血管是
A. 大脑前动脉
B. 大脑中动脉
C. 大脑后动脉
D. 基底动脉
E. 大脑大静脉

26. CT 扫描时,患者体内有高密
度结构可出现
A. 移动条纹伪影
B. 帽状伪影
C. 模糊伪影
D. 放射状伪影

E. 环状伪影

27. 问题点"如何减少废片率",
属于质量管理活动程序中的
A. 题目的决定
B. 现状把握
C. 原因分析
D. 对策的探讨
E. 对策的实施

28. 有关外周静脉法 DSA 图像的
描述,错误的是
A. 图像分辨力低
B. 血管影像模糊
C. 血管影像相互重叠
D. 易产生饱和状伪影
E. 影像质量差

29. 在 MR 性能参数中,mT/m
表示
A. 切换率 B. 梯度场强度
C. 磁体长度 D. 采集时间
E. 固有磁场场强

30. X 线电视系统的显示终端是指
A. 摄像机 B. 同步机
C. 监视器 D. 电视机
E. 影碟机

31. 国家标准规定 X 线机的接地电
阻应小于
A. 0.4Ω B. 4Ω
C. 40Ω D. 0.4kΩ
E. 4kΩ

32. 远程放射学系统不包括

A. 远近程通讯设备的集成计算机网络

B. 放射影像分析设备

C. 影像显示处理设备

D. 医学影像成像设备

E. 影像数据采集设备

33. CT 机的设计与布局不必考虑的是

    A. 能充分发挥 CT 机各部件的功能

    B. 使日常工作便于进行

    C. 充分利用有效的空间

    D. 选择避风向阳的房间

    E. 射线的严格防护

34. 医用 X 线电视系统的主要技术参数不包括

    A. 视野

    B. 影像空间分辨率

    C. 影像对比度

    D. 转换系数

    E. MTF

35. DSA 设备中 X 线高压发生装置所需具备的性能不包括

    A. 短时间内能多次曝光、能长时间连续摄影

    B. 高频交流电频率高

    C. 高压脉动率大

    D. X 线有效能量高

    E. 具备脉冲透视功能

36. 决定 DSA 信号强度的最主要因素是

    A. X 线量

    B. 曝光时间

    C. 摄影部位

    D. X 线管电压

    E. 血管内碘浓度

37. 能够清晰显示关节软骨的影像学检查方法是

    A. DR

    B. 彩超

    C. 关节腔造影后 CT

    D. MRI

    E. PET - CT

38. PACS 的核心是

    A. 影像采集系统

    B. 影像存储管理系统

    C. 影像工作站系统

    D. 影像硬拷贝输出系统

    E. 网络及通讯系统

39. PACS 中 C 的意思是

    A. 储存   B. 编码

    C. 控制   D. 连接

    E. 传输

40. CR 图像与 X 线成像比较，表述不正确的是

    A. 均为二维图像

    B. 均需要 X 线照射

    C. 均为重叠图像

    D. 均为灰度图像

    E. 均由像素组成，观察分析

相同

41. 影响图像质量的重要因素是空间分辨力，而空间分辨力主要由

    A. 脉冲序列决定

    B. 像素的大小决定

    C. 磁场大小决定

    D. 梯度场决定

    E. 成像体素的大小决定

42. X线管的结构参数不包括

    A. 外形尺寸

    B. 阳极靶面倾角

    C. 管电流

    D. 有效焦点尺寸

    E. 管壁滤过当量

43. MRI设备不包括

    A. 主磁体

    B. 信号发生器

    C. 梯度线圈

    D. 射频发生器

    E. 高压发生器

44. 根据CT工作原理，X线穿过人体后首先被接收的部件是

    A. 计算机   B. 照相机

    C. 磁盘   D. 探测器

    E. 阵列处理机

45. 对计算机系统的容量及处理速度要求更高的是

    A. 单层螺旋CT

    B. 双层螺旋CT

    C. 4层螺旋CT

    D. 8层螺旋CT

    E. 16层螺旋CT

46. 乳腺数字摄影X线机摄影系统用平板探测器代替

    A. 滤线器   B. 暗盒仓

    C. 摄影平台   D. 压迫器

    E. 胶片盒

47. 有关CR的描述，不正确的是

    A. 存储荧光体成像

    B. 光可激励存储荧光体成像

    C. 数字存储荧光体成像

    D. 直接数字成像

    E. 以成像板（IP）代替X线胶片作为记录信息载体

48. 质量管理活动开展的最后一个程序是

    A. 总结

    B. 标准化制定

    C. 效果的确认

    D. 对策的实施

    E. 对策的探讨

49. 属于CT机的软件的是

    A. 模数转换器

    B. 阵列处理器

    C. 中央处理器

    D. 内存

    E. 重建算法

50. 不属于高压硅整流管优点的是

    A. 体积小   B. 寿命长

C. 内阻大　　D. 内阻小

E. 不需要灯丝加热

51. X 线管按阳极形式分类有

A. 玻璃壳式 X 线管

B. 陶瓷绝缘 X 线管

C. 金属 X 线管

D. 旋转阳极 X 线管、固定阳极 X 线管

E. 金属陶瓷 X 线管

52. 胶片显影后，出现黑色树枝状伪影的原因是

A. 超过有效期

B. 胶片放置时受折

C. 静电放电

D. 受蒸气蒸熏

E. 胶片受压

53. 常规影像质量综合评价标准不包括

A. 画面质量标准

B. 影像显示标准

C. 受检者辐射剂量限值

D. 成像技术参数

E. 操作者水平

54. 属于体层图像的是

A. DR 影像　　B. DF 影像

C. CR 影像　　D. CT 影像

E. X 线影像

55. 相对于静止阳极 X 线管，旋转阳极 X 线管的优点是

A. 较大的照射野

B. 较大的 X 线管容量

C. 增加照片对比度

D. 工作费用少

E. 电子撞击面大

56. 与电容电流的大小有关的参数是

A. 管电压

B. 管电流

C. 曝光时间

D. 旋转阳极的转速

E. 灯丝温度

57. X 线控制装置的一钮控制方式中需要调整的参数是

A. 管电压　　B. 管电流

C. 时间　　　D. X 线量

E. 电源电压

58. X 线管外壳材料应具备的条件不包括

A. 吸收 X 线少

B. 能承受高真空压力

C. 热膨胀系数小

D. 延展性好

E. 良好的绝缘性能

59. 主观评价法的类型不包括

A. ROC 法

B. 对比度清晰度曲线图法

C. 模糊数学评价法

D. 分辨力评价法

E. MTF

60. X 线管套内绝缘油的作用是

A. 润滑

B. 防锈

C. 绝缘和散热

D. 防震

E. 填充

61. 增感屏的使用主要是依据 X 线特性中的

　　A. 电离作用　　B. 热效应

　　C. 荧光效用　　D. 化学效应

　　E. 生物效应

62. 旋转阳极管套上的膨胀鼓一般设在

　　A. 管套内阳极端

　　B. 管套内阴极端

　　C. 管套外阳极端

　　D. 管套外阴极端

　　E. 管套窗口处

63. 完成 CT 图像重建的主要部分是

　　A. 机架　　　　B. 计算机

　　C. 控制台　　　D. 操作键盘

　　E. 键盘和显示屏

64. 质量保证体系的建立不包含

　　A. 制订质量保证计划

　　B. 实行管理工作的标准化、程序化

　　C. 建立质量信息系统

　　D. 成立组织机构

　　E. 尽快程序化

65. 关于灯丝变压器的叙述,错误

的是

　　A. 初级电压在 100~200V

　　B. 次级电压在 5~15V

　　C. 功率在 100W 左右

　　D. 是高压部件

　　E. 可按一般变压器进行绝缘处理

66. 与体层面厚度有关的因素是

　　A. 荡角　　　　B. 层深

　　C. 层间距　　　D. 照射角

　　E. 支点高度

67. DR 的种类中不包括

　　A. 非晶硅型

　　B. 间接型

　　C. 多丝正比电离室型

　　D. 固态半导体型

　　E. 光激励发光型

68. 应用最多的立柱式 X 线管支架是

　　A. 悬吊架式　　B. 天地轨式

　　C. 双地轨式　　D. 附着轨道式

　　E. 附着转轴式

69. 高压注射器压力设定过高易导致

　　A. 动脉夹层　　B. 血管破裂

　　C. 血栓形成　　D. 动脉痉挛

　　E. 气栓形成

70. 正常肺纹理的构成主要是

　　A. 支气管动、静脉

　　B. 淋巴管

C. 肺动、静脉

D. 肺叶支气管

E. 肺小叶间隔

71. 眼内木屑属于

A. 高密度异物

B. 金属性异物

C. 不透光异物

D. 半透光异物

E. 透光异物

72. 不属于高压注射器基本结构的是

A. 注射头

B. 操作面板

C. 专用电源

D. 多向移动臂

E. 移动支架

73. 旋转阳极启动与保护装置不包括

A. 启动装置　　B. 延时电路

C. 保护装置　　D. 阳极制动

E. 容量保护

74. 影响 X 线机电源内阻的因素，不包括

A. 电源变压器容量

B. 电源线材质

C. 电源线截面积

D. X 线机的功率

E. 变压器到 X 线机的距离

75. 早期鼻咽癌的 CT 表现为

A. 无特征性

B. 咽隐窝变浅、消失

C. 咽隐窝加深、扩大

D. 咽旁间隙内移

E. 腭帆张肌肿大

76. 属于 CT 数字采集系统的部件是

A. 计算机　　B. 显示器

C. 准直器　　D. 磁盘机

E. 阵列处理机

77. 脑膜瘤一般不发生的部位是

A. 大脑凸面

B. 大脑镰旁

C. 蝶骨嵴

D. 侧脑室外侧白质区

E. 脑桥小脑角区

78. 高血压性脑出血较少发生于

A. 大脑额、顶叶

B. 基底节区

C. 脑桥

D. 小脑

E. 丘脑

79. X 线高压发生装置中，X 线控制器的作用不包括

A. 控制管电压

B. 控制管电流

C. 控制曝光参数

D. 控制遮线器

E. 控制立柱移动

80. 关于焦点的叙述，错误的是

A. 灯丝正面的电子形成主

焦点

B. 聚焦槽的形状和深度影响主副焦点大小

C. 主焦点与副焦点共同构成实际焦点

D. 有效焦点标称值的单位为毫米

E. 实际焦点在像面上的投影为有效焦点

81. 与体层面影像混淆的非层面的模糊投影总称为

A. 晕残影   B. 核阴影

C. 干扰影   D. 轨迹影

E. 组织模糊影

82. 用来度量密度分辨力的是

A. 离散像素数

B. 可寻址像素数

C. 可寻址灰阶数

D. 离散灰阶的总数

E. 离散光通量

83. 关于 C/S 架构模式的叙述，不正确的是

A. 即客户机/服务器架构

B. 信息安全性高

C. 客户机需要安装程序

D. 不利于软件升级和随时扩大应用范围

E. 运算在服务器端完成

84. 关于计算机辅助检测的描述，错误的是

A. 系统软件自动扫描影像全部

B. 将可能的病灶标记出来

C. 提醒医生进行判断

D. 自动打印诊断报告

E. 起到提醒并帮助医生进行诊断的作用

85. 金属物品带入磁体孔腔内会导致

A. 磁场强度改变

B. 磁场均匀度破坏

C. 对射频产生影响

D. 图像对比度下降

E. 磁场稳定度下降

86. 改善 DSA 图像质量的措施不包括

A. 选择造影检查时间

B. 减少运动性伪影的产生

C. 选择最佳摄影体位

D. 定期做好设备质控检测，保证设备处于良好状态

E. 正确使用遮线器、密度补偿器

87. 关于乳腺机机架作用的叙述，错误的是

A. 设有压迫器

B. 支持组合机头

C. 支持摄影平台

D. 支持冷却系统

E. 能升降并倾斜角度

88. 患者，女性，78 岁。腹部不适

数月，行 CT 增强检查发现有"牛眼征"。关于"牛眼征"的 CT 表现，下列说法错误的

A. 中心为无强化的低密度坏死、液化区

B. 良性肿瘤一般无此表现

C. 增强扫描最外缘呈低密度

D. 平扫肿块呈单发圆形，边缘清楚，状若"牛眼"

E. 边缘环形强化

89. 患者，女性，36 岁。因进食困难，进行性加重 1 年就诊，钡餐检查示食管明显扩张，蠕动减弱，食管远端残根状，表面尚光整，服温水后，造影剂可部分进入胃内，最可能诊断为

A. 食管下段黏膜下平滑肌瘤

B. 食管远端癌

C. 食管贲门失弛缓症

D. 食管下端静脉曲张

E. 反流性食管炎

90. 患者，男性，38 岁。钡餐示食管壁张力减低，蠕动减弱，钡剂排空延迟，并在食管下段见到串珠状充盈缺损影。应首先考虑为

A. 食管癌

B. 反流性食管炎

C. 食管下段静脉曲张

D. 食管裂孔疝

E. 食管下段黏膜下平滑肌瘤

二、共用备选答案单选题：以下试题中，每组试题使用相同五个备选答案，请从中选择为每道试题选择一个最佳答案。每个备选答案可能被选择一次、多次或不被选择。

（91～93 题共用备选答案）

A. 影像增强器

B. 高压发生装置

C. 遮线器

D. 滤线器

E. X 线管支架

91. 属于 X 线发生装置的是

92. 用于屏蔽不必要原发射线的装置是

93. 能够吸收摄影时人体产生的散射线的是

（94～97 题共用备选答案）

A. 阳极柄　　B. 阳极帽

C. 阴极　　　D. 靶面

E. 阳极头

94. 浸泡在变压器油中，把曝光过程中产生的热量传导出去的是

95. 能够吸收二次电子的是

96. 承受电子轰击产生 X 线的是

97. 能够发射电子，并使之聚焦的是

（98～100 题共用备选答案）

A. 松果体钙化

B. 大脑镰钙化

C. 床突间韧带钙化

D. 侧脑室脉络丛球钙化

E. 基底节钙化

98. 侧位片上连结前、后床突间的

高密度条状影为

99. 正位片上位于中线处呈带状、三角形或菱形致密影为

100. 侧位片上位于后床突的后上方的点状或环状高密度影为

专业知识

一、单选题：以下每道考题有五个备选答案，请从中选择一个最佳答案。

1. 密度分辨率又称为

   A. 高对比度分辨率

   B. 密度函数

   C. 低对比度分辨率

   D. 密度响应曲线

   E. 密度可见度

2. 水洗程度的检验，主要是检测从照片上流下来的水中有无

   A. 定影剂　　　B. 保护剂

   C. 中和剂　　　D. 坚膜剂

   E. 抑制剂

3. 关于 CT 噪声的叙述，正确的是

   A. 噪声与激光胶片上的曝光量有关

   B. 噪声的大小与扫描层厚有关

   C. 噪声不受 X 线照射剂量的影响

   D. CT 的图像质量与噪声无关

   E. 噪声是一种外界干扰因素

4. 自动曝光控制，电离室放置的正确位置是

   A. 球管窗口处

   B. 遮线器内部

   C. 肢体与滤线栅之间

   D. 滤线栅与暗盒之间

   E. 胶片暗盒的背面

5. 不能用作静脉尿路造影对比剂的是

   A. 泛影葡胺　　B. 碘肽葡胺

   C. 碘苯酯　　　D. 泛影钠

   E. 优维显

6. 可用于静脉肾盂造影的非离子型对比剂是

   A. 胆影葡胺　　B. 欧乃派克

   C. 碘化钠　　　D. 乙碘油

   E. 硫酸钡

7. 照片斑点形成的最主要原因是

   A. 焦点性能差

   B. 胶片 γ 值小

C. 管电流小

D. 放大率大

E. 增感屏分辨力大

8. 照片影像局部出现模糊，原因可能是

A. 摄影时暗盒移动

B. 摄影时肢体移动

C. 摄影时球管震动

D. 屏－片密着不良

E. 摄影时间过长

9. 运用数学计算方法，将含有人体信息的数据转变成图像矩阵的过程是

A. 图像增强　　B. 图像降噪

C. 图像锐化　　D. 图像重建

E. 灰度处理

10. 与静脉注射对比剂发生副作用无关的因素是

A. 对比剂的剂量大小

B. 对比剂注射速度

C. 患者的个体差异

D. 对比剂药品的质量

E. 患者的检查部位

11. 不用任何导管，将对比剂直接注入检查部位的造影是

A. 静脉肾盂造影

B. 逆行肾盂造影

C. 膀胱造影

D. 男性尿道造影

E. 肾动脉造影

12. 最早应用 CT 检查的部位是

A. 头颅　　　　B. 四肢

C. 胸部　　　　D. 腹部

E. 脊柱

13. 用于 CT 计算机图像重建的数据是

A. 原发 X 射线

B. 衰减 X 射线

C. 模拟图像数据

D. 二进制编码数据

E. 经转换后的电信号

14. CT 检查的成像技术条件，不包括的项目有

A. 层厚

B. 层间距

C. 视野（FOV）

D. 扫描架倾斜角度

E. 存储方式

15. 增感屏的结构不包括

A. 反射层　　　B. 荧光体层

C. 片基层　　　D. 保护层

E. 基层

16. 关于 DSA 成像的补偿滤过，错误的是

A. 头部用多边形滤光器

B. 颈部用矩形滤光器

C. 四肢用矩形滤光器

D. 心脏用双弧形滤光器

E. 肺部用多边形滤光器

17. 与体层摄影模糊度无关的是

A. 病灶的大小

B. 照射角

C. 物体到体层面的距离

D. 物体到胶片距离

E. 物体与 X 线管运动方向的关系

18. 决定照片对比度的最大因素是

A. 胶片因素

B. 冲洗因素

C. 射线因素

D. 屏/片组合

E. 被照本身因素

19. X 线照片影像的要素中，不属于物理因素的是

A. 对比度　　B. 密度

C. 颗粒度　　D. 失真度

E. 锐利度

20. X 线照片上两相邻组织影像界限的清楚程度称为

A. 密度　　　B. 半影

C. 对比度　　D. 锐利度

E. 颗粒度

21. 显影液长时间放置后，显影能力低下的原因是

A. 显影液中有机物的沉积过多

B. 显影剂含量少

C. 空气氧化，显影液疲劳

D. 显影液被稀释

E. 保护剂含量少

22. 经肾脏排泄的对比剂

A. 泛影葡胺　　B. 碘番酸

C. 碘阿芬酸　　D. 胆影钠

E. 胆影葡胺

23. 有关静脉肾盂造影前患者准备的叙述，错误的是

A. 造影前 2 天禁服碘剂及含钙的药物

B. 检查前 12 小时内禁食

C. 检查前一天下午服缓泻剂

D. 造影前留尿以促使膀胱充盈良好

E. 造影前常规摄全腹部平片

24. 决定自动冲洗机显影时间的是

A. 传输系统　　B. 温控系统

C. 补充系统　　D. 干燥系统

E. 循环系统

25. 使影像产生运动模糊的因素是

A. 管电流大

B. 管电压低

C. 肢－片距小

D. 显影时间长

E. 呼吸运动

26. 切线投影的目的是

A. 减小放大　　B. 提高对比

C. 避免失真　　D. 避免重叠

E. 降低灰雾

27. X 摄影过程中，影像放大与变形的程度总称为

A. 扭曲度　　B. 失真度

C. 变形度　　D. 衰减度

E. 误差度

28. 最常用的阴性对比剂是

    A. 硫酸钡

    B. 稀释的泛影葡胺

    C. 空气

    D. 碘化油

    E. 碘卡明

29. 减少运动模糊的方法不包括

    A. 加快胶片冲洗速度

    B. 减少曝光时间

    C. 暂停呼吸运动

    D. 固定肢体

    E. 使用高感度胶片

30. γ 值大于 1 的胶片可以

    A. 放大物体对比

    B. 缩小物体对比

    C. 增加影像模糊

    D. 减少影像模糊

    E. 减少影像失真

31. X 线胶片结构中最重要的组成部分是

    A. 结合膜层   B. 保护膜层

    C. 防光晕层   D. 片基层

    E. 乳剂层

32. 目前 CT 常用的图像重建算法是

    A. 总和法

    B. 线性叠加法

    C. 逐次近似法

    D. 二维傅里叶变换法

    E. 滤过反投影法

33. 滤线栅的特性不包括

    A. 栅比   B. 栅密度

    C. 栅焦距   D. 栅面积

    E. 铅容积

34. 限定放大摄影放大倍数的主要因素是

    A. X 线管容量

    B. 病灶的大小

    C. 被照体厚度

    D. X 线管焦点尺寸

    E. 焦点至胶片距离

35. 影响照片颗粒性的因素不包括

    A. 被照体组织密度

    B. 斑点（噪声）

    C. 胶片卤化银颗粒的分布

    D. 胶片卤化银颗粒的尺寸

    E. 增感屏荧光体尺寸和分布

36. 关于放大摄影的描述，错误的是

    A. 影像放大降低了空间分辨率

    B. 摄影时增加肢体与胶片之间的距离

    C. 影像放大率必须在允许的范围内

    D. 几何学模糊控制在 0.2mm 以内

    E. 细微结构显示清晰

37. 摄影距离是指

    A. 焦点到胶片的距离

B. 焦点到床面的距离

C. 焦点到滤线栅的距离

D. 焦点到被检体的距离

E. 被检体到胶片的距离

38. X线胶片使用的片基是

A. 硝酸片基

B. 聚酯片基

C. 二醋酸片基

D. 三醋酸片基

E. 四醋酸片基

39. 关于公式 $I = I_0 e^{-\mu d}$ 的表述，错误的是

A. I_0 为自 X 线管发出的 X 线强度

B. I 为 X 线穿过厚度为 X 的物体后的强度

C. d 为吸收物质的厚度

D. e 为自然对数的底

E. μ 为物质对 X 线的衰减系数

40. 胶片特性曲线的组成部分，不包括

A. 足部　　　B. 直线部

C. 肩部　　　D. 曲线部

E. 反转部

41. 与照片密度不相关的是

A. 显影温度

B. 显影时间

C. 显影液特性

D. 显影液疲劳度

E. 显影槽的深度

42. 属于激光相机成像胶片的是

A. 盲色片

B. 蓝敏片

C. 直接反转胶片

D. 荧光电影胶片

E. 氦氖激光型胶片

43. 关于 CT 信号常用的传输方式，错误的是

A. 滑环传输

B. 光电传输

C. 射频传输

D. 电容感应传输

E. 红外传输

44. 直接放大摄影原理的主要依据是

A. 光学原理

B. 化学原理

C. 物理学原理

D. 几何学原理

E. 感光学原理

45. 由于光晕和光渗产生的模糊属于

A. 几何模糊

B. 移动模糊

C. 物体吸收模糊

D. 照片影像的模糊

E. 冲洗加工产生的模糊

46. 下列描述错误的是

A. 小照射角：照射角小于 10°

B. 照射角大，体层面厚度大

C. 照射角：工作角

D. 荡角：摆杆与支点构成的夹角

E. 照射角：中心线束与支点构成的夹角

47. 在跟骨轴位片上，不能显示的影像是

A. 舟骨　　　B. 距骨

C. 外、内髁　D. 跟距关节

E. 跟骨结节

48. 改变摄影条件时，相应要增加管电流的是

A. 提高管电压

B. 延长曝光时间

C. 使用滤线栅

D. 选用高速屏

E. 选用大焦点

49. 关于照片灰雾的叙述，错误的是

A. 主要来自散线

B. 造成照片对比度下降

C. 产生对诊断有意义的附加密度

D. 显影处理也可形成灰雾

E. 包括胶片本底灰雾

50. 本底灰雾是由

A. 起始点密度与片基灰雾组成

B. 乳剂灰雾与片基灰雾组成

C. 最大密度与乳剂灰雾组成

D. 片基灰雾组成

E. 最大密度与最小密度组成

51. X线中心线以外的线称

A. 平行线　　B. 垂直线

C. 轴线　　　D. 斜射线

E. 中心线

52. 散射线含有率是指

A. 散射线的绝对量

B. 散射线与一次射线的比值

C. 一次射线与散射线的比值

D. 散射线与一次射线的总量

E. 散射线量与到达胶片的总线量之比

53. 滤线栅摄影中照片上密度出现一边高一边低，原因可能是

A. 滤线栅反置

B. 侧向倾斜

C. 上栅焦距偏离

D. 双重偏离

E. 下栅焦距偏离

54. 不属于增感屏类型的是

A. 钨酸钙屏　B. 高千伏屏

C. 乳腺屏　　D. 稀土屏

E. 口腔屏

55. 体层摄影中X线管运动方式，不包括

A. 单向　　　B. 多向

C. 弧形　　　D. 直线

E. 波动

56. CT机中对提高模/数转换器精

度的描述，正确的是

A. 获得图像的噪声大

B. 模数转换速度快

C. 获得数字信号多

D. 所需入射射线能量高

E. 物体对射线的衰减大

57. 滤线栅使用原则中，X线管管电压须超过

A. 55kV   B. 60kV

C. 65kV   D. 70kV

E. 75kV

58. 高千伏摄影最好选用的滤线栅栅比为

A. 4：1   B. 6：1

C. 8：1   D. 10：1

E. 12：1

59. 与影像密度、对比度、锐利度都有关的是

A. 管电流   B. 增感屏

C. 曝光时间   D. 摄影距离

E. 定影速度

60. 多排螺旋CT的特点不包括

A. 提高了X线利用率

B. 扫描速度快

C. 可以多参数成像

D. 图像分辨率高

E. 可以进行更薄层扫描

61. 由于半影造成的影像模糊称为

A. 放大模糊

B. 散射模糊

C. 移动模糊

D. 屏－片模糊

E. 几何学模糊

62. 多层螺旋CT重建预处理方法不包括

A. 多层锥形束体层重建

B. 扫描交叠采样的修正

C. 扇形束重建

D. Z轴滤过长轴内插法

E. 360°线性内插

63. CT的成像方式是

A. 利用X线直接成像

B. X线经模/数转换后，由计算机重建成像

C. 由探测器直接成像

D. 经IP板读取，由计算机扫描成像

E. 由非晶硒板直接成像

64. 定影液的主要成分不包括

A. 定影剂   B. 保护剂

C. 中和剂   D. 促进剂

E. 坚膜剂

65. 钼靶X线管产生K系辐射，管电压必须升到

A. 10kV以上

B. 15kV以上

C. 20kV以上

D. 25kV以上

E. 30kV以上

66. 关于乳腺的检查中，与放射线

有关的是

A. B超　　　　B. MRI

C. 钼靶　　　　D. 电热成像

E. A超

67. 显影的作用是

A. 形成光密度影像

B. 形成潜影

C. 形成显影中心

D. 形成感光中心

E. 形成灰雾中心

68. CT机将X线束控制为扇形束的部件是

A. 窗口　　　　B. 滤过器

C. 准直器　　　D. 探测器

E. 定位系统

69. 通过对线对测试卡的摄影，可以测量

A. 密度　　　　B. 光晕

C. 灰雾度　　　D. 感光度

E. 分辨率

70. CT图像中一段从白到黑的灰度影像，称为

A. 密度分辨率

B. 空间分辨率

C. 灰阶

D. 窗宽窗位

E. 噪声

71. 影响X线照片影像模糊度的因素不包括

A. 摄影时间

B. 摄影管电压

C. 影像放大率

D. 被照体形状

E. 屏-片密着程度

72. 关于红外激光打印机的叙述，不正确的是

A. 电注入

B. 调制速率高，寿命短

C. 抗震性能好

D. 体积小

E. 波长 670~820nm

73. CT术语"窗位"的含义是

A. 窗宽中心的CT值

B. 窗宽两端的CT值

C. 窗宽上限的CT值

D. 窗宽下限的CT值

E. 影像显示的CT值

74. 放大摄影中最关键的是加大了

A. 肢-片距

B. 焦-片距

C. 焦-肢距

D. 焦点的尺寸

E. 胶片的尺寸

75. 摄影时需要连续均匀呼吸的体位是

A. 胸部正位体层摄影

B. 胸部正位片

C. 胸椎正位片

D. 胸骨斜位片

E. 胸椎侧位片

76. 下列人体部位 X 线摄影中，所需管电压最高的为
    A. 头颅侧位片
    B. 腰椎正位
    C. 骨盆正位
    D. 肩关节正位
    E. 股骨正位

77. 怀疑寰枢关节半脱位常用的体位是
    A. 颈椎正位
    B. 颈椎过伸位
    C. 颈椎过屈位
    D. 颈椎双斜位
    E. 张大口正位片

78. 能在短时间内充分显示胆管的造影方法是
    A. 口服法胆系造影
    B. 静脉法胆系造影
    C. 口服加静脉法胆系造影
    D. 大剂量静脉胆系造影
    E. 手术后胆系造影（T 管造影）

79. 需要增加摄影条件的情况是
    A. 骨硬化
    B. 骨囊肿
    C. 骨质疏松
    D. 溶骨性破坏者
    E. 卧床很久的患者骨摄影

80. 激光打印机的基本结构不包括
    A. 控制系统
    B. 温度控制系统
    C. 信息传递与存储系统
    D. 胶片传递系统
    E. 激光打印系统

二、共用题干单选题：以下每道试题有 2~6 个提问，每个提问有五个备选答案，请选择一个最佳答案。

（81~84 题共用题干）

X 线对三维空间的被照体进行照射，形成载有被照体信息成分的强度不均匀分布。此阶段信息形成的质与量，取决于被照体因素（原子序数、密度、厚度）和射线因素（线质、线量、散射线）等。将不均匀的 X 线强度分布，通过增感屏转换为二维的荧光强度分布，再传递给胶片形成银颗粒的分布（潜影形成）；经显影加工处理成为二维光学密度的分布。此阶段的信息传递转换功能取决于荧光体特性、胶片特性及显影加工条件。

81. X 线使胶片感光形成潜影是利用了 X 线的
    A. 穿透性
    B. 感光特性
    C. 着色特性
    D. 生物效应
    E. 荧光效应

82. 关于射线因素（线质、线量、散射线）对影像信息的影响，正确的是

    A. 线质越硬，穿透能力越小

    B. 线量对影像密度无影响

    C. 散射线导致照片对比度降低

    D. 射线量越多，照片密度越小

    E. 散射线是成像的有用信息

83. 被照体信息成分的强度不均匀分布称为

    A. 物体对比度

    B. X线对比度

    C. 胶片对比度

    D. 光学对比度

    E. 人工对比度

84. 被照体因素（原子序数、密度、厚度）所形成的对比度称为

    A. 胶片对比度

    B. X线对比度

    C. 物体对比度

    D. 光学对比度

    E. 人工对比度

(85～87题共用题干)

随着DSA技术的发展，对于运动部位的DSA成像以及DSA成像过程中X线管与检测器同步运动而得到系列减影像，已成了事实。所以，将DSA成像过程中，X线管、人体和检测器规律运动的情况下，而获得DSA图像的方式，

称之为动态DSA。按照C形臂的运动方式分为：旋转运动、岁差运动、钟摆运动和步进。这些检查技术，可实时动态三维显示。

85. 利用C臂的两次旋转动作，第一次旋转采集一系列蒙片像，第二次旋转时注射对比剂、曝光采集充盈像，在相同角度采集的两幅图像进行减影，以获取序列减影图像。是指

    A. 岁差运动　　B. 钟摆运动

    C. 连续运动　　D. 旋转运动

    E. 步进

86. 主要用于腹部、盆腔血管重叠的器官，以观察血管立体解剖关系的是

    A. 旋转运动　　B. 连续运动

    C. 岁差运动　　D. 步进

    E. 钟摆运动

87. 关于步进方式，叙述错误的是

    A. 分为分段步进和连续步进

    B. 可降低受检者的辐射剂量

    C. 分段步进的曝光时序难以与对比剂的充盈高峰相吻合

    D. 可获得该血管的全程减影像

    E. 采用低速脉冲曝光采集图像，实时减影成像

(88～90题共用题干)

人体内广泛存在的氢原子核，其质子有自旋运动，带正电，产

生磁矩，有如一个小磁体，小磁
体自旋轴的排列无一定规律。但
如在均匀的强磁场中，则小磁体
的自旋轴将按磁场磁感线的方向
重新排列。在这种状态下，用特
定频率的射频脉冲（RF）进行激
发，作为小磁体的氢原子核吸收
一定的能量而共振，即发生了磁
共振现象。

88. 磁共振产生的条件不包括

    A. 磁性核

    B. 射频

    C. 恒定的磁场

    D. 电离

    E. ^1H

89. 选用氢原子核进行磁共振成像
的原因是

    A. 在人体中含量多

    B. 原子序数低

    C. 质量小

    D. 磁化低

    E. 没有自旋激光器

90. 关于光学谐振腔，叙述正确
的是

    A. 光学谐振腔是在工作物质
两端安装的一对互相垂直
的反射镜

    B. 谐振腔能起选频作用

    C. 平行于主轴

    D. 为全反射镜

    E. 使受激辐射能在有限体积
的工作物质中快速终止

三、共用备选答案单选题：以下
试题中，每组试题使用相同
五个备选答案，请从中选择
为每道试题选择一个最佳答
案。每个备选答案可能被选
择一次、多次或不被选择。

(91~93题共用备选答案)

    A. H_2BO_3

    B. $KAl(SO_4)_2$

    C. H_2O

    D. Na_2CO_3

    E. KBr

91. 中和剂是

92. 坚膜剂是

93. 常用溶剂是

(94~95题共用备选答案)

    A. FSE 序列

    B. 自旋回波序列

    C. 梯度回波序列

    D. 回波平面序列

    E. 梯度回波平面序列

94. 使用90°射频脉冲加180°射频
脉冲激励获得回波信号的序
列是

95. 使用梯度翻转获得回波信号的
序列是

(96~97题共用备选答案)

    A. 栅比   B. 栅密度

C. 栅焦距　　D. 曝光倍数

E. 铅容积

96. 滤线栅的铅条高度与填充物幅度的比值称为

97. 滤线栅铅条延长线的聚焦线到栅平面的距离称为

(98～100题共用备选答案)

A. P波振幅≥0.25mV

B. U波明显

C. P波增宽≥0.12s

D. 冠状T

E. T波高耸，基底部变窄

98. 肺型P波

99. 高血钾

100. 二尖瓣型P波

专业实践能力

一、单选题：以下每道考题有五个备选答案，请从中选择一个最佳答案。

1. 肩关节正位影像的标准显示结构不包括

A. 肱骨头

B. 肱骨滑车

C. 肩关节盂

D. 肩关节间隙

E. 肱骨小结节

2. 腹部加压行静脉肾盂造影引起患者休克，最有效的急救措施是

A. 使用升压药

B. 给患者吸氧

C. 去掉局部加压

D. 皮下注射阿托品

E. 皮下注射肾上腺素

3. 颈椎前后位摄影的标准影像，

应显示的颈椎是

A. 第1～7颈椎

B. 第2～7颈椎

C. 第3～7颈椎

D. 第4～7颈椎

E. 第5～7颈椎

4. 心脏左前斜位，不用于观察的影像是

A. 左心室　　B. 右心房

C. 左心房　　D. 胸主动脉

E. 食管受压情况

5. 三叉神经痛的摄影体位应选择

A. 颈静脉孔位

B. 头颅正位

C. 头颅侧位

D. 颅底位

E. 汤氏位

6. 一般显示脑组织常用的窗宽是

A. －30～－40HU

B. 30～40HU

C. 80～100HU

D. 100～250HU

E. 350～600HU

7. 胸骨正位摄影宜用的呼吸方式是

　A. 平静呼吸

　B. 平静呼吸下屏气

　C. 深吸气后屏气

　D. 深呼气后屏气

　E. 均匀缓慢连续浅呼吸

8. 正常腹平片中，不能显示的是

　A. 肠带　　　　B. 肾轮廓

　C. 腰大肌　　　D. 腰骶椎

　E. 腹膜外脂肪线

9. 摄影体位选择最多的造影检查是

　A. 膀胱造影

　B. 静脉肾盂造影

　C. 逆行肾盂造影

　D. 口服胆囊造影

　E. 静脉胆囊造影

10. 胸部后前位 X 线照片不能够检查

　A. 肺脏病变　　B. 锁骨病变

　C. 胸骨病变　　D. 心脏病变

　E. 肋骨病变

11. 颅脑外伤后，首选的仪器检查方法是

　A. 头颅 X 线平片

B. CT 颅脑扫描

C. MRI

D. 超声

E. PET

12. 血液的功能不包括

　A. 运输组织分解产物

　B. 保持酸碱度相对恒定

　C. 参与机体免疫作用

　D. 调节人体体温

　E. 维持血钙平衡

13. 人体右侧向下、右侧靠近胶片的卧位姿势，称为

　A. 右后斜位　　B. 左后斜位

　C. 右侧卧位　　D. 左侧卧位

　E. 俯卧位

14. 胸部照片质量改进的焦点是

　A. 增加影像对比度

　B. 增加影像锐利度

　C. 强调肋膈角的显示

　D. 减少组织密度差，增加信息量

　E. 使用低电压技术

15. 肘关节摄影中的常规体位是

　A. 正位及侧位

　B. 正位及斜位

　C. 正位及轴位

　D. 侧位及轴位

　E. 斜位及侧位

16. 膝关节正位片影像不能显示的是

A. 股骨下段　B. 胫骨上段

C. 关节间隙　D. 半月板

E. 胫骨内上髁

17. 鞍区肿瘤、垂体瘤患者应首选的摄影位置是

　　A. 头颅侧位

　　B. 头颅汤氏位

　　C. 头颅后前位

　　D. 切线位

　　E. 轴位

18. 对正常胃黏膜像的描述，不正确的是

　　A. 胃体部斜行

　　B. 胃窦部偶呈斜行

　　C. 胃底部不规则形

　　D. 胃小弯部锯齿形

　　E. 宽度小于 0.5cm

19. 可用于心脏大血管摄影的体位是

　　A. 半坐前后位

　　B. 侧卧后前位

　　C. 右侧位

　　D. 右前斜位

　　E. 前凸位

20. 疑颅内肿瘤侵入鞍区时，CT进一步扫描技术是

　　A. 鞍区横断位扫描

　　B. 鞍区增强扫描

　　C. 鞍区冠状位扫描

　　D. 常规头部扫描

E. 调整合适窗宽和窗位

21. 常规腹部摄影的呼吸方式是

　　A. 平静呼吸下曝光

　　B. 平静呼吸下屏气曝光

　　C. 深吸气后屏气曝光

　　D. 深呼气后屏气曝光

　　E. 均匀缓慢浅呼吸中曝光

22. 不属于 X 线特殊检查的是

　　A. X 线放大摄影

　　B. 胸骨斜位摄影

　　C. X 线体层摄影

　　D. 眼球异物定位

　　E. 乳腺 X 线检查

23. 第 1 腰椎的体表定位标志是

　　A. 胸骨体中点

　　B. 胸骨剑突末端

　　C. 剑突与脐连线中点

　　D. 脐中点

　　E. 脐上 5cm

24. 观察消化道穿孔患者膈下游离气体，最适合的摄影体位是

　　A. 仰卧前后位

　　B. 仰卧后前位

　　C. 侧卧侧位

　　D. 站立前后位

　　E. 倒立前后位

25. 同时显示腋下淋巴结的最佳乳腺摄影体位是

　　A. 轴位　　　B. 侧位

　　C. 侧斜位　　D. 放大位

E. 局部加压位

26. 摄影时，中心线需从人体右后方射向左前方的是
 A. 胸部后前正位
 B. 胸部前弓位
 C. 胸骨后前正位
 D. 膈上肋骨正位
 E. 膈下肋骨正位

27. 子宫输卵管造影的禁忌证是
 A. 子宫输卵管慢性炎症
 B. 子宫输卵管结核
 C. 子宫输卵管良性肿瘤
 D. 子宫输卵管位置、形态异常
 E. 妊娠期内

28. 腹部倒立前后位摄影常用来检查的疾病是
 A. 新生儿骨骼异常
 B. 新生儿胃肠穿孔
 C. 新生儿肛门闭锁
 D. 新生儿胆区结石
 E. 新生儿泌尿系畸形

29. 手掌后前位摄影，中心线应垂直对准
 A. 第2掌骨头
 B. 第3掌骨头
 C. 第4掌骨头
 D. 第2掌骨基底部
 E. 第3掌骨基底部

30. 心脏右前斜位摄影，服钡的目的是观察

A. 右心房压迫食管情况
B. 右心室压迫食管情况
C. 左心房压迫食管情况
D. 左心室压迫食管情况
E. 全心压迫食管情况

31. 膝关节侧位摄影，中心线应对准
 A. 髌骨下缘与腘窝折线之中点
 B. 髌骨下后缘
 C. 髌骨中点
 D. 髌骨上缘
 E. 髌骨下缘

32. 肺动脉造影最常做穿刺插管的血管是
 A. 股动脉　　B. 股静脉
 C. 肘动脉　　D. 肘静脉
 E. 肱动脉

33. 腹部CT扫描技术的适应证不包括
 A. 胆管扩张
 B. 胆系结石
 C. 腹膜后淋巴结增大
 D. 急性胰腺炎
 E. 肾病综合征

34. 通过锁骨中点的垂线是
 A. 腋中线　　B. 前正中线
 C. 锁骨中线　D. 后正中线
 E. 脊柱旁线

35. 观察心脏器腔，较好的摄影体位是

A. 正位　　　B. 侧位

C. 左侧侧位　D. 右前斜位

E. 左前斜位

36. 胸部后前位摄影，中心线应对准

A. 第3胸椎　B. 第4胸椎

C. 第6胸椎　D. 第7胸椎

E. 第8胸椎

37. 儿童静脉尿路造影，一次静脉注射对比剂用量，正确的计算方法是

A. 0.5～1ml/千克体重

B. 1～1.5ml/千克体重

C. 2～2.5ml/千克体重

D. 3～3.5ml/千克体重

E. 4～4.5ml/千克体重

38. X线胶片长轴与摄影床长轴平行称为

A. 竖向　　　B. 横向

C. 立向　　　D. 斜向

E. 交叉向

39. 静脉肾盂造影全尿路摄影的中心线的射入点是

A. 剑突

B. 肚脐与剑突连线中点

C. 剑突与耻骨联合连线中点

D. 髂前上棘连线中点

E. 髂骨棘水平

40. 分析与观察异常X线表现时，可以不考虑

A. 部位与分布

B. 数量与大小

C. 形状与边缘

D. 密度及其均匀性

E. 胶片与荧屏的敏感度

41. 被照体所处的空间位置是指

A. 摄影体位　B. 摄影方向

C. 摄影方位　D. 摄影方法

E. 摄影姿势

42. 肾脏平片，肾轮廓能显示的原因是

A. 密度比周围高

B. 密度比周围组织低

C. 肾周围包有脂肪垫

D. 肾脏内有尿液

E. 肾脏血运丰富

43. 疑颅内钙化灶患者的首选摄影体位是

A. 头颅正位

B. 头颅侧位

C. 头颅轴位

D. 头颅切线位

E. 头颅半轴位

44. 腰椎常规摄影检查的首选组合是

A. 正位及斜位

B. 正位及侧位

C. 侧位及斜位

D. 双侧斜位

E. 双侧侧位

45. 椎骨外伤观察碎骨片情况最合适的影像学检查方法是
    A. DR 检查　　B. CT 平扫
    C. MRI 平扫　　D. 超声检查
    E. DSA 检查

46. 常用深吸气后屏气方式摄影的部位是
    A. 躯干　　　　B. 头颅
    C. 肺部　　　　D. 心脏
    E. 手臂

47. 类风湿关节炎患者 X 线摄影体位中首选
    A. 双膝关节正位
    B. 头颅正侧位
    C. 髋关节正位
    D. 双手正位
    E. 胸部后前位

48. 与螺旋 CT 时间分辨力相关的是
    A. 采集速度　　B. 扫描层厚
    C. 扫描部位　　D. 重建时间
    E. 曝光条件

49. 不适于检查心脏的摄影体位是
    A. 后前位　　　B. 左侧位
    C. 右前斜位　　D. 左前斜位
    E. 轴位

50. 骶骨前后位摄影的中心线
    A. 垂直投射
    B. 向头侧倾斜 15°
    C. 向足侧倾斜 15°
    D. 向头侧倾斜 45°
    E. 向足侧倾斜 45°

51. 食管的生理性狭窄不包括
    A. 咽与食管交界处
    B. 主动脉弓压迹处
    C. 左主支气管压迹处
    D. 相当于左心室水平处
    E. 穿过膈肌裂孔处

52. 眼及眼眶 CT 扫描技术的适应证不包括
    A. 球内和眶内肿瘤
    B. 炎性假瘤
    C. 血管性疾病
    D. 结膜炎
    E. 眼外伤

53. 不适合做 CT 扫描的是
    A. 新生儿缺氧缺血性脑病
    B. 颅脑外伤
    C. 精神分裂症
    D. 脑肿瘤
    E. 脑实质变性

54. 需摄取穿胸位（侧位）的是
    A. 科雷骨折
    B. 舟骨骨折
    C. 肱骨外科颈骨折
    D. 观察尺神经沟情况
    E. 先天性肩胛骨高位症

55. 腕部常规摄影位置是
    A. 腕部正、侧位
    B. 腕部侧、轴位

C. 腕部正、斜位

D. 腕部尺偏位

E. 腕部侧、斜位

56. 有关肾盂造影时压迫腹部的叙述，错误的是

    A. 防止对比剂流入膀胱

    B. 压迫点为脐水平两侧

    C. 压迫球呈"倒八字"形放置

    D. 压力为 80 ~ 100mmHg

    E. 观察全尿路时解除压迫

57. 耳部 CT 横断面扫描的基线通常有两条，它们是

    A. 听眦线、听眶线

    B. 听眦线、听眉线

    C. 听眶线、听眉线

    D. 听鼻线、听眦线

    E. 听鼻线、听眉线

58. 下面不是脂肪抑制成像技术的是

    A. 化学位移成像技术

    B. 化学位移频率选择饱和技术

    C. 幅度选择饱和法

    D. 化学位移水 – 脂反相位饱和成像技术

    E. 水激励技术

59. 足（趾、跖、跗）骨检查常规摄影体位是

    A. 正位及侧位

    B. 正位及内斜位

C. 正位及外斜位

D. 侧位及内斜位

E. 侧位及外斜位

60. 椎间盘扫描时，机架倾斜角度的依据是

    A. 与椎间隙平行

    B. 与椎间盘垂直

    C. 与椎体成45°角

    D. 与椎体垂直

    E. 与椎间盘成15°角

61. 一般不需做碘过敏试验的造影是

    A. 静脉法胆系造影

    B. 脑血管造影

    C. 静脉肾盂造影

    D. 肾动脉造影

    E. 口服法胆系造影

62. 肾动脉造影时会出现肾实质局限性密度减低现象的是

    A. 肾动脉瘤

    B. 肾动脉狭窄

    C. 肾结石

    D. 肾动静脉瘘

    E. 肾囊肿

63. 被照体矢状面与胶片平行的摄影体位是

    A. 胸部正位

    B. 心脏右前斜位

    C. 梅氏位

    D. 腕关节正位

E. 胸部侧卧侧位

64. 扁平足的正确摄影体位是
    A. 单足水平侧位
    B. 双足水平侧位
    C. 单足倾斜侧位
    D. 单足负重水平侧位
    E. 双足负重水平侧位

65. 婴幼儿胸部正位摄影，摄影距离一般为
    A. 45cm　　B. 60cm
    C. 100cm　　D. 150cm
    E. 200cm

66. 后鼻孔闭锁的最佳检查方法是
    A. 鼻窦华氏位
    B. 鼻窦柯氏位
    C. 鼻窦侧位
    D. 鼻窦正位体层
    E. 鼻窦CT轴位扫描

67. 佝偻病（维生素D缺乏症）患儿摄影应取
    A. 单侧腕关节正位
    B. 双侧腕关节正位
    C. 单侧腕关节侧位
    D. 双侧腕关节侧位
    E. 双侧腕关节斜位

68. 影像解剖"申通线"位于
    A. 踝关节正位像
    B. 膝关节正位像
    C. 髋关节正位像
    D. 肩关节正位像

E. 骶髂关节正位像

69. 常规摄影位置选择正位及内斜位的是
    A. 手　　B. 腕
    C. 拇指　　D. 髌骨
    E. 肩关节

70. DR摄影室的温度要求为
    A. 25～30℃　B. 25～28℃
    C. 10～15℃　D. 30～35℃
    E. 18～22℃

71. X线球管围绕人体左右轴旋转的CT扫描方式称为
    A. 横断定位扫描
    B. 冠状定位扫描
    C. 矢状定位扫描
    D. 正位定位扫描
    E. 侧位定位扫描

72. 中心线与被照体局部边缘相切为
    A. 前后方向　B. 后前方向
    C. 切线方向　D. 冠状方向
    E. 轴方向

73. 解决三维组织影像重叠的基本方法是
    A. 切线摄影
    B. 软线摄影
    C. 放大摄影
    D. 多方向摄影
    E. 高千伏摄影

74. 肺内球形病灶体层，禁止使用

A. 圆轨迹

B. 弧线轨迹

C. 内圆摆线轨迹

D. 单向直线轨迹

E. 任选向直线轨迹

75. 逆行肾盂造影时，单侧肾一次性注射的对比剂剂量为

A. 8～15ml

B. 20～25ml

C. 30～40ml

D. 5～10ml

E. 20～40ml

76. 采用眼眶 CT 冠状位检查的原因之一是

A. 确定眼眶内异物的方位

B. 有利于多方位图像重组

C. 显示的图像更为直观

D. 便于手术方案的制定

E. 主要在增强扫描时使用

77. 患者，男性，22 岁。正位 X 线胸片显示重叠于两肺中野外带的扇形密度增高阴影，考虑为

A. 皮下脂肪

B. 胸大肌

C. 胸锁乳突肌

D. 锁骨上皮肤皱褶

E. 乳房

78. 患者，男性，35 岁。尿频尿急 2 年，尿常规白细胞、红细胞、尿培养阴性，腹部平片阴性。造影见右肾上盏杯口模糊呈虫蚀状，其外方有一黄豆粒大小圆形造影剂充填阴影，边缘模糊。应考虑为

A. 肾肿瘤

B. 肾结核

C. 肾囊肿

D. 肾盏憩室

E. 肾盏痉挛

79. 患者，女性，30 岁。闭经、溢乳 1 年。CT 检查技术最常采用

A. 乳腺、盆腔横断位扫描

B. 头颅冠状位扫描

C. 蝶鞍冠状位薄层增强扫描

D. 头颅轴位平扫

E. 蝶鞍矢状位扫描

80. 患者，女性，45 岁。干咳、痰中带血，入院后行胸部影像学检查应首选

A. 平扫 CT

B. 增强 CT

C. 胸部正侧位

D. 平扫 MRI

E. 增强 MRI

二、共用题干单选题：以下每道试题有 2～6 个提问，每个提问有五个备选答案，请选择一个最佳答案。

（81～83 题共用题干）

患者，男性，32 岁。急刹车致方向盘挤压上腹部 16 小时，上腹部持续胀痛，伴恶心、呕吐。查体：体温 38.4℃，上腹部肌紧张明显，有压痛，反跳痛不明显，无移动性浊音，肠鸣音存在。

81. 为进一步确诊，应做的检查是
    A. 腹部造影
    B. 腹部 MRI
    C. 钡灌肠
    D. 纤维十二指肠镜
    E. 开腹探查

82. 最可能受损伤的脏器是
    A. 肝　　　　B. 脾
    C. 胰　　　　D. 肾
    E. 膀胱

83. 此脏器损伤在各种腹部损伤中所占比例为
    A. 1%～2%
    B. 5%～10%
    C. 16%～20%
    D. 25%～35%
    E. 40%～50%

（84～86 题共用题干）

患者，男性，45 岁。突发右耳听力下降行螺旋 CT 检查。

84. 标准内听道扫描后应选择的图像后处理方法是

A. 内听道重组
B. 靶扫描重建
C. 骨算法重建
D. 标准算法重建
E. 软组织算法重建

85. 标准算法影像最佳显示窗值为
    A. 窗宽 80，窗位 20
    B. 窗宽 100，窗位 55
    C. 窗宽 140，窗位 65
    D. 窗宽 200，窗位 75
    E. 窗宽 280，窗位 40

86. 摄片原则为
    A. 标准算法影像＋高分辨力算法影像
    B. 标准算法影像＋软组织算法影像
    C. 高分辨力算法影像
    D. 软组织算法影像
    E. 标准算法影像

（87～88 题共用题干）

头颅摄影位置中，经常需要避开颞骨岩部。

87. 华氏位
    A. 颞骨岩部投影于额骨内
    B. 颞骨岩部投影于上颌窦下方
    C. 颞骨岩部投影于眼眶内正中
    D. 颞骨岩部投影于下颌骨内
    E. 颞骨岩部投影于上颌窦内

88. 华氏位是检查哪个器官的首选

位置

A. 下颌骨

B. 颞骨岩部

C. 上颌窦

D. 额窦

E. 筛窦

（89～90题共用题干）

患者，女性，46岁。心前区钝痛，怀疑冠心病，需行造影检查。

89. 关于造影检查，叙述错误的是

A. 先行测压或试注造影证实导管在冠状动脉口内

B. 导管分别选择性插入左、右冠状动脉口部

C. 对比剂浓度为10%～20%

D. 选择性左心室造影经股动脉穿刺

E. 冠状动脉造影一般手推造影剂

90. 不是左冠状动脉造影体位的是

A. 肝位

B. 长轴斜位

C. 蜘蛛位

D. 右肩位

E. 侧位

三、**共用备选答案单选题：以下试题中，每组试题使用相同五个备选答案，请从中选择为每道试题选择一个最佳答案。每个备选答案可能被选**择一次、多次或不被选择。

（91～93题共用备选答案）

A. 延迟扫描

B. 增强扫描

C. 重叠扫描

D. 灌注扫描

E. 动态扫描

91. 层间距小于层厚，使相邻的扫描层面部分重叠的CT扫描称为

92. 指注射对比剂后等待数分钟甚至数小时后再行扫描的CT检查方法称为

93. 注射对比剂后立即扫描称为

（94～97题共用备选答案）

A. CT

B. 骨放射性核素显像

C. 血管造影

D. 普通X线平片

E. MRI

94. 骨肉瘤病变的首选影像学检查方法是

95. 通常一旦由CT穿刺确认为蛛网膜下腔出血，则需进行急诊的哪种检查

96. 颈1～2粉碎性骨折的首选影像学检查方法是

97. 广泛性骨转移瘤的首选影像学检查方法是

（98～100题共用备选答案）

A. 动态DSA

B. IVDSA

C. 时间减影

D. IADSA

E. 蒙片

98. 造影像和 mask 像两者获得的时间先后不同的减影方式是

99. 动脉 DSA 是

100. 静脉 DSA 是

答案与解析

基础知识

1. A。疏松结缔组织常包围着血管、神经、肌肉等，血管内的血液与周围组织或细胞之间物质交换必须经此组织传递。所以，疏松结缔组织具有传送营养物质和代谢产物功能。

2. C。数模转换属于 CT 扫描成像的过程，而不是后处理。

3. B

4. E。高分辨率的 CT 成像必备条件包括薄层扫描、足够大矩阵、骨算法和小视野，与是否使用螺旋 CT 机扫描无关。

5. E

6. A。椎间盘的位置位于相邻两个椎体之间。

7. E

8. E。通常 CT 机所设定的 CT 值范围在 − 200 ~ 4000HU 之间，根据 X 线透过物体后 CT 值高低，以相对应的灰阶形式在图像上显示出来。一般较低的 CT 值被转换为黑色，而较高的 CT 值则被转换为白色。

9. B。上颌神经通过圆孔。

10. B。用辐射的权重因子修正后的吸收剂量是当量剂量。

11. E

12. D。脑回生理性压迹，在 2 岁以后最明显。

13. B。视神经经神经管进入颅腔。

14. A

15. A。最大光子能量等于高速电子碰撞靶物质的动能，而电子的最大能量又取决于管电压的峰值。

16. B。膝关节由股骨下端、胫骨上端和髌骨构成，为人体最大且构造最复杂，损伤机会亦较多的关节，属于滑车关节。髌骨与股骨髌面相接，股骨的内外侧踝分别与胫骨的内外侧踝相对。

17. A。颈椎上的横突孔为椎动脉走形的主要通道。颈椎椎体小，横断面呈椭圆形。

18. D。头颅由颅骨之间借助骨缝或软骨紧密连接而成。

19. C。康普顿效应又被称为"散射效应"。康普顿效应产生的散射线向四周各个方向传播，充满机房的各个角落。

20. C。脑分为六部分，即端脑、间脑、小脑、中脑、脑桥、延髓。

21. B。在诊断X线能量范围内，使患者接受照射量最多的是光电效应。光电效应的定义为X线光子与构成原子的内壳层轨道电子碰撞时，将其全部能量都传递给原子的壳层电子，原子中获得能量的电子摆脱原子核的束缚，成为自由电子（光电子），而X线光子则被物质的原子吸收。

22. C。第1~7肋前端直接与胸骨相连，称为真肋，第8~10对肋前端不直接与胸骨相连接，为假肋，第11、12对肋又称为浮肋。

23. E。与影响辐射损伤无关的因素是球管散热方式，X线剂量、健康情况、照射方式、照射部位均为影响辐射损伤的因素。

24. E。出入肾门的结构合称肾蒂，包括肾动脉、肾静脉、肾盂、神经和淋巴管。

25. E。在断层解剖学中，男性盆部和会阴的上界为第5腰椎间盘平面，下界为阴囊消失平面。

26. E。空间分辨率又称为高对比分辨率，指在密度对比大于10%的情况下，鉴别细微结构的能力。

27. A。输精管道包括附睾、射精管、输精管、尿道；输精管的末端与精囊腺排泄管汇合成射精管。

28. B。中后纵隔以心包为界限，心包连同包裹的心脏所在的部位是中纵隔，心包后方与脊柱胸椎之间是后纵隔。

29. B

30. E。胸膜分为脏层胸膜和壁层胸膜，脏层胸膜与壁层胸膜在肺根处相互移行，两层胸膜之间为一封闭的浆膜囊腔隙，称为胸膜腔，左、右胸膜腔互不相通。

31. A。防止灰雾是抑制剂的作用。定影液的作用包括停止显影、中和碱性显影液、使乳剂膜收缩、有坚膜效果。

32. E。肝是机体新陈代谢最活跃的器官，参与蛋白质、脂类、糖类和维生素等物质的合成、转化与分解。此外，激素、药物等物质的转化和解毒、抗体的生成以及胆汁的生成与分泌均在肝内进行。胚胎时期，肝还是造血器官之一。

33. B。十二指肠乳头位于十二指肠的降部。十二指肠降部中份的内侧壁有一纵行的皱襞，其下端的圆形隆起称为十二指肠大乳头。

34. B。内脏包括消化系统、呼吸系统、泌尿系统、生殖系统的所有器官，内脏从其基本构造来看，可分为中空性和实质性器官两类。

35. C。胃排空受胃张力、蠕动和幽门功能、体位的影响，与睡眠状态无关。

36. E。左心室壁最厚，有出、入两口。左室流入道即左房室口，左心室通过房室口与左心房相连；左室流出道即主动脉口，连接主动脉。右心室与肺动脉相连。

37. E

38. E。连续 X 线是指能量从某一最小值到最大值之间的各种光子组合成的混合射线，产生连续 X 线，是由于高速电子作用于靶物质中的自由电子，使之改变方向。

39. C。毛细淋巴管为淋巴管道的起始部，它以盲端起始于组织间隙，也吻合成网状伴毛细血管分布。

40. B。感光中心的银原子聚集到一定大小时，它就成了显影中心，许许多多显影中心就构成了被照体的潜影。

41. D。纹状体是基底神经节的主要组成部分，包括豆状核和尾状核，其前端相互连接，尾状核是由前向后弯曲的圆柱体，分为头、体、尾三部，位于丘脑背外侧，延伸至侧脑室前角、中央部和下角。

42. E

43. D。影响 X 线产生的因素有靶物质、管电流、管电压、高压波形，不包括焦点面积。

44. C。X 线胶片的基本结构包括乳剂膜、片基、保护膜、结合膜，但不包括荧光体层。

45. B。X 线产生中，电子从阴极射向阳极所获得的能量由管电压决定，且电子能量和管电压的 n 次方成正比。

46. B。黑化度高与显影过度、感光过度有关，定影液浓度、水流速、水温、水中含盐均影响水洗的效率。

47. D。体循环又称大循环，起自左心室，终于右心房。

48. C。影响照片对比度因素中，属射线因素的是管电压。影响 X 线对比度的因素有 X 线吸收系数 μ、物体厚度 d、人体组织原子序数 Z、人体组织的密度 ρ、X 线波长。

49. B。增加 X 线管窗口滤过板的厚度，可将能量低的 X 线光子过滤掉，使 X 线束的平均能量增加，X 线硬度变大。

50. D。数字量和模拟量二者可以互换，所以数模转换和模数转换是可逆的。模拟信号可以转换成数字信号；数字信号可以转换成模拟信号；模数转换需要 ADC；同一幅图像既可用模拟信号也可用数字信号表示。

51. D。散射线量与被照射组织的多少成正比，被照体厚度越大，被照面积越大，被照体体积越大，被照体组织密度越大，散射线的产生量越大，而产生散射线的量与照射体的位移和固定无关系。

52. E

53. A。左侧卧位是依被检体与摄影床位置关系命名，左侧卧水平正位时患者左侧卧于床面，X 线水平摄影。

54. B。X 线是具有电磁波和光量子双重特性的特殊物质，具有波、粒二象性。

55. B。机器在工作时，循环系统使显影槽、定影槽内的显定影液保持循环状态，从而维持显定影液性能稳定。

56. A。主动脉弓的凸侧发出 3 个分支，自右向左依次为头臂干、

左颈总动脉和左锁骨下动脉。

57. C。复层扁平上皮主要分布于皮肤表面和口腔、食管、阴道等器官的腔面。

58. A。关节沿腹背轴作屈伸运动，致使组成关节的上、下骨骼相互接近或远离。

59. A。两肺下缘的体表投影相同，在同一部位肺下界一般较胸膜下界高出两个肋的距离。右肺下缘的体表投影在肩胛线处与第 10 肋相交。

60. D。骶骨外侧部上宽下窄，上接第 5 腰椎，下接尾骨，骶髂关节由髂骨的耳状关节面与骶骨组成。

61. E。牙由牙质、牙釉质、牙骨质、牙髓构成。牙质构成牙的大部分，呈淡黄色，硬度仅次于釉质，却大于牙骨质。

62. C。咽位于第 1～6 颈椎前方，上方固着于颅底，向下于第 6 颈椎下缘续于食管。

63. E。在细胞内液与组织液之间，组织液与血浆之间，水分和一切可以透过细胞膜（前者）或毛细血管壁（后者）的物质进行交换。

64. B。在颈总动脉分叉处的后壁有一卵圆形小体，称颈动

小球，为化学感受器，能感受血中 CO_2 浓度的变化。

65. E。基底核通常包括屏状核、纹状体（由尾状核和豆状核组成）、杏仁核。

66. E。拇指第一、二节之间的关节属于手指间关节。手指骨间关节共 9 个，由各指相邻两节指骨的底和滑车构成，是典型的滑车关节。

67. A。人体基本组织分为肌组织、结缔组织、神经组织、上皮组织，骨组织包括在结缔组织中。

68. C。冠状窦位于冠状沟内，左心房与左心室之间，由心大静脉延续而成，以冠状窦口开口于右心房，它收纳心壁的绝大部分静脉血。

69. B。左右主支气管出纵隔进入肺门后分为肺叶、肺段支气管，因此出入肺门的是左右主支气管。

70. B。肌组织根据结构、功能、分布的不同分为骨骼肌、心肌和平滑肌三种。平滑肌存在于消化系统、呼吸系统、泌尿系统、生殖系统及血管的管壁。皮肤竖毛肌、眼瞳孔括约肌等也是平滑肌。

71. A。食管裂孔疝是最常见的膈疝，后纵隔是支气管囊肿、神经瘤、主动脉瘤、膈疝的好发部位。

72. B。肾的表面有三层被膜包绕，由内向外依次是纤维囊、脂肪囊、肾筋膜。

73. E。横纹肌可见于肌组织里面的骨骼肌，不属于上皮组织。上皮组织无血管、淋巴管，其营养由深部结缔组织内的血管透过基膜供给。上皮组织分布于心、血管、淋巴管的腔面、胸膜、肺泡、腹膜等地方。

74. B。滑膜关节分为单轴关节（肩关节、髋关节）、双轴关节（肘关节、膝关节等）和多轴关节（如腕骨间关节、掌指关节等）。

75. B。环状软骨位于甲状软骨下方，形似一带印章的戒指，为喉软骨中唯一呈环状的软骨，对保持呼吸道畅通有极为重要的作用。

76. C。卵圆孔位于蝶骨。颅中窝由蝶骨体及大翼、颞骨岩部构成，内有卵圆孔、破裂孔等结构。

77. E。排尿反射的初级中枢位于骶段脊髓。成人正常排尿时受到大脑皮质高级中枢的控制，高级中枢的反射控制低级中枢的反射。婴儿由于大脑皮质未发育完善，膀胱充盈的压力通过感受器和传入神经直接传到脊髓，由脊髓完成反射。

78. B。咽鼓管连接中耳鼓室和咽部，使鼓室与外界大气压保持平衡，有利于鼓膜的振动。

79. A。在实际临床应用中以方波测试卡照射 - 微密度计扫描方法简单易行。最初得到的是方波响应函数，加以修正后最终取得正弦波响应函数。

80. E。肩胛骨属于上肢带骨，不属于上肢自由骨。肱骨、尺骨、腕骨、指骨均属于自由骨。

81. B。肱骨上端与肱骨体交界处稍缩细的部分称外科颈，是骨折的易发部位。

82. C。散射线主要产生于康普顿效应，因康普顿效应而产生的散射线向四周各个方向传播，充满机房的任何角落，X 线摄影中遇见的散射线几乎全是这种散射线。

83. E。物理学评价包括密度、对比度、锐利度、颗粒度的评价。

84. E。参与构成脊柱的椎骨连结包括椎间盘、前纵韧带、后纵韧带、黄韧带。

85. B。致密结缔组织的主要特征是纤维丰富致密，以胶原纤维为主体（如肌腱、韧带、真皮及一些器官的被膜），只有极少数是以弹性纤维为主体（如椎弓间黄韧带）。

86. E。一个心动周期中动脉血压的平均值称为平均动脉压。平均动脉压 = 舒张压 + 1/3 脉压。脉压 = 收缩压 - 舒张压。

87. A。建立 X 线防护外照射的基本方法有缩短受照时间、增大与射线源的距离、屏蔽防护。

88. C。胫骨位于小腿内侧，上端膨大向两侧突出形成内侧髁和外侧髁。两髁上面各有上关节面与股骨髁相关节，其间的隆起称作髁间隆起。胫骨上端的隆起称为胫骨粗隆，下端稍膨大内下有一突起称为内踝。

89. A。肾小体中的血管球是一丛动脉微血管，接受来自肾动脉的血液，并把血液中除血细胞和大分子蛋白质之外的一切水溶性物质都随水滤入肾球囊中。这样的滤液称为原尿。原尿中几乎不含蛋白质，其他成分及含量都和血浆基本相同。

90. A。膝关节内存在半月板结构，分为内侧半月板和外侧半月板，外伤时容易累及。结合病例多考虑半月板损伤。

91. A

92. A。最内层电子被激发所产生的 X 线波长最短，K 层在最内层。

93. A

94. C。肾上腺皮质网状带分泌性激素。

95. A。肾上腺皮质球状带分泌盐皮质激素。

96. B　97. D

98. B。关节绕矢状轴在额状面做的运动是内收、外展。运动关节末端远离正中面为外展，向身体正中面靠近为内收。

99. C

100. D。关节沿冠状轴运动，如肘关节、膝关节的伸直或屈曲运动。

相关专业知识

1. E。X 线机保护接地包括机壳接地、床体接地、附件外壳接地、高压变压器壳接地。

2. C。肺部病灶体层摄影，应利用直线轨迹的方向依赖性，使轨迹运行方向尽量与肋骨垂直或成最大角度相交。

3. D。PACS 是以计算机为基础，通过通讯网络系统，以数字方式存贮、管理、传送医学影像信息和病历资料的医学信息管理系统。

4. C。工频机是按主电路工作方式来分类的，医用诊断 X 线机装置按用途分类包括钼靶乳腺机、心血管造影机、口腔全景 X 线机、体层摄影机。

5. A

6. B。高压注射器的参数设置主要包括调节对比剂注射流率、总量、压力及选择注射时机等。

7. C

8. D。X 线穿过胸部时，两肺与周围的组织形成天然的对比影像。

9. A。正常心脏大血管在右前斜位投影，其前缘自上而下依次为升主动脉、肺动脉干和右心室漏斗部，下段大部分为右心室。

10. D。儿童的脊椎结核以胸椎最多，成人好发于腰椎。脊椎结核时，相邻椎体及其间的椎间盘均被破坏，出现后凸畸形，不是弧形后突。

11. D。胸腔积液及巨大肿瘤均可使纵隔向健侧移位。

12. B。高亮度已成为衡量阴极射线管及液晶板品质的重要参数之一。

13. E。阴极射线管的主要组成部分为电子枪。

14. A。大叶性肺炎好发于青壮年的右上肺，往往是因疲劳、受凉等诱因而引起。

15. E。原发性支气管肺癌中易形成空洞或癌性肺脓肿的常见组织类型是鳞癌。

16. E。与普通电动式高压注射器相比，微机控制电动高压注射器的控制精度更高、性能更稳定、更安全可靠、操作运用更方便。

17. B。根据异物吸收 X 线程度，可分为不透光异物、半透光异物、透光异物。玻璃、石块属于半透光异物。

18. A。螺旋 CT 因为采用了滑环技术，大大提高了扫描速度。多层螺旋 CT 采用线性内插法的图像重建预处理。

19. B。液晶显示器的关键部件为液晶面板。常用的液晶面板类型有 4 种。

20. B。站立位摄影，游离气体积聚于横膈下，膈下见游离气体为诊断气腹的 X 线征象。

21. D。诊断肠梗阻最有价值的是腹平片见气液平面。

22. D

23. D。X 线机要求电源电压波动小于 10%，特别不能与电梯、引风机、电焊机等大功率设备共用一台电源变压器。

24. A 25. B 26. D

27. D。对策的探讨（改善方案）是从质量管理问题的主要原因出发，依次向前推进直到找出改进对策，从而提出改善措施。因此，如何减少废片率属于质量管理活动程序中的对策的探讨。

28. D。外周静脉法 DSA 易产生运动性伪影。

29. B。梯度场强度是指梯度变化时可以达到的最大梯度场强，用单位长度内梯度磁场强度的最大差表示，单位为 mT/m。

30. C。X 线电视系统的显示终端是指监视器，如果将监视器与硬拷贝影像的产生连接起来，一定要充分重视监视器和照片影像外观的匹配。

31. B。国家标准规定，X 线机接地装置由接地电极网和连接导线组成，接地电阻要求小于

4Ω，接地干线线径不小于16mm²。

32. B。远程放射学系统包括医学影像成像设备、影像数据采集系统、影像显示处理设备及远近程通讯设备的集成计算机网络等。

33. D

34. E。医用 X 线电视系统的主要技术参数包括转化系数、视野、分辨率、对比度，但不包括 MTF。

35. C。高频交流电频率越高，高压脉动率越小，X 线有效能量越高。

36. E   37. D   38. B   39. E

40. E   41. B

42. C。结构参数指 X 线管的结构所决定的非电性能的规格或数据。如重量、外形尺寸、阳极靶面倾角、有效焦点尺寸、管壁的滤过当量、阳极转速、最大允许工作温度等。

43. E。MRI 设备包括主磁体、信号发生器、梯度线圈、射频发生器等，但不包括高压发生器。

44. D

45. E。一次采集层面的数目超多，相应一次采集到的原始数据量大量增加，对计算机的容量处理速度要求更高。

46. B。乳腺摄影 X 线机使的数字摄影系统用平板探测器代替暗盒仓的位置，按照机架结构分为立柱式和环型臂式乳腺机。

47. D。CR 是计算机 X 线摄影，是医学影像疾病诊断的一种。它采用数字影像记录板，经计算机特殊处理后重新排列，再现X 线摄影图像。CR 价格相对低廉，一套 CR 即可实现全院 X 线设备的数字化。

48. A。质量管理程序依次为建立目标及其理由、现状分析、原因分析、对策探讨、对策实施、效果确认、标准化的制定、评估、总结。

49. E。重建算法属于 CT 机的软件。模数转换器、阵列处理器、中央处理器、内存均属于 CT 机的硬件。

50. C

51. D。X 线管按阳极形式分类有旋转阳极 X 线管、固定阳极 X 线管。

52. C

53. E。影像质量综合评价标准包括影像显示标准、影像画面（质量标准，位置正确，符合诊断学要求等）、成像技术参数、受检者辐射剂量限值、影像密度值范围。

54. D。

55. B。相对于静止阳极 X 线管，旋转阳极 X 线管具有较大的 X 线管容量，其焦点小，功率大。

56. A。高压变压器绕组的匝与匝间，匝与地间，高压电缆的芯线与地网之间都存在较大电位差，实际上形成了潜在的电容，管电压变大时，电容电流变大。

57. A　58. D

59. E。主观评价法包括 ROC 法、对比度清晰度曲线图法、模糊数学评价法、分辨力评价法，MTF 属于客观评价法。

60. C。产生 X 线时，X 线管产热量很大，不能及时散出去。另外 X 线管阴、阳极间加有很高管电压，易产生击穿放电现象。为提高散热效率及绝缘性能，在 X 线管套内注入绝缘油。

61. C

62. B。考虑到绝缘油本身的热胀冷缩，在管套内阴极端设有膨胀鼓。

63. B。探测器系统在接收到足够的射线衰减数据后，必须将模拟的信号转换为数字信号，然后由 DAS 送给计算机做图像处理。

64. E。质量保证体系的建立

不包含尽快程序化。质量保证体系的建立包含成立组织机构，建立质量信息系统，制订质量保证计划，实行管理工作的标准化、程序化。

65. E。灯丝变压器的初级电压在 100～200V，次级电压在 5～15V，功率约 100W。灯丝变压器的次级与高压电路连接，所以其初次级线圈间要有适合高压环境的绝缘要求。

66. D。影响体层面厚度的因素有照射角、焦点面积、焦点到体层面的距离、管电压、组织密度、病灶大小。

67. E。按 X 线曝光方式分类，DR 系统按曝光方式分为面成像技术（包含非晶硅、非晶硒等平板探测器、CCD 探测器）和线扫描成像技术（主要有多丝正比电离室气体探测器、闪烁晶体/光电二极管线阵探测器和固态半导体/CMOS 线阵探测器）。

68. B。立柱式 X 线管支架方式包括天地轨方式、双地轨方式、附着轨道方式、附着转轴方式。天地轨方式地面整洁，天轨不承重，只起支扶作用，安装不太复杂，应用最多。

69. B　70. C　71. E

72. C。高压注射器由注射头、操作面板、多向移动臂、移动支架及主控箱组成。

73. E

74. D。影响 X 线机电源内阻因素为电源变压器容量、电源线材质、电源线截面积、变压器到 X 线机的距离，不包括 X 线机的功率。

75. B

76. C。CT 数字采集系统由 X 线管、滤过板、准直器、探测器、A/D 转换器构成。

77. D。脑膜瘤是常见的颅内肿瘤，常位于矢状窦旁，另外大脑凸面、大脑镰旁多见，其次见于蝶骨嵴、鞍结节、嗅沟、脑桥小脑角与小脑幕等部位，生长在脑室内者很少，也可见于硬膜外。其他部位偶见。

78. A

79. E。X 线高压发生装置中，控制 X 线发生的全部装置统称为 X 线控制器。现在 X 线控制器不仅能控制管电压、管电流和摄影时间等曝光参数，同时也将遮线器、滤过补偿一体化组合控制。

80. D。标称有效焦点的尺寸用无量纲数字来表示。

81. C。体层面摄像混淆的非

层面的模糊投影总称为干扰影，由晕残影、核阴影、轨迹影、组织模糊影等组成。

82. D。医用影像显示器的分辨力包括空间分辨力和密度分辨力。密度分辨力用离散灰阶的总数来度量。

83. E。C/S 架构即客户机/服务器架构，将运算任务分配到客户机端和服务器端，降低了整个系统的通讯开销，充分利用了两端硬件环境的优势。客户机需要安装程序才能查询数据、调取影像。C/S 架构常用在局域网内，信息安全性更高，客户端运算内容较多，减少了网络数据的传输，运行速度较快，界面更佳灵活友好。所有客户端必须安装相同的操作系统和软件，不利于软件升级和随时扩大应用范围。B/S 架构运算在服务器端完成。

84. D。计算机辅助检测系统软件自动扫描影像全部，将可能的病灶标记出来；提醒医生进行判断；手动打印诊断报告；起到提醒并帮助医生进行诊断的作用。

85. B。金属物品带入磁体孔腔内会破坏磁场均匀度，影响图像质量。

86. A。改善 DSA 图像质量的

措施：①术前与患者说明检查过程和注意事项，争取患者术中相应配合，尽可能地减少运动性伪影的产生。②定期做好设备质控检测，保证设备处于良好状态。③根据 X 线摄影学原理和诊断要求，选择最佳摄影体位。④根据病变部位结构特点，选择恰当的造影检查方式和参数。⑤正确使用遮线器、密度补偿器以减少空间对比，防止饱和伪影的产生。⑥合理应用曝光测试方法，减少不必要的照射。⑦充分利用 DSA 设备的图像后处理功能，使影像符合诊断要求。⑧正确匹配相机，并定期检测。

87. D

88. D。牛眼征是肝转移瘤典型表现，即病灶中心为未强化低密度坏死、液化区，周围是环形强化的肿瘤组织，最外层为强化不明显低密度带，低于周围正常肝实质，为肝组织和血管受压改变。平扫可见肝实质内小而多发圆形或类圆形的低密度肿块，少数也可单发。牛眼征为 CT 增强扫描征象，而非平扫。

89. C　90. C　91. B

92. C。遮线器用来限定 X 线的照射视野，遮去不必要的原发射线。

93. D。滤线器吸收摄影时由于人体产生的散射线。

94. A　95. B　96. D　97. C

98. C。侧位片上连结前、后床突间的高密度条状影为床突间韧带钙化。

99. B　100. D

专业知识

1. C

2. A。水洗程度的检验，主要是检测从照片上流下来的水中有无硫代硫酸钠（定影剂）。

3. B

4. D。自动曝光控制，电离室放置的正确位置是滤线栅与暗盒之间。

5. C。碘苯脂常用于椎管造影，用量一般为 3～6ml。碘苯脂进入血液可引起休克或严重咳嗽。

6. B

7. C。照片斑点形成的最主要原因是管电流小，X 线量少，产生的量子斑点多。

8. B。摄影时肢体移动会使照

片影像局部出现模糊。

9. D 10. E 11. D

12. A。最早应用 CT 检查的部位是头颅,第一代 CT 机专门用于颅脑扫描。

13. D。用于 CT 计算机图像重建的数据是二进制编码数据。

14. E。存储方式不属于 CT 检查的成像技术条件。

15. C。增感屏的结构包括:①基层;②荧光体层;③保护层;④反射层和吸收层。

16. E。头部用多边形滤光器、颈部四肢用矩形滤光器、心脏肺部用双弧形滤光器,这就使得成像区域内密度趋于一致,以免在 DSA 图像上产生饱和状伪影,影响减影血管的观察。

17. A。照射角与模糊度成正比;物体离开体层面越远,它的影像就越模糊;距离照片远的物体比近的物体要模糊得多;物体长轴垂直于 X 线管运动方向时,模糊度大。

18. E。胶片 γ 值、冲洗条件、射线的质、屏/片组合和被照体本身等因素都影响着照片的对比度。其中决定照片对比度的最大因素是被照体本身因素,被照体本身没有对比,其他因素则无法发挥。

19. D。失真度属于构成照片影像几何因素,其余均为物理因素。

20. D。X 线照片上两相邻组织影像界限的清楚程度称锐利度,亦是两部分影像密度的转变是逐渐的还是明确的程度,是模糊度的反义词。

21. C。显影液长时间放置后,即便没有冲洗胶片,由于与空气接触,显影剂在碱性溶液中极易被氧化、变色,致使显影液疲劳,显影能力低下。

22. A。泛影葡胺经肾脏排泄,碘番酸、碘阿芬酸、胆影钠、胆影葡胺均为经肝脏排泄的对比剂。

23. D。静脉肾盂造影前,患者排尿,使膀胱空虚;造影前 2～3 天禁服碘剂及含钙的药物;检查前 12 小时内禁食、水;检查前 1 天下午服缓泻剂;造影前常规摄全腹部平片。

24. A。显影槽内的液面高度是保持恒定的,胶片在显影槽内通过的距离也是固定的。于是胶片在显影槽内的显影时间就是胶片在槽内通过的时间。该时间是由胶片传输系统的速度所决定,传输速度快,显影时间短,传输速度慢,显影时间长。

25. E。呼吸运动及心脏搏动、肢体颤动均会产生运动模糊。

26. D。切线投影就是使中心线从被检部位的边缘通过，获得局部的切线影像。其目的是避免病灶本身与其他部位重叠。

27. B。X摄影过程中，影像放大与变形的程度总称为失真度。照片影像的变形，是同一被照体的不同部位产生不等量放大的结果。

28. C。阴性对比剂是指密度低、原子序数低、吸收X线量少、比重小的物质，能起反衬效果的对比剂，如空气、氧气、水等。硫酸钡、泛影葡胺、碘化油、碘卡明均为阳性对比剂。

29. A。加快胶片冲洗速度不能减少运动模糊。减少运动模糊的方法包括减少曝光时间、暂停呼吸运动、固定肢体、使用高感度胶片。

30. A。γ值大于1的胶片可以放大物体对比。在X线对比度一定时，照片对比度的大小决定于胶片的γ值大小，γ值越大获得的照片对比度越大，反之越小。

31. E。X线胶片结构中最重要的组成部分是乳剂层。乳剂层由4部分组成：①非感光的有机银盐，例如山嵛酸银、硬脂酸银等。②还原剂（常包括显影剂）。③在显影成像过程中起催化作用的少量的卤化银。④亲水的或疏水的黏合剂。

32. E。滤过反投影法以及近些年被重新开发使用的迭代重建法，是目前CT机主要采用的图像重建方法。

33. D。滤线栅的特性不包括栅面积。滤线栅的特性包括栅比、栅密度、栅焦距、铅容积。

34. E。焦–片距与肢–片距，是影响影像放大的两大主要因素。

35. A。影响照片颗粒性的因素主要有四种：X线量子斑点（噪声）；胶片卤化银颗粒的尺寸和分布；胶片对比度；增感屏荧光体的尺寸和分布。照片颗粒性与被照体密度无关。

36. A 37. A

38. B。X线胶片使用的片基属于聚酯片基，激光胶片全部选用聚酯片基，有透明和淡蓝色两种色调，它可使胶片保持牢固。

39. E。μ为线性吸收系数。

40. D。胶片特性曲线由足部、直线部、肩部和反转部组成，但不包括曲线部。

41. E。影响X线照片密度值

的因素包括照射量、管电压、摄影距离、增感屏 - 胶片系统、被照体厚度及密度、照片冲洗因素（显影液特性、显影温度、显影时间、自动洗片机的显影液、定影液的补充量等）。与显影槽的深度无关。

42. E

43. E。CT信号常用的传输方式有滑环传输、光电传输、射频传输和电容感应传输。

44. D。根据几何学原理，锥体中各正截面面积之比等于各正截面到锥顶距离的平方比。

45. D。照片影像的模糊度涉及到许多因素，其中主要是几何模糊、移动模糊、屏 - 片组合的模糊三大要素。光晕、光渗产生的模糊属于增感屏产生的模糊。

46. B。照射角大，体层面厚度越小。小照射角是指照射角小于10°，照射角也称为工作角。荡角是摆杆与支点构成的夹角，照射角是中心线束与支点构成的夹角。

47. A

48. C。使用滤线栅时，需相应要增加管电流。其他选项均需减少管电流。

49. C

50. B。本底灰雾由乳剂灰雾和片基灰雾组合而成。X线胶片的感光材料未经曝光，而在显影加工后部分被还原的银所产生的密度，称为本底灰雾。

51. D。中心X线以外的线称"斜射线"，中心的X线称为中心线。

52. E。散射线含有率是指散射线量与到达胶片的总线量之比。被照体作用在胶片上X线量是直进的原射线和散射线之和。

53. D。双重偏离可造成胶片不均匀照射，导致照片影像一边高一边低。双重偏离是侧向偏离和上、下偏离栅焦距同时发生。

54. E。增感屏有钨酸钙屏、稀土增感屏、特殊增感屏（包括超清晰型增感屏、高电压摄影用增感屏、同时多层增感屏、感度补偿型增感屏、乳腺摄影专用增感屏、连续摄影用增感屏）。

55. E。波动不属于X线管运动方式。

56. C。模/数转换器的精确度越高，获得的数字信号越多。

57. B。滤线器是为吸收散射线、降低图像灰雾度、提高影像对比度而设置的。原则上被检肢体厚度超过15cm或使用60kV以上管电压摄影时，应使用滤线器摄影技术。

58. E。高千伏摄影产生较多的散射线，因而选用高栅比滤线栅，以提高 X 线照片的对比度。常用的栅比为 12∶1。

59. B。增感屏可使影像对比度增加；影像清晰度降低；密着程度不佳更加重影像锐利度的下降。X 线斜射效应可使整个照片影像出现模糊，影像颗粒性变差等。

60. C。多排螺旋 CT 的特点包括提高了 X 线的利用率、扫描速度快、图像分辨高、可以进行更薄层扫描，但没有多参数成像的特点。

61. E。凡经过 X 线的减弱而构成被照体影像，均是由被照体本影和本影以外的半影所构成，半影导致影像的模糊称为几何学模糊。

62. E。多层螺旋 CT 的图像重建预处理，基本是一种线性内插法的扩展应用，主要包括扫描交叠采样修正；Z 轴滤过长轴内插法；扇形束重建算法；多层锥形束体层重建方法。360 度线性内插适用于单层螺旋 CT 的图像重建。

63. B。CT 成像利用 X 线基本特性，与常规 X 线摄影不同，CT 不是利用衰减后射线直接成像，而是将衰减后射线通过模/数转换后，由计算机重建成横断面图像。

64. D。定影液的主要成分包括定影剂、保护剂、中和剂、坚膜剂，促进剂是显影液的成分。

65. C。钼靶 X 线管产生 K 系辐射，管电压必须升到 20kV 以上。

66. C。钼靶照相属于软 X 线摄影检查，适用于乳腺检查。

67. A。显影是用化学（或物理）的方法将已感光的卤化银还原成 Ag 原子而形成光密度影像。

68. C。CT 机将 X 线束控制为扇形的部件是准直器。准直器的作用包括降低患者表面辐射剂量、减少进入探测器的散射线、限定成像的空间范围。

69. E。空间分辨率又称为高对比分辨率，指在密度大于 10% 的情况下，鉴别细微结构的能力。表示单位是 lp/mm，可通过线对测试卡测得该值。

70. C。在照片或显示器上所呈现的黑白图像上的各点表现出不同深度灰色。把白色与黑色之间分成若干级，称为"灰度等级"，表现的亮度（或灰度）信号的等级差别称为灰阶。

71. D。影响 X 线照片影像模

糊度的因素包括摄影时间、摄影管电压、摄影放大率、屏－片密着程度，但不包括被照体形状。

72. B。红外激光打印机具有电注入、调制速率高、寿命长、体积小、效率高，直接调制输出方便，抗震性能较好的特点。红外激光波长为 670～820nm，在红外线范围内，它可将成像所需的数据直接用激光束写在透明胶片上。

73. A。窗位是窗宽中心的 CT

值。同样的窗宽，由于窗位不同，其包括的 CT 值范围不同。为了使 CT 值差别小的两种组织能被分辨，必须采用窗宽和窗位。

74. A　75. D　76. B　77. E
78. E　79. A　80. B　81. B
82. C　83. B　84. C　85. D
86. C　87. E　88. D　89. A
90. B　91. A　92. B　93. C
94. B　95. C　96. A　97. C
98. A　99. E　100. C

专业实践能力

1. B

2. E。腹部加压行静脉肾盂造影引起患者休克，最有效的急救措施是皮下注射肾上腺素。静脉肾盂造影注药的方法是由肘静脉注入对比剂，即行气袋充气，加压至患者能耐受的程度为止。

3. C。颈椎前后位摄影的标准影像，显示第 3～7 颈椎正位影像，第 3～7 颈椎与第 1 胸椎显示于照片正中。

4. E。心脏左前斜位观察左心室、右心室、右心房、降主动脉、左心房、左肺动脉、左支气管间的关系，以及左锁骨下动脉的

情况。

5. D。三叉神经病变为颅中窝病变。卵圆孔是三叉神经下颌支及脑血管的通道，圆孔是三叉神经上颌支的通道。所以三叉神经病变可引起面部三叉神经的疼痛及面部神经的痉挛等症。体位选择颅底位，为常规标准位。

6. C。颅脑 CT 图像常用脑窗摄影。窗宽 80～100HU，窗位 35HU 左右。

7. E。均匀连续浅呼吸方式一般应用于胸骨正位摄影，可使近影像接收器的胸骨不动或活动度很小，而与之重叠的远胶片侧组

织因呼吸运动使其影像模糊，从而衬托胸骨的影像。

8.A。因肠带缺乏与相邻组织间密度差异，缺乏自然对比所以不能显示，而肾轮廓、腰大肌、腰骶椎、腹膜外脂肪线于正常腹平片可见。

9.A。膀胱造影常选取的体位是膀胱前后位，膀胱右后斜位，膀胱左后斜位，膀胱轴位、侧位、膀胱底部位等，摄影体位选择最多。

10.C。胸骨可做侧位 X 线投照。

11.B。对于颅脑外伤，CT 颅脑扫描是首选的检查方法，CT 能迅速准确定位颅内血肿及脑挫伤。

12.E。血液的功能包括供给机体所需的氧和运输二氧化碳到体外；运输营养素和组织分解产物；运输体内各内分泌腺分泌的激素；维持机体内环境，保持酸碱度的相对恒定；调节人体的体温；防御和保护功能。维持血钙平衡不是血液的功能。

13.C。人体右侧向下，右侧靠近胶片的卧位姿势，称为右侧卧位，摄影时 X 线水平射入。

14.B

15.A。肘关节的常规摄影体

位是正、侧位。肘关节侧位摄影时，中心线对准肱骨外上髁垂直射入探测器中心。

16.D。膝关节正位片影像可显示股骨下段、胫骨上段、腓骨小头、关节间隙、胫骨内上髁，但不能显示半月板。

17.A。鞍区肿瘤、垂体瘤患者应首选的摄影位置是头颅侧位，标准影像显示蝶鞍位于照片正中偏前，蝶鞍各缘呈单线的半月状阴影。

18.D。正常胃部的胃小弯部黏膜与小弯平行，胃大弯侧呈锯齿状；胃体部黏膜斜行；胃窦部黏膜偶呈斜行；胃底部黏膜不规则形；胃黏膜宽度小于 0.5cm。

19.D。心脏及大血管摄影中，右前斜位及第一斜位为常规摄影位置之一。

20.D

21.D。深呼气后屏气方式一般应用于腹部及膈下肋骨摄影。因深呼气后屏气，可使肺内含气量少，膈肌上升，更有利于显示膈下脏器，同时腹部厚度变薄，可在一定程度上降低曝光条件。

22.B

23.C。第 1 腰椎的体表定位标志是剑突末端与脐连线中点。

脊柱 X 线摄影时，可以借助与某些椎体相对应的体表标志作为中心 X 线的入射点或出射点。

24. D。观察消化道穿孔患者膈下游离气体，最适合的摄影体位是站立前后位，照片上缘需包括膈肌，中心线适当上移。

25. C。侧斜位乳腺摄影时，被检侧上臂充分展开且抬高，可以使腋窝部分充分暴露，可同时显示腋下淋巴结。

26. C。胸骨后前正位摄像时，中心线从人体右后方射向左前方，目的是为了避开心脏重叠。

27. E。子宫输卵管造影的禁忌证：①急性和亚急性子宫输卵管炎症以及盆腔炎症。②全身性发热；严重的心肺疾病。③妊娠期内。④经期后前 3 天或 7 天后。⑤碘过敏。

28. C。腹部倒立前后位摄影常用来检查新生儿肛门闭锁，预测直肠距肛门的距离，生后 20h 是适当摄片时间。

29. B。手掌后前位摄影，中心线对准第 3 掌骨头垂直探测器射入，若同时摄取双手影像，中心线经两手间的中点射入探测器中心。

30. C。左心房位于心脏的左

后方，与食管相邻。当左心房扩大时，必然要挤压食管。心脏右前斜位摄影，左心房后像恰好处于切线位，服钡后食管显示，通过观察食管有无受压的征象，间接诊断左房有无扩大。

31. B。膝关节侧位摄影，中心线应对准髌骨下后缘垂直射入探测器。

32. B 33. E

34. C。锁骨中线为通过锁骨的肩峰端与胸骨端两者中点的垂直线，即通过锁骨中点向下的垂线。

35. E。观察心脏器腔最好选四腔位，增强器向患者左侧转动 $40° \sim 50°$，再头转 $40° \sim 50°$，可使 4 个房室分开，较好的摄影位置为左前斜位。

36. C。胸部后前位摄影，中心线经第 6 胸椎水平垂直射入探测器中心。标准影像中，肺门阴影结构可辨。

37. B。儿童不能压迫输尿管，且肾浓缩功能不如成人，用量可按每千克体重 $1 \sim 1.5ml$ 计算。

38. A

39. C。静脉肾盂造影全尿路体位摄影，解除腹部压迫带后，摄取全腹部正位，患者保持原体位，胶片上缘平剑突，下缘齐耻骨联合下方。中心线经剑突至耻骨联合连线中点垂直射入胶片中心。患者平静呼吸屏气曝光。

40. E。分析与观察异常 X 线表现时应考虑部位与分布、数量与大小、形状与边缘、密度及其均匀性等，胶片与荧屏的敏感度可以不考虑。

41. A

42. C。脂肪的密度较低，对比之下肾脏可以显示轮廓。

43. B。颅内钙化有生理性钙化及病理性钙化。体位选择常规摄取头颅侧位。必要时摄取头颅正位。

44. B。腰椎常规摄影检查的首选组合是正位及侧位，必要时摄取腰椎斜位。

45. B

46. C。深吸气后屏气方式一般应用于肺部、胸骨侧位及膈上肋骨摄影，因深吸气后屏气，肺内含气量增加，使影像对比度增加，同时膈肌下降，显示更多的膈上肺野及肋骨。

47. D。类风湿关节炎是一种胶原系统疾病，全身的结缔组织皆可累及。位置选择：摄取双手常规标准正位，包括腕关节。

48. A

49. E。心脏摄影体位无轴位，心脏的摄影体位包括后前位、左侧位、右前斜位、左前斜位。

50. C。骶骨前后位摄影，中心线向足端倾斜15°角，经耻骨联合上3cm射入。

51. D。食管的生理性狭窄有三处：第一狭窄部为咽与食管交接处（距中切牙15cm）；第二狭窄部位于气管分叉水平（距中切牙25cm）；第三狭窄部为膈食管裂孔处（距中切牙40cm）。

52. D。眼及眼眶CT检查主要用于眼球突出的病因诊断，对诊断球内和眶内肿瘤、炎性假瘤和血管性疾病有特殊价值，对诊断眼外伤、眶内异物及先天性疾病具有较高临床意义。

53. C

54. C。肱骨外科颈骨折需摄取肱骨近端侧位，因与胸部重叠，所以应摄取穿胸位。

55. A。腕部包括手腕骨、掌骨近端、尺桡骨远端、各骨间关节及周围软组织。桡骨下端向掌侧有 10°～15°倾角。腕部以正、侧位为常规位置。

56. B。为防止对比剂流入膀胱，静脉肾盂造影时，常取两椭圆形压迫器呈"倒八字"状置于脐两侧下方，相当于输尿管经过两侧骶髂关节处压迫输尿管。

57. C。耳部 CT 颞骨横断位扫描常用 0°和 30°断面。0°轴位扫描时，头稍仰，使听眶线与床面垂直，扫描基线为听眶线。30°轴位扫描时，头稍前曲，使听眉线与床面垂直，扫描基线为听眉线（与听眶线夹角呈 30°）。

58. A

59. B。正位观察踝关节以前的大部分足骨。内斜位观察骰骨及其相邻关节和第 4、5 跖骨基底部。

60. A。做椎间盘扫描时应根据椎间隙角度，使机架倾斜与所扫描的椎间隙平行。

61. E

62. E。肾动脉造影时，肾囊肿会出现肾实质局限性密度减低现象，其内为液性成分，密度低。

63. E。胸部侧卧侧位时，患者侧卧，被照体矢状面与胶片平行。心脏右前斜位时，被照体矢状面与胶片呈锐角。腕关节正位时，被照体矢状面垂直于胶片。

64. D。扁平足是各种原因所致的足内侧弓下陷，应摄取单侧足负重水平侧位，中心线水平方

向，经患侧跟骰关节射入胶片。

65. C。在 X 线管负荷量允许的情况下，尽量增大焦点至胶片（IP、探测器板）之间的距离。一般四肢摄影时摄影距离取 75～100cm；成人胸部摄影为 180～200cm；婴幼儿胸部较薄，摄影距可减少至 100cm；腹部等厚部位因要应用摄影床下滤线器摄影，摄影距离取 90～100cm。

66. E。后鼻孔闭锁，CT 轴位扫描可以清楚显示后鼻孔闭锁程度及闭锁部分的性质和厚度。

67. B。佝偻病（维生素 D 缺乏症）患儿摄影应取双侧腕关节正位。

68. C。申通线是髋关节正位片上闭孔上缘与股骨颈内缘的连线。正常时为一抛物线，不连续为异常。

69. A。手常规摄取正位及内斜位，因为侧位掌、指骨重叠。

70. E。DR 摄影室应清洁防尘，温度应保持在 18～22℃，湿度不超过 70%～80%。每次开机后，应按要求预热。

71. C。X 线球管围绕人体左右轴旋转的 CT 扫描方式称为矢状定位扫描。

72. C。中心线与被照体局部

边缘相切为切线方向摄影。前后方向为中心线由被照体前方投射向后方。后前方向为中心线由被照体后方投射向前方。冠状方向表示中心线左、右或右、左方向投射。轴方向是指中心线沿被照体长轴方向投射。

73. D。解决三维组织影像重叠须采用前后和左右几个方向的摄影，多方向摄影以减少影像重叠和掩盖现象，使某些组织器官、病灶清楚地显示。

74. A。肺内球形病灶体层，禁止使用圆轨迹，以防假性阴影的形成。

75. A。逆行肾盂造影，对比剂常用 12.5% 碘化钠溶液或 10%~15% 有机碘溶液，通常每侧肾一次性注射量为 8~15ml，或以患者有胀感为标准。

76. A。当病灶位于眶上、下壁时，为更好的显示眶壁骨质破坏的情况，可加作冠状位平扫。

77. B。胸大肌于两侧肺野的中外带形成扇形，呈均匀致密影，其下缘清楚，呈一斜线与腋前皮肤皱褶延续。

78. B。肾结核当肾实质空洞与肾小盏相通，病变累及肾小盏时，显示肾小盏边缘不整如虫蚀状，并可见小盏外侧有一团对比剂与之相连。

79. C

80. C。患者干咳、痰中带血，疑为肺癌，首选 X 线胸片检查。胸部疾患一般首选肺部平片。

81. B　82. C　83. A　84. C

85. E　86. A　87. B　88. C

89. C　90. B　91. C　92. A

93. D　94. D　95. C　96. A

97. B

98. C。时间减影是 DSA 的常用方式，在注入的对比剂团块进入兴趣区之前，将一帧或多帧图像作 mask 像储存起来，并与时间顺序出现的含有对比剂的充盈像一一进行相减。因造影像和 mask 像两者获得的时间先后不同，故称时间减影。

99. D　100. B